Real World Evidence

Manfred P. Stapff

Real World Evidence

Die schwierige Navigation durch das Chaos moderner Fehlinformationen

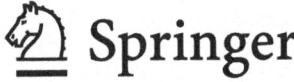

Manfred P. Stapff
Candid-Advisory, Inc.
Greenport, NY 11944, USA

ISBN 978-3-662-71098-2   ISBN 978-3-662-71099-9 (eBook)
https://doi.org/10.1007/978-3-662-71099-9

Die Deutsche Nationalbibliothek verzeichnet diese Publikation in der Deutschen Nationalbibliografie; detaillierte bibliografische Daten sind im Internet über https://portal.dnb.de abrufbar.

© Der/die Herausgeber bzw. der/die Autor(en), exklusiv lizenziert an Springer-Verlag GmbH, DE, ein Teil von Springer Nature 2025

Das Werk einschließlich aller seiner Teile ist urheberrechtlich geschützt. Jede Verwertung, die nicht ausdrücklich vom Urheberrechtsgesetz zugelassen ist, bedarf der vorherigen Zustimmung des Verlags. Das gilt insbesondere für Vervielfältigungen, Bearbeitungen, Mikroverfilmungen und die Einspeicherung und Verarbeitung in elektronischen Systemen.
Die Wiedergabe von allgemein beschreibenden Bezeichnungen, Marken, Unternehmensnamen etc. in diesem Werk bedeutet nicht, dass diese frei durch jede Person benutzt werden dürfen. Die Berechtigung zur Benutzung unterliegt, auch ohne gesonderten Hinweis hierzu, den Regeln des Markenrechts. Die Rechte des/der jeweiligen Zeicheninhaber*in sind zu beachten.
Der Verlag, die Autor*innen und die Herausgeber*innen gehen davon aus, dass die Angaben und Informationen in diesem Werk zum Zeitpunkt der Veröffentlichung vollständig und korrekt sind. Weder der Verlag noch die Autor*innen oder die Herausgeber*innen übernehmen, ausdrücklich oder implizit, Gewähr für den Inhalt des Werkes, etwaige Fehler oder Äußerungen. Der Verlag bleibt im Hinblick auf geografische Zuordnungen und Gebietsbezeichnungen in veröffentlichten Karten und Institutionsadressen neutral.

Springer ist ein Imprint der eingetragenen Gesellschaft Springer-Verlag GmbH, DE und ist ein Teil von Springer Nature.
Die Anschrift der Gesellschaft ist: Heidelberger Platz 3, 14197 Berlin, Germany

Wenn Sie dieses Produkt entsorgen, geben Sie das Papier bitte zum Recycling.

Inhaltsverzeichnis

1   **Einführung**.. 1

Teil I Grundlagen von Real World Evidence

2   **Die Entstehung von Real World Evidence** 7
    2.1   Definition von Real World Evidence 11
    2.2   Historischer Kontext und Entwicklung von RWE 15
    2.3   Aktuelle und zukünftige Bedeutung von RWE
         in Wissenschaft und Medizin................................ 21

3   **Die Phasen des wissenschaftlichen Erkenntnisgewinns**............. 27
    3.1   Die Grenzen der Wissenschaft............................... 34
    3.2   Daten im Alltag nutzen und interpretieren.................... 36
    3.3   Die Rolle statistischer Methoden............................ 41
    3.4   Die Rolle von RWE in der medizinischen Forschung 49

4   **Realität versus kontrollierte Untersuchungen** 53
    4.1   Kontrollierte Studien verstehen 53
    4.2   Die Kluft zwischen Theorie und Praxis....................... 56
    4.3   Datenschutz im Gesundheitswesen 60
    4.4   Was hat der Volkswagen-Diesel-Skandal
         mit der Arzneimittelentwicklung zu tun?...................... 61
    4.5   Zukünftige Entwicklungen.................................. 63

5   **Herausforderungen bei der Interpretation
von wissenschaftlichen Ergebnissen** 65
    5.1   Vorurteile, Misskommunikation und Fehlinterpretationen 65
    5.2   Die Rolle der Medien bei der Meinungsbildung 69
    5.3   Falschinformationen im Zeitalter sozialer Medien 72
    5.4   Eine kritische Denkweise entwickeln 74

Teil II Fakten im digitalen Zeitalter

6 Die digitale Transformation von Informationen 79
    6.1   Das Internet als zweischneidiges Schwert 80
    6.2   Navigieren in Online-Gesundheitsinformationen 82
    6.3   Digitale Epidemiologie und öffentliche Gesundheit 86
    6.4   Ethische Überlegungen zu digitalen Daten 89

7 Soziale Medien: Segen oder Fluch? 93
    7.1   Der Einfluss sozialer Medien auf die öffentliche Meinung 95
    7.2   Identifizierung glaubwürdiger Quellen 97
    7.3   Bekämpfung von Fehlinformationen im Internet. 99

8 Politik versus Evidenz. 107
    8.1   Evidenz in langfristigen Gesundheitsstrategien. 110
    8.2   Bildung einer informierten Gesellschaft 111

9 Die Zukunft der Evidenz 117
    9.1   Neue Technologien und „Big Data". 117
    9.2   Die Rolle der künstlichen Intelligenz (KI). 119
    9.3   Vorbereitung auf eine datengesteuerte Zukunft 127
    9.4   In einer sich schnell verändernden Welt
           auf dem Laufenden bleiben 130

10 Schulung der nächsten Generation 137
    10.1   Tools für Lehrer und Schüler 137
    10.2   Kritisches Denken für das digitale Zeitalter 140
    10.3   Fallstudien zum Bildungserfolg. 144

11 Evidenzbasierte Entscheidungsfindung 147
    11.1   Informierte Entscheidungen im Alltag treffen 147
    11.2   Gesundheitsentscheidungen treffen 150
    11.3   Umwelt- und soziale Auswirkungen 151

12 Die Rolle des Individuums in der Demokratie 157
    12.1   Gebildete Bürger als Säulen der Demokratie. 157
    12.2   Definitionen ernst nehmen 159
    12.3   Die Bedeutung der Wählerbildung. 161
    12.4   Die Auswirkungen von Fehlinformationen 162
    12.5   Förderung einer Kultur der rationalen Debatte 164

13 Schlussendlich, Maßnahmen ergreifen 167
    13.1   Vom Wissen zum Handeln. 167
    13.2   Interessenvertretung und Engagement der Gemeinschaft 171
    13.3   Mit Evidenz Brücken bauen. 172
    13.4   Eine Zukunft, die auf Wahrheit beruht. 176

Stichwortverzeichnis. 179

Einführung 1

In einer Welt, die mit Informationen überschwemmt wird, ist die Fähigkeit, Fakten von Fiktion zu unterscheiden, so wichtig wie noch nie. Angesichts der enormen Bedeutung der sozialen Medien, der Verbreitung von „Fake News" und des allgegenwärtigen Einflusses politischer Vorurteile ist die Herausforderung, glaubwürdige Informationen zu identifizieren, enorm. Dieses Buch, *Real World Evidence: Die schwierige Navigation durch das Chaos moderner Fehlinformationen* (aus dem Englischen: *Real-World Evidence Unveiled: Navigating the Maze of Modern Misinformation*), soll zunächst beschreiben, wie man den Weg vom Gerücht über Erkenntnisgewinn zur Evidenz gehen kann, und dann den Lesern helfen, kritisch zu denken, fundierte Entscheidungen zu treffen und die Rolle von Daten und Fakten in unserem täglichen Leben zu verstehen.

Im Kern geht es in diesem Buch um die Macht des kritischen Denkens und der evidenzbasierten Entscheidungsfindung in einer Zeit, in der Fehlinformationen weit verbreitet sind. Mit dem rapiden technologischen Fortschritt hat sich die Art und Weise, wie wir Informationen konsumieren und interpretieren, grundlegend verändert. Unsere Welt ist zu einer digitalen Landschaft geworden, die sowohl mit glaubwürdigen Daten als auch mit irreführenden Geschichten gefüllt ist, was es oft schwierig macht, zwischen beiden zu unterscheiden. Dieses Buch soll Sie durch diese Komplexitäten führen und Einblicke bieten, wie Sie mithilfe von Real World Evidence (RWE) die heutige Informationsüberflutung bewältigen können.

„Real World Evidence" klingt vielleicht wie ein Fachbegriff aus der medizinischen Forschung, aber seine Prinzipien sind für uns alle relevant. Ursprünglich in der klinischen Forschung geprägt, bezieht sich RWE auf Daten, die außerhalb kontrollierter experimenteller Untersuchungen gesammelt wurden – Daten, die aus tatsächlichen Patientenerfahrungen, der alltäglichen medizinischen Praxis und realen Situationen stammen. Obwohl sein Ursprung im Gesundheitswesen liegt, hat sich das Konzept von RWE weiterentwickelt und umfasst heute viel mehr als nur medizinische Ergebnisse. Es steht für eine Art, kritisch über Informationen nachzudenken, die richtigen Fragen zu stellen und zu verstehen, wie reale Daten verwendet werden können, um sinnvolle Schlussfolgerungen zu ziehen. Bei RWE geht es darum, über Theorien und kontrollierte Experimente hinauszusehen und die Komplexität realer Szenarien zu erfassen. Dazu gehört nicht nur das Verständnis der Daten selbst, sondern auch des Kontexts, in dem diese Daten generiert wurden, und der Verzerrungen, die sie möglicherweise beeinflusst haben. In einer Zeit, in der Informationen manipuliert, verzerrt oder aus dem Kontext gerissen werden können, bietet RWE eine Methode zur Interpretation von Daten und Beobachtungen mit einem Maß an kritischer Überprüfung, das dringend erforderlich ist.

Die heutige Welt ist geprägt von einer Flut an Informationen, von denen viele darauf ausgelegt sind, zu manipulieren oder zu täuschen. Die Verbreitung von Fehl- und Desinformation, die oft durch digitale Plattformen verstärkt wird, hat tiefgreifende Auswirkungen auf die Gesellschaft. Wir können die Effekte in Gesundheitskrisen, politischen Wahlen und sogar in unseren alltäglichen Entscheidungsprozessen sehen.

Dieses Buch ist ein Aufruf gegen diese Flut von Fehlinformationen und ermutigt Sie, eine Denkweise zu entwickeln, die Fakten und kritisches Denken über Rhetorik und Emotionen stellt. Während wir die Landschaft der modernen Fehlinformationen erkunden, werden wir uns mit den Wegen befassen, auf denen verschiedene Organisationen – Regierungen, Unternehmen, Medien und Einzelpersonen – Daten verwenden und manchmal missbrauchen. Wenn Sie diese Dynamiken verstehen, sind Sie besser gerüstet, Fehlinformationen zu erkennen, ihrem Einfluss zu widerstehen und Entscheidungen auf der Grundlage von Fakten (statt basierend auf Angst oder Vorurteilen) zu treffen.

Dieses Buch ist in zwei Teile unterteilt. Der erste Teil „Grundlagen von Real World Evidence" bereitet den Boden, indem er die Ursprünge und Prinzipien von RWE erläutert. Wir werden erfahren, wie RWE in der Medizin eingesetzt wurde, von der Arztpraxis im 19. Jahrhundert bis hin zu modernen Anwendungen in klinischen Studien. Wir werden lernen, wie diese Prinzipien auf andere Lebensbereiche angewendet werden können, was uns hilft, voreilige Annahmen infrage zu stellen, nach glaubwürdigen Beweisen zu suchen und fundierte Entscheidungen zu treffen. Im zweiten Teil „Fakten im digitalen Zeitalter" richten wir unseren Fokus auf die Gegenwart und Zukunft. Wie hat die digitale Transformation von Informationen die Art und Weise verändert, wie wir Tatsachen wahrnehmen? Welche Rolle spielen soziale Medien bei der Verbreitung oder Bekämpfung von Fehlinformationen? Wie können wir eine Kultur der beweisbasierten Entscheidungsfindung in unserer Umgebung, an unseren Arbeitsplätzen und in der Politik fördern? Und vor allem: Wie erziehen wir die nächste Generation zu anspruchsvollen Konsumenten und Produzenten von Informationen in einer komplexen, vernetzten Welt?

In diesem Buch finden Sie Geschichten, Fallstudien und praktische Ratschläge, wie Sie sich in der heutigen Informationslandschaft zurechtfinden. Sie lernen, die Kennzeichen glaubwürdiger Tatsachen zu erkennen, die Grenzen traditioneller Forschung zu verstehen und zu sehen, wie Daten aus der realen Welt ein differenzierteres und genaueres Bild der Realität liefern können. Aber mehr noch: Dieses Buch ist ein Aufruf zum Handeln – ein Plädoyer für einen nachdenklicheren, engagierteren und kritischeren Umgang mit den Informationen, denen wir täglich begegnen. Wir leben in einer Welt, in der man sich leicht von Schlagzeilen und Sensationsgier beeinflussen lässt. Die Werkzeuge, um dem entgegenzuwirken, liegen nicht nur in den Händen von Wissenschaftlern oder Datenanalysten; sie liegen in den Händen von uns allen. Indem wir eine Denkweise entwickeln, die Fakten aus der realen Welt und kritisches Denken wertschätzt, können wir mit Zuversicht und Klarheit durch das Labyrinth moderner Fehlinformationen navigieren. Jeder Einzelne kann eine Rolle bei der Förderung einer Kultur der Wahrheit und Verantwortlichkeit spielen. Ob Sie Schüler, Student, Berufstätiger, Elternteil oder sonstiger Teil der Gesellschaft sind: Ihre Fähigkeit, die von Ihnen konsumierten Informationen kritisch zu hinterfragen, hat direkte Auswirkungen auf Ihre Entscheidungen, Ihre Werte und die Welt, die Sie mitgestalten. Dieses Buch wird Sie befähigen, diese Verantwortung ernst zu nehmen, die Ihnen präsentierten Erzählungen zu hinterfragen und nach Beweisen zu suchen, die auf der Realität basieren. Wenn Sie sich auf diese Reise begeben, denken Sie daran, dass das Ziel nicht nur darin besteht, Fakten aus der realen Welt theoretisch zu verstehen, sondern ihre Prinzipien in der Praxis anzuwenden. Es geht darum, sich die Gewohnheit anzueignen, Fragen zu stellen, nach Klarheit zu suchen und in jedem Aspekt des Lebens Integrität zu fordern. Auf diese Weise schützen Sie sich nicht nur vor Fehlinformationen, sondern tragen auch zu einer besser informierten, rationaleren und gerechteren Gesellschaft bei.

Wir stehen an einem Scheideweg, an dem die Entscheidungen, die wir heute über unseren Umgang mit Informationen treffen, unsere gemeinsame Zukunft prägen werden. Die Herausforderung ist gewaltig, aber wir haben die Werkzeuge dafür zur Verfügung. Dieses Buch bietet Ihnen diese Werkzeuge: ein tieferes Verständnis von Daten und Analysen, einen Rahmen für kritisches Denken und einen Leitfaden zur Navigation durch die Komplexität unserer modernen, datengesteuerten Welt. Die Reise wird nicht immer einfach sein, aber sie ist unerlässlich. Ich hoffe, dass Sie beim Weiterlesen inspiriert werden, Fragen zu stellen, und lernen mit Fakten umzugehen.

Gemeinsam können wir durch das Labyrinth moderner Fehlinformationen navigieren und ein Fundament der Wahrheit für zukünftige Generationen schaffen.

Und noch eine Vorbemerkung: Ungelöst ist für mich die Herausforderung, in einem deutschen Text Herren und Damen gleich zu behandeln, geschlechtergerechte Sprache (Gendern) zu verwenden und möglichst inklusiv zu formulieren. Unglücklicherweise bevorzugt die deutsche Sprache für viele Tätigkeitsbezeichnungen die männliche Form. Wenn im Folgenden also von „Ärzten", „Patienten", „Studienteilnehmern", „Forschern" oder „Politikern" die Rede ist, so soll dadurch sowohl die weibliche als auch die männliche Form angesprochen werden. Wortmanipulationen wie in „Mitarbeiter*innen", „LehrerInnen" oder „Forschende" habe ich vermieden, ohne dadurch in irgendeiner Weise eine Diskriminierung oder Bevorzugung eines Geschlechts ausdrücken zu wollen.

Teil I
Grundlagen von Real World Evidence

Die Entstehung von Real World Evidence 2

Der Begriff „Real World Evidence" (RWE) wurde ursprünglich in der medizinischen Forschung geprägt. Dieses Buch untersucht seine ursprüngliche Bedeutung und Definition, extrapoliert aber auch, was er für unser tägliches Leben bedeuten kann und wie wir solche Methoden nutzen können, um uns durch die Flut an Informationen, Fakten und Verschwörungen zu navigieren.

RWE ist kein Phänomen des 21. Jahrhunderts, und die Pharmaindustrie kann auch nicht für sich beanspruchen, es erfunden zu haben. Tatsächlich wurde bereits im 19. Jahrhundert, zu einer Zeit, die Historiker als „goldenes Zeitalter der Ärzte und Wissenschaftler" bezeichnen, von Ärzten erwartet, dass sie über eine wissenschaftliche Ausbildung verfügen und zur Lösung medizinischer Probleme auf symptombasierte Beobachtungen der realen Welt zurückgreifen.

1846 hatte der ungarische Arzt Ignaz Philipp Semmelweis gerade seine neue Stelle an der Entbindungsklinik des Wiener Allgemeinen Krankenhauses angetreten. Zu dieser Zeit starben in Krankenhäusern erschreckend viele Frauen kurz nach der Geburt am sogenannten Kindbettfieber. Es war eine grausame Infektion, die hohes Fieber, schmerzhafte Abszesse, eine Infektion in der Gebärmutter und im Geburtskanal, eine Sepsis und schließlich den Tod verursachte – und das alles innerhalb von etwa drei Tagen nach der Geburt des Babys. Außerdem war dies damals die häufigste Todesursache bei Müttern. Als Mann der Wissenschaft wollte Semmelweis verstehen, warum so viele Frauen in seiner Klinik starben. Statt an eine unbekannte höhere Macht oder etwas, was viele sogar als „Verschwörung" bezeichnen würden, zu glauben, wandte er einen wissenschaftlichen Ansatz an und untersuchte zwei Entbindungsstationen des Krankenhauses – eine mit Ärzten und Medizinstudenten, die andere mit Hebammen – und erfasste die Zahl der Todesfälle in jeder Station. Heute können wir dies als eine einfache Studie aus der realen Welt bezeichnen.

Seine Ergebnisse zeigten, dass die Sterberate der Frauen auf der Station, die mit Ärzten und Medizinstudenten besetzt war, fast fünfmal höher war. Aber erst als einer seiner Kollegen, ein Pathologe, erkrankte und starb, nachdem er sich bei der Autopsie einer an Kindbettfieber Verstorbenen in den Finger gestochen hatte, wurde

Semmelweis klar, dass jeder an Kindbettfieber erkranken kann und dass die Hebammenstation deshalb weniger Todesfälle verzeichnete, weil dort keine Autopsien durchgeführt wurden. Er vermutete, dass es „Leichenpartikel" oder ein „krankhaftes Gift" geben müsse, das die Ärzte bei den Autopsien an die Hände bekamen. Und die Ärzte auf der Station übertrugen diese Partikel dann bei der Entbindung der Babys in den Körper der Frauen, was diese dann infizierte. Heute kennt man diese „Leichenpartikel" als Bakterien, beispielsweise Streptococcus pyogenes.[1]

Für einen Wissenschaftler ist der Weg zu RWE nicht an einem Tag geebnet; es ist vielmehr eine Aneinanderreihung von Erfahrungen, Herausforderungen und Perspektivwechseln, die eine Karriere als Arzt und Forscher langsam in die unerforschten Gebiete der medizinischen Praxis außerhalb kontrollierter klinischer Umgebungen lenken. Aufgrund dieses Interesses suchen wir immer nach wissenschaftlichen Erklärungen in jeder Information oder in jeder Geschichte, die wir von Eltern, Lehrern oder Freunden erzählt bekommen.

Patientenversorgung beruht oft auf Hoffnungen oder unbewiesenen Erfahrungen. Als junger Arzt verlagerte ich meine Schwerpunkte bald auf Forschung und klinische Studien zur Entwicklung von Medikamenten. Tagtäglich war ich von den konventionellen Protokollen umgeben, die definieren, wie neue Medikamente getestet und bewertet werden. Hier begegnete ich zum ersten Mal dem Konzept von Real World Evidence – allerdings aus der Ferne, als etwas, das in meinem Arbeitsalltag noch nicht ganz greifbar war. Im Laufe meiner Karriere übernahm ich als Chief Medical Officer bei einem Start-up in Cambridge, Massachusetts, eine Position, die mich direkt in den Bereich von RWE brachte. Das Start-up war zwar klein, aber flexibel und von der Vision getrieben, die Lücke zwischen klinischer Forschung und tatsächlicher medizinischer Praxis zu schließen. Hier begann ich, das enorme Potenzial von Real-World-Daten (RWD) und die Grenzen traditioneller klinischer Studien zu verstehen. Klinische Studien sind zwar sorgfältig strukturiert, um die Sicherheit und Wirksamkeit der teilnehmenden Patienten zu gewährleisten, können jedoch oft nicht die Komplexität der medizinischen Umgebungen der realen Welt abbilden. Sie können nicht immer die Vielfalt der Patientenpopulationen oder die Unterschiede bei der Anwendung von Behandlungen in verschiedenen Umgebungen berücksichtigen.

▶ **Obwohl klinische Studien sorgfältig strukturiert sind, um die Sicherheit und Wirksamkeit der teilnehmenden Patienten zu gewährleisten, können sie die Komplexität der medizinischen Umgebung in der Praxis oft nicht abbilden.**

Unsere Zusammenarbeit mit einem großen Pharmaunternehmen war ein Wendepunkt in meiner Karriere. Gemeinsam haben wir uns einem der dringendsten Probleme der klinischen Forschung angenommen: der Herausforderung, Teilnehmer für klinische Studien zu rekrutieren. Klinische Studien haben strenge Einschlusskriterien

---

[1] Simone Scully. Women were dying from childbirth at hospitals. This 19th-century doctor figured out why. UPWORTHY, 02/06/2017.

und definieren ideale Patienten, um wissenschaftliche Genauigkeit zu gewährleisten und das Risiko für die Studienteilnehmer zu minimieren. In der realen Welt sind jedoch nicht allzu viele dieser ideal definierten Patienten zu finden. Was Forscher in der Pharmaindustrie tun, nämlich an idealen Patienten mit idealen Krankheitsbildern zu forschen, erinnert mich manchmal an Ovids Pygmalion, der eine Elfenbeinstatue entwarf, die sein Ideal eines (weiblichen) Menschen darstellte, und der sich dann in seine eigene Schöpfung verliebte.

Durch die Integration elektronischer Krankenakten in den Rekrutierungsprozess konnten wir potenzielle Studienteilnehmer genauer identifizieren, die die realen demografischen Merkmale der von uns untersuchten Krankheiten widerspiegelten. Dieser Ansatz verbesserte nicht nur die Effizienz unserer Studien, sondern unterstrich auch die Relevanz von RWD für die Verbesserung der Anwendbarkeit klinischer Forschung. Das ungenutzte Potenzial hier ist unglaublich. Die Verwendung elektronischer Krankenakten war eine Offenbarung. Sie demonstrierte die praktischen Vorteile realitätsnaher Daten, indem sie eine genauere Widerspiegelung der Erfahrungen und Ergebnisse der Patienten lieferte. Die Integration von RWD in klinische Studien erwies sich als wertvoll bei der Überwindung einiger der inhärenten Einschränkungen traditioneller Forschungsmethoden. Die Zusammenarbeit mit dem Pharmaunternehmen war entscheidend, um ein besseres Verständnis von RWE zu schaffen und seine Integration in die breitere medizinische Forschung voranzutreiben.

Aufbauend auf diesen grundlegenden Erfahrungen konnte ich aktiv und intensiv an der Entwicklung eines der größten auf EMR (*electronic medical records*) basierenden Forschungsnetzwerke mitarbeiten. Dieses Netzwerk wurde zu einem leistungsstarken Instrument, um nicht nur die medizinischen, sondern auch die sozioökonomischen Rahmenbedingungen von Krankheiten zu verstehen. Wir konnten Patientendemografien analysieren, Krankheitsmuster verfolgen und Behandlungsergebnisse in unterschiedlichen Bevölkerungsgruppen verstehen – Erkenntnisse, die in kontrollierten Versuchsumgebungen oft im Dunkeln blieben. Die Entwicklung dieses Netzwerks markierte einen deutlichen Wandel in der Planung und Durchführung klinischer Studien. Durch die Einbeziehung realer Daten können wir jetzt Studien entwerfen, die nicht nur wissenschaftlich fundiert sind, sondern auch die realen Szenarien in der Medizin widerspiegeln, in denen die untersuchten Behandlungen letztendlich eingesetzt werden würden. Dieser Ansatz half dabei, die Lücke zwischen der klinischen Wirksamkeit in einer Studie und der praktischen Wirksamkeit im wirklichen Leben zu überbrücken und sicherzustellen, dass die von uns durchgeführte Forschung den Endnutzern – den Patienten – so viel Nutzen wie möglich brachte.

Die Medizin basiert teilweise auf wissenschaftlichen Fakten, teilweise auf Erfahrung und Tradition und teilweise auf Geschäften.[2]

---

[2] Julia König. Ökonomische Einflüsse auf medizinische Entscheidungsprozesse in der deutschen Krebsmedizin: ein empirischer Mixed-Methods-Ansatz und ethische Überlegungen. Deutsche, Österreichische und Schweizerische Gesellschaften für Hämatologie und Medizinische Onkologie. Jahrestagung 2024.

Es ist nicht wirklich einfach, die Wahrheit herauszufinden, wenn einem von einer Autorität gesagt wird, was man tun, was man glauben und wie man sich verhalten soll. Die sogenannte Autorität können ein Elternteil, ein Lehrer, ein Oberarzt, ein Chef oder heutzutage sogar soziale Medien, Influencer, Kollegen oder Freunde sein. Ob wir ihnen glauben, hängt häufiger davon ab, wie sie ihre Aussage machen, wie sie sich verhalten, wie stark sie wirken, als davon, wie viele Fakten sie haben und wie sie ihren Standpunkt beweisen können. In der zwischenmenschlichen Kommunikation gilt alles, was wir über Kommunikationsfähigkeiten, Kommunikationskanäle, Körpersprache oder authentisches Auftreten gelernt haben.

Durch diese Erfahrungen war meine Reise in den Bereich der realen Fakten sowohl herausfordernd als auch äußerst lohnend. Ich habe gelernt, wie wichtig es ist, über die Grenzen traditioneller Forschungsmethoden hinauszublicken und die Komplexität der realen medizinischen Praxis zu berücksichtigen. Mein Weg war gepflastert mit Innovationen, Kooperationen und einem unermüdlichen Streben nach Wissen, das die wahren Nuancen der Patientenversorgung in der realen Welt widerspiegelt.

Real World Evidence, wie dies heute bezeichnet wird, umfasst Daten und Erkenntnisse, die aus tatsächlichen Patientenerfahrungen gewonnen werden – außerhalb der kontrollierten Umgebung klinischer Studien, aber dennoch in hoher Qualität erhoben und mit geeigneten etablierten statistischen Methoden analysiert. Diese Definition von RWE entspricht eng den Industriestandards und zielt darauf ab, die Lücke zwischen klinischer Forschung und medizinischer Alltagspraxis zu schließen. RWE hat breite Anwendungsmöglichkeiten, die über die Pharmazie hinausgehen, sogar in Bereiche weit außerhalb der Medizin, in Bereiche wie Finanzen und Politik, wo das Verständnis realer Handlungen und Ergebnisse die Entscheidungsfindung beeinflussen kann. Indem wir Daten aus der realen Welt in unsere Prozesse integrieren, verbessern wir unser Verständnis von Krankheiten und Behandlungen in unterschiedlichen Patientenpopulationen und verbessern so die Patientenversorgung und therapeutischen Ergebnisse. Diese Integration bedeutet eine Abkehr von einem rein experimentellen Ansatz hin zu einem umfassenderen, evidenzbasierten Ansatz, der die Komplexität und Variabilität des realen Lebens berücksichtigt.

Der Einfluss von Mentoren auf meinen beruflichen Werdegang kann gar nicht hoch genug eingeschätzt werden. Während meiner ersten Jahre an einer Universitätsklinik haben erfahrene Fachleute mein Verständnis von medizinischen Fakten geprägt. Sie haben mir Respekt für die strengen Standards klinischer Studien und Wertschätzung für das aufstrebende Gebiet der RWE vermittelt. Diese Anleitung war von entscheidender Bedeutung, als ich mich durch die Komplexität der medizinischen Forschung bewegte und lernte, die Präzision kontrollierter Studien mit den Nuancen realer Anwendungen in Einklang zu bringen. Dies hat einen bedeutenden Übergang in meiner Karriere ermöglicht: von der strikten Einhaltung klinischer Studien zur Akzeptanz von RWE. Ich begann, die Grenzen traditioneller Studien zu erkennen, wenn es darum ging, das gesamte Spektrum der Patientenerfahrungen und -ergebnisse abzudecken. Diese Erkenntnis spornte mich an, mich für die Integration von RWE in die allgemeinere medizinische Praxis einzusetzen, mit dem Ziel, die Forschung repräsentativer und relevanter für die Allgemeinbevölkerung zu machen.

Wichtige Projekte auf meinem Karriereweg haben das praktische und transformative Potenzial von RWE unterstrichen. Ein solcher Anwendungsfall umfasste die Beurteilung der Durchführbarkeit klinischer Studien anhand von Daten aus der realen Welt. Durch die Analyse elektronischer Krankenakten können wir nun feststellen, ob die in den Studienprotokollen definierten Patientenpopulationen tatsächlich in der realen Welt existieren. Diese Verwendung von RWD bestätigt nicht nur unseren Ansatz, sondern zeigt auch die Wirksamkeit von RWE bei der Verbesserung der Patientenrepräsentation und des Studienerfolgs. Die langfristigen Auswirkungen dieser Projekte auf die Methoden der klinischen Forschung sind tiefgreifend. Sie können zu gezielteren und effizienteren Studiendesigns führen und eine dynamischere Interaktion zwischen klinischer Forschung und medizinischer Praxis fördern. Neben der Prüfung der Eignungskriterien für klinische Studien ist ein weiterer vielversprechender Anwendungsfall für RWD die Langzeitbeobachtung klinischer Ergebnisse, die in einer klinischen Studie zu komplex und zu kostspielig wäre, da viele Fragen in der klinischen Medizin unbeantwortet bleiben, beispielsweise langfristige Vorteile für das Herz-Kreislauf-System, Überlebenschancen bei Krebs oder die langfristige Sicherheit von Impfstoffen, um nur einige zu nennen.

Durch die Akzeptanz von RWE können wir zu einem Paradigmenwechsel in der Interpretation und Nutzung medizinischer Daten im Gesundheitswesen beitragen. Der Weg von der Skepsis gegenüber RWE hin zu breiter Akzeptanz war erfreulich und inspiriert meine Arbeit weiterhin.

Wenn wir in die Zukunft blicken, bleibt das Potenzial von RWE, die medizinische Praxis zu revolutionieren, enorm, und zum Nutzen der betroffenen Patienten sollten wir dieses Potenzial voll ausschöpfen.

2.1 Definition von Real World Evidence

Seit Juni 1996, als die International Conference on Harmonisation (ICH) erstmals die Richtlinien für die Gute Klinische Praxis (GCP) veröffentlichte,[3] ist die Art und Weise, wie Studien zur Arzneimittelentwicklung durchgeführt werden, der heilige Gral der Wissenschaft und der einzige Goldstandard, der sich praktisch während der ganzen Zeit nicht verändert hat. Doch während dieser 25 Jahre hat sich die Welt außerhalb der klinischen Studien dramatisch gewandelt. Wir haben das Internet, wir haben Smartphones, wir haben elektronische Krankenakten, wir haben soziale Medien, wir haben Kabelfernsehen (für die Kleinen: Bevor es Kabelfernsehen gab, mussten wir unsere Schmetterlingsantenne genau auf den terrestrischen Sender ausrichten, um Empfang zu haben). Autos können heute mit Strom statt mit Benzin fahren (und manche von ihnen sogar von selbst!). Und doch führen wir unsere klinischen Studien nach denselben Regeln, Vorschriften und standardmäßigen klinischen Studienprotokollen durch, mit Dutzenden von Eignungskriterien für geeignete

---

[3] https://www.ich.org/page/efficacy-guidelines.

Studienpatienten. Wir vergleichen Studiendatenbanken mit Krankenhausakten, um Übertragungsfehler oder Betrug zu erkennen, und die statistischen Methoden sind – zumindest für jemanden, der Statistiken verwendet, und nicht für jemanden, der sie durchführen muss, – dieselben.

In den USA sind Dank der Bestimmungen des 21st Century Cures Act von 2016 elektronische Krankenakten obligat und erlauben die wissenschaftliche Nutzung dieser Real World Daten (RWD). Laut einer Definition der FDA (Food and Drug Administration) sind Real World *Data* im Allgemeinen Daten, die außerhalb des Systems kontrollierter klinischer Studien erhoben werden, d. h. als Teil der klinischen Routinepraxis, einschließlich elektronischer Gesundheitsakten, Daten zu Versicherungsleistungen oder direkt von Patienten über Smartphones oder andere digitale Geräte gesammelte Gesundheitsdaten. Real World *Evidence* („Beweis") ist die wissenschaftliche Erkenntnis, die aus diesen Daten durch ordnungsgemäße Analyse und Interpretation gewonnen wird.

Somit hat RWE zwei Komponenten in der Definition: eine ist „reale Welt" und die andere ist „Beweis". Beide Komponenten benötigen ihre eigene Definition. „Reale Welt" ist alles, was außerhalb eines systematischen, kontrollierten, geplanten Experiments geschieht. Es ist jede Krankheit, die in der üblichen medizinischen Praxis behandelt wird, es ist jedes menschliche Verhalten oder jede Handlung, die außerhalb eines Studienprotokolls erfolgt, das solche Handlungen reguliert oder beeinflusst. Der zweite Begriff ist das Wort „Beweis". Es klingt, als bräuchte er keine Definition, aber es ist komplizierter. Ein Beweis kann ein materieller Gegenstand sein, zum Beispiel ein Messer oder eine Kugel in einem Mordfall, aber er kann auch eine Reihe von Fakten oder eine Datensammlung sein, also etwas Immaterielles, das eine Bedeutung erlangen kann, um einen bestimmten Fall zu belegen. Der Beweis allein beweist nichts, wenn er einfach aus dem Kontext genommen wird. Daher ist ein ganzheitlicher Ansatz erforderlich, eine Beziehung zur Frage, die beantwortet werden muss, und eine Erklärung, wie der Beweis die Aussage erhärtet.

Darüber hinaus können Beweise in verschiedenen Stärken vorliegen. In der Juristerei gibt es verschiedene Beweisstandards, die den Grad der Gewissheit widerspiegeln. Diese Beweisstärke reicht von *begründetem Verdacht* über *wahrscheinliche Ursache* und *Übergewicht* (mehr wahrscheinlich als nicht) bis hin zu *eindeutig und überzeugend* und schließlich zu *jenseits jedes vernünftigen Zweifels*. Diese Standards werden in verschiedenen Arten von Rechtsfällen angewendet, von Zivil- bis zu Strafsachen, und definieren die Beweislast je nach Schwere des Falles. Für unsere Zwecke, d. h. das Validieren von Informationen, das Erlangen von Erkenntnissen und das Kategorisieren von Fehlinformationen oder Gerüchten bis hin zu echten Beweisen durch verschiedene Methoden der Faktenprüfung, können wir ebenfalls ein solches System stufenweise zunehmender Gewissheit verwenden, und dies wird in einem späteren Kapitel genauer beschrieben.

Für mich ist Real World Evidence (RWE) nicht einfach nur eine Menge von Daten. Es ist der Eckpfeiler der modernen Gesundheitsfürsorge und liefert Erkenntnisse, die traditionelle klinische Studien oft nicht erfassen können. Die Akzeptanz von RWE wird maßgeblich vom regulatorischen Umfeld beeinflusst, insbesondere

2.1 Definition von Real World Evidence

von den Richtlinien der FDA oder der europäischen Zulassungsbehörde. Die Anerkennung des wissenschaftlichen Werts von RWE durch die Behörden, insbesondere in Kontexten, in denen traditionelle klinische Studien unzweckmäßig oder unzureichend sind, hat meinen Glauben an deren Bedeutung bestärkt. Die Standards der FDA halfen dabei, die Definition hochwertiger Real-World-Daten (HQ-RWD) zu entwickeln – Daten, die robust und umfassend sein müssen und vor allem die vielfältigen Realitäten von Patientenpopulationen widerspiegeln können. Wenn man tiefer in die Welt der RWE eintauchen möchte, verglichen mit traditionellen Forschungsmethoden, hilft es Parallelen zu Alltagsszenarien zu ziehen, um ihre Relevanz zu veranschaulichen.

Eine Analogie, die mir sehr am Herzen liegt, ist der Dieselskandal von Volkswagen – ein drastisches Beispiel für die Diskrepanzen zwischen kontrollierten Testumgebungen und realen Bedingungen. Kraftstoffverbrauch und Abgaswerte eines Autos sind selten so hoch oder so niedrig wie im Verkaufsprospekt angegeben. Die offiziellen Zahlen, die vom Autohersteller veröffentlicht werden, stammen aus Experimenten und Berechnungen und folgen bestimmten Verfahren und Standards. In der realen Welt jedoch nutzt der Fahrer das Auto je nach Straßenbedingungen, Wetter und Fahrstil, beschleunigt, verlangsamt je nach Bedarf und normalerweise unbeaufsichtigt. So wie die Fahrzeuge von Volkswagen in Labortests (und mit absichtlich saubereren Abgasen) anders abschnitten als im realen Fahrbetrieb, können sich medizinische Behandlungen in klinischen Studien anders verhalten als in der alltäglichen medizinischen Praxis. Diese Analogie unterstreicht die Grenzen traditioneller klinischer Studien, die zwar sorgfältig kontrolliert werden, aber oft die Komplexität der realen medizinischen Praxis nicht erfassen.

Daten aus der wirklichen Praxis bieten einen differenzierteren, umfassenderen Blick auf die Wirksamkeit und Sicherheit medizinischer Behandlungen in verschiedenen Situationen und Bevölkerungsgruppen. Sie unterstützen die Entwicklung medizinischer Richtlinien, die nicht nur wissenschaftlich fundiert, sondern auch praktisch anwendbar sind und die Patientenversorgung in realen Umgebungen verbessern. Während wir uns weiterhin in der sich entwickelnden experimentellen Wissenschaft orientieren müssen, sind die Erkenntnisse aus der Anwendung medizinischer Forschung in der Praxis von unschätzbarem Wert. Sie bereichern nicht nur unser Verständnis, sondern stellen auch sicher, dass unsere medizinischen Praktiken so effektiv und inklusiv wie möglich sind und die Bedürfnisse der Bevölkerung, die wir versorgen möchten, wirklich widerspiegeln.

Die zunehmende Akzeptanz von RWE durch Aufsichtsbehörden wie der FDA markiert einen wichtigen Meilenstein im Gesundheitswesen. Wenn ich an einen besonderen Fall zurückdenke, in dem RWE eine zentrale Rolle spielte, erinnere ich mich daran, wie Daten aus einem Register für die alltägliche klinische Praxis zur Zulassung neuer Indikationen beitrugen. Im Bereich der Medizingeräte genehmigte die FDA 2017 ein neues Verfahren für einen transkatheteralen Aortenklappenersatz (TAVR). Dazu wertete sie eine Datenbank mit über 100.000 TAVR-Aufzeichnungen aus, darunter 600 Aufzeichnungen zum damaligen Off-Label-Einsatz des neuen Verfahrens. Dieses sogenannte Valve-in-Valve-Verfahren erwies sich als Verbesserung, da die neue Klappe dabei in die erkrankte Klappe eingesetzt werden konnte.

Die FDA wertete die klinischen und funktionellen Daten zu diesem Verfahren aus dem Register aus, um die Indikation für die TAVR-Klappe zu erweitern, ohne traditionelle, randomisierte klinische Studien (RCTs) erforderlich zu machen, wodurch sowohl Zeit als auch Geld gespart wurden.

Im Jahr 2021 genehmigte die FDA eine neue Indikation für Prograf (Tacrolimus) auf der Grundlage von RWE aus einer nicht-interventionellen Studie. Die Zulassung betraf die Verwendung von Prograf in Kombination mit anderen Immunsuppressiva zur Verhinderung von Organabstoßungen bei Patienten, die eine Lungentransplantation erhalten.[4] Die Studie analysierte Daten aus dem US Scientific Registry of Transplant Recipients (SRTR) zu Lungentransplantationsempfängern und stellte fest, dass Patienten, die Prograf erhielten, verbesserte Ergebnisse erzielten. Diese beiden Beispiele waren nicht nur ein Erfolg in der Arzneimittelentwicklung, sondern auch eine Bestätigung des Potenzials von RWE, regulatorische Entscheidungen wirksam zu begründen. RWE unterstützte eine neue Indikation für ein bekanntes Medikament, was dazu beitrug, dessen Anwendung zu erweitern und einer größeren Patientenpopulation zu helfen. Dies war ein Wendepunkt, der zeigte, dass RWE solide Beweise liefern konnte, die herkömmlichen klinischen Studien gleichwertig waren. In dieser Zeit begannen selbst Hardliner unter den Kritikern, die Bedeutung von RWE zu erkennen; es strukturierte die Art und Weise, wie Medikamente erforscht und auf den Markt gebracht wurden, neu und betonte Wirksamkeit und Sicherheit unter realen Bedingungen gegenüber allein kontrollierten Umgebungen.

Mit Blick auf die Zukunft bin ich optimistisch, was die sich entwickelnde Rolle von RWE bei der Arzneimittelregulierung angeht. Die Integration von RWE wird die Art und Weise verbessern, wie wir die Wirksamkeit und Sicherheit von Medikamenten bewerten, und sicherstellen, dass die regulatorischen Rahmenbedingungen mit dem technologischen Fortschritt und neuen Datenquellen Schritt halten. Dieser Wandel verspricht nicht nur eine Verfeinerung der Arzneimittelzulassungsverfahren, sondern auch eine schnellere Verfügbarkeit von Behandlungen, die sich rasch an die Bedürfnisse unterschiedlicher Bevölkerungsgruppen anpassen.

Die Einführung von RWE ist jedoch nicht ohne Herausforderungen, insbesondere im Hinblick auf die Datenqualität und inhärente Verzerrungen aufgrund der Komplexität der Erfassung und Interpretation riesiger Datensätze. Bei der Arbeit mit elektronischen Gesundheitsakten (*electronic health records*, EHR) stoßen wir auf Dateninkonsistenzen und -lücken, die die Forschungsergebnisse verfälschen könnten, wenn sie nicht sorgfältig verwaltet werden. Diese Erfahrungen unterstreichen die dringende Notwendigkeit einer rigorosen Datenvalidierung und -standardisierung, um die Zuverlässigkeit der RWE-Ergebnisse sicherzustellen.

Beispiele für diese realen Herausforderungen sind Probleme wie Upcoding (Übertreibung von Diagnosecodes zu Abrechnungszwecken) oder unvollständige Aufzeichnungen (die nicht das vollständige Bild des Patientenfalls wiedergeben), die die Qualität von RWD erheblich beeinträchtigen können. Um diese Probleme zu mildern, plädiere ich für eine kontinuierliche Verbesserung der Datenverwaltungs-

---

[4] https://www.fda.gov/drugs/news-events-human-drugs/fda-approves-new-use-transplant-drug-based-real-world-evidence.

praktiken, wobei Transparenz und Genauigkeit im Vordergrund stehen. Die Implementierung robuster Protokolle für die Datenerfassung und -analyse stellt sicher, dass RWE seine Integrität beibehält und weiterhin ein wertvolles Gut in der Gesundheitsforschung ist.

Trotz seines Potenzials wird RWE sowohl in der medizinischen Gemeinschaft als auch in der breiten Öffentlichkeit häufig missverstanden. Ein weit verbreitetes Missverständnis ist, dass RWE von Natur aus weniger zuverlässig ist als es Daten aus kontrollierten Studien sind. Diese Ansicht hält sich aufgrund mangelnden Verständnisses darüber, wie RWE erhoben und analysiert wird. Um diese Mythen zu zerstreuen, ist es entscheidend, die Interessengruppen über die strengen Methoden aufzuklären, die bei der Erstellung von RWE angewendet werden. Indem wir diese Methoden erklären und ihre wissenschaftliche Gültigkeit nachweisen, können wir das Vertrauen in die Beiträge von RWE zur medizinischen Wissenschaft stärken.

Darüber hinaus muss der Dialog rund um RWE auch die öffentlichen Bedenken hinsichtlich des Datenschutzes und des ethischen Umgangs mit medizinischen Informationen berücksichtigen. Es ist wichtig, nicht nur die Vorteile, sondern auch die Sicherheitsvorkehrungen zum Schutz von Patientendaten zu kommunizieren. Effektive Aufklärung und transparente Kommunikation sind der Schlüssel, um Skepsis zu überwinden und eine fundiertere Akzeptanz der Rolle von RWE im Gesundheitswesen zu fördern.

Zusammenfassend lässt sich sagen, dass RWE an der Schwelle zu einer neuen Ära der medizinischen Forschung, des wissenschaftlichen Erkenntnisgewinns und der Regulierungspraxis steht. Indem wir das volle Potenzial von RWE nutzen und gleichzeitig seine Herausforderungen gewissenhaft angehen, können wir die Ergebnisse im Gesundheitswesen verbessern und selbstbewusst Innovationen hervorbringen. Während wir voranschreiten, werden die Erkenntnisse aus der RWE-Forschung zweifellos weiterhin den Weg erhellen und uns zu wirksameren und gerechteren Lösungen im Gesundheitswesen führen.

2.2 Historischer Kontext und Entwicklung von RWE

Mein erster Ausflug in die Welt der Medizin wurde von einem tiefen Interesse an der Wissenschaft angetrieben – einer Leidenschaft, die mich deutlich von meinen Schulfreunden unterschied, die eher zu Geschichte oder Sprachen neigten. Diese frühe Faszination für den wissenschaftlichen Prozess beeinflusste meine Karrierelaufbahn zutiefst und führte mich von der strukturierten Welt der Patientenversorgung in den dynamischen Bereich der pharmazeutischen Forschung. Der Übergang war nicht abrupt, sondern eine kontinuierliche Entwicklung meines Berufslebens. Während meiner Tätigkeit als Arzt wurde ich ständig mit den Grenzen der oft anekdotischen Natur medizinischer Behandlungen konfrontiert. Es wurde zunehmend klar, dass ich, um einen wesentlichen Einfluss zu haben, einen Weg einschlagen musste, auf dem ich auf grundlegender Ebene zur Medizin beitragen konnte. Diese Erkenntnis führte mich in die Welt der klinischen Studien und der Arzneimittelentwicklung, wo wissenschaftliche Genauigkeit und das Potenzial für weitreichende Ergebnisse eine neue Art der Erfüllung boten. Meine Entscheidung, den Schwerpunkt zu verlagern, war von dem Wunsch getrieben, die Patientenversorgung durch konkrete, wissenschaftlich validierte Daten zu verbessern. Ich habe es mir so erklärt: „Als praktizierender Arzt kann ich einigen Patienten [hoffentlich] viel helfen und als Forscher kann ich dazu beitragen, vielen Patienten ein wenig zu helfen, also bin ich trotzdem nicht nutzlos."

Schon 1973 wurde in einem Artikel in der Zeitschrift *Science* die Notwendigkeit betont, reale Gesundheitsinformationen zur Verfügung zu haben und analysieren zu können[5]: „Gesundheitsinformationen über die gesamte Bevölkerung sind eine Voraussetzung für fundierte Entscheidungen und Planungen im Gesundheitsbereich." Und weiterhin schrieb der Autor: „Unterschiede in der Nutzung weisen darauf hin, dass erhebliche Unsicherheiten hinsichtlich der Wirksamkeit verschiedener Ebenen aggregierter und spezifischer Gesundheitsdienstleistungen bestehen."

Frühe Erfahrungen im klinischen Umfeld legten den Grundstein für mein späteres Eintreten für realitätsnähere Forschung aus der Praxis. Als ich die Diskrepanzen zwischen klinischen Studienumgebungen und der alltäglichen medizinischen Praxis aus erster Hand miterlebte, wurde mir zunehmend bewusst, wie wichtig Forschung ist, die die tatsächlichen Ergebnisse und Erfahrungen der Patienten widerspiegelt. Die Einführung des Internets und von Smartphones hatte den Informationsaustausch und die Kommunikation revolutioniert, doch klinische Studien blieben in Methoden verwurzelt, die sich seit Jahrzehnten nicht wesentlich weiterentwickelt hatten.

Diese Phase der Reflexion über die externen technologischen Fortschritte hat eine entscheidende Lücke in der Anwendung klinischer Forschung aufgezeigt. Das langsame Tempo des Wandels in etablierten Pharmaunternehmen behinderte oft die Einführung innovativer Ansätze, die neue Technologien nutzen könnten, um die Datenerfassung und Patienteneinbindung zu verbessern. Ob die unverändert strengen Regularien nur als Entschuldigung für die mangelnde Bereitschaft zur Veränderung diente oder ob dies tatsächlich der Fall war, wäre eine andere Diskussion. Die Herausforderung war klar: Wie könnten wir diese konventionellen Standards anpassen, um sie besser an die sich schnell entwickelnde technologische Landschaft und die sich ändernden Bedürfnisse der Weltbevölkerung anzupassen? Die Antwort kam teilweise mit dem legislativen Meilenstein, der in den USA als 21st Century Cures Act von 2016 bekannt ist. Dieses bedeutende Gesetz markierte einen entscheidenden Moment in der Integration elektronischer Patientenakten (EMR) in die klinische Forschung und stellte eine wesentliche Verschiebung hin zu einem stärker datengesteuerten Ansatz im Gesundheitswesen dar. Das Gesetz erleichterte nicht nur die breitere Nutzung realer Daten, sondern erforderte sie sogar, sodass Forscher Erkenntnisse aus Gesundheitspraktiken gewinnen konnten, während sie in Echtzeit bei unterschiedlichen Patientenpopulationen stattfanden. Laut dem Office of the National Coordinator for Health Information Technology (ONC) verfügen 96 % der

---

[5] John Wennberg, Alan Gittelsohn. Small Area Variations in Health Care Delivery. Science 182, 1102–1108 (1973). DOI: https://doi.org/10.1126/science.182.4117.1102.

US-Krankenhäuser über elektronische Gesundheitsakten (EHRs). Dies gilt auch für 78 % der niedergelassenen Ärzte und fast alle nichtbundesstaatlichen Krankenhäuser für akute Pflege. Im Jahr 2011 hatten nur 28 % der Krankenhäuser und 34 % der Ärzte eine EHR eingeführt.

In Deutschland sieht die Situation noch etwas anders aus. Zum Frühjahr 2025 wurden zwar bereits knapp 70 Mio. elektronische Krankenakten (ePA) angelegt, doch haperte es noch massiv bei der Implementierung und Datenübertragung. Erfreulicherweise widersprachen laut AOK nur 3,8 % der Versicherten der Anlegung einer ePA.[6]

Sobald elektronische Patientenakten angelegt und gefüllt sind und eine anonymisierte und aggregierte Auswertung möglich ist, sind Ärzte nicht mehr auf ihre eigenen Erfahrungen als Ärzte und auf die Erfahrungen ihrer fachkundigen Kollegen beschränkt, die im Laufe ihres Berufslebens vielleicht ein paar Tausend Patienten behandelt haben. Mit realen Daten, die auf elektronischen Krankenakten basieren, können sie auf die Erfahrungen Tausender Ärzte zurückgreifen, die Hunderttausende, ja sogar Millionen von Patienten behandelt haben. Die Herausforderung besteht nur darin, an diese Fundgrube an Informationen zu gelangen und sie richtig zu nutzen und zu analysieren.

Die anfänglichen Anwendungsfälle von RWD, insbesondere in der klinischen Entwicklung, konzentrierten sich auf die Studienplanung (Beschreibung der geplanten Population, Hilfe bei der Berechnung der Stichprobengröße, Beurteilung klinischer Ergebnisse) und insbesondere auf die Suche nach Standorten für klinische Studien. Heutzutage basiert die Standortauswahl auf Informationen in den elektronischen Krankenakten, die bestätigen, dass Patienten mit den studienspezifischen Eignungskriterien tatsächlich an diesem Ort gesehen werden. Pharmaunternehmen haben erkannt, dass RWD auch verwendet werden können, um die Eignungskriterien für klinische Studien während der Entwicklung von Studienprotokollen zu testen und festzustellen, ob eine derart restriktiv definierte Patientenpopulation tatsächlich existiert (d. h. ob die Studie überhaupt durchführbar ist). Bevor RWD zur Studienplanung verwendet wurden, sind während der laufenden Studie unrealistische Einschluss- oder Ausschlusskriterien entdeckt worden und hatten dann zu kostspieligen und zeitaufwendigen Amendments (Änderungen) des Studienprotokolls geführt, um die klinische Studie zu retten. Jetzt können solche Änderungen durch bessere Planung vermieden werden, und klinische Studien können an Standorten durchgeführt werden, an denen mit größerer Sicherheit eine ausreichende Anzahl von Patienten aufgenommen werden kann. Der Einsatz von RWD hätte also zumindest theoretisch die klinische Entwicklung neuer Therapien beschleunigen und kosteneffizienter machen sollen. Allerdings deuten Daten der Tufts University in Boston aus den letzten zwei Jahrzehnten darauf hin, dass dies nicht der Fall ist.[7] Es müssen also andere Faktoren eine Rolle spielen, beispielsweise die zunehmende Komplexität der Wissenschaft hinter der Arzneimittelentwicklung und

---

[6] Deutsches Ärzteblatt, 70 Millionen elektronische Patientenakten angelegt. Freitag, 7. Februar 2025.
[7] https://www.ciscrp.org/services/research-services/perceptions-and-insights-study/.

auch die Tatsache, dass die Pharmaindustrie traditionell extrem konservativ und veränderungsresistent ist. Der Konservatismus und die Risikoaversion sind verständlich, da Sicherheit in diesem Geschäft offensichtlich eine der höchsten Prioritäten ist.

Parallel zu den oben genannten RWD-Anwendungen in der Forschung nutzten auch Marketingabteilungen diese Daten (zusammen mit Verschreibungs- und Versicherungsdaten) für ihre Marktforschung, hauptsächlich um mehr über geografische Gebiete mit den größten Marktchancen zu erfahren. Neuere Anwendungen von RWD beziehen sich auf die akademische Forschung und die Beantwortung wichtiger Fragen in der Medizin, die durch kostspielige und langwierige kontrollierte klinische Studien nur schwer zu beantworten sind. Einige Beispiele sind das Lernen über die Vorgeschichte, Entwicklung und Risikofaktoren für bestimmte Krankheiten durch die Analyse großer Datenmengen, oft mithilfe künstlicher Intelligenz.

Die Beschreibung der Auswirkungen von Behandlungen und Behandlungsleitlinien (z. B. Wechsel von einem Medikament zu einem anderen), insbesondere des klinischen Ergebnisses – wie etwa der Effekt der Verringerung des Risikos einer Covid-19-Infektion und der Verringerung des Risikos eines schweren Covid-19-Verlaufs durch die Impfung – wird durch entsprechende klinische Studien bereits relativ gut unterstützt. Die langfristigen Folgen über Monate oder sogar Jahre nach der Impfung werden jedoch immer noch diskutiert. Es gibt keine Hinweise und keine guten Hypothesen, warum es langfristige Schäden geben sollte, aber der endgültige Beweis wird sehr gut durchgeführte langfristige Beobachtungsstudien mit RWD erfordern.

RWD können auch bei der Optimierung von Behandlungen helfen, indem sie das beste langfristige Gleichgewicht zwischen Wirksamkeit und Sicherheit auf der Dosis-Wirkungs-Kurve finden. Beispielsweise wird die Wirkung einer Diabetesbehandlung (Typ 2) im Allgemeinen anhand des Hämoglobin-A1c-Spiegels gemessen. Eine aggressive Behandlung muss nicht nur den Hämoglobin-A1c-Spiegel senken, sondern birgt auch das Risiko einer Hypoglykämie, einer akuten und ernsten Komplikation, die einen Krankenhausaufenthalt erfordert. Eine unzureichende Behandlung zeigt sich an höheren Hämoglobin-A1c-Spiegeln und erhöht das Risiko diabetischer Komplikationen wie Retinopathie, Nierenversagen, Neuropathie und kardiovaskulärer Ereignisse. Eine unserer RWD-Studien hat die Hämoglobin-A1c-Spiegel und die Häufigkeit hypoglykämischer Ereignisse mit Diabeteskomplikationen verglichen.[8] Dies hat dazu beigetragen, den optimalen Kompromiss zwischen Unter- und Überbehandlung von Diabetes Typ 2 zu finden.

Die Auswirkungen des 21st Century Cures Act in den USA waren tiefgreifend. Zum ersten Mal wurden die Verfügbarkeit und der Nutzen von Daten aus der realen Welt auf nationaler Ebene anerkannt, was eine Abkehr von rein experimentellen Daten hin zu Evidenz aus der alltäglichen klinischen Praxis förderte. Dies erweiterte

---

[8] Stapff M., Palm S., Stacey J. Using Real World Data To Establish An Optimal Treatment Target For Hba1c In Diabetes Type 2. ISPOR 23rd Annual International Meeting, 2018, Baltimore, MD, USA.

2.2 Historischer Kontext und Entwicklung von RWE

nicht nur den Umfang der Forschungsmöglichkeiten, sondern erhöhte auch die Relevanz und Anwendbarkeit der Forschungsergebnisse für die tägliche Patientenversorgung. Wenn man über diese Gesetzesänderung nachdenkt, ist es offensichtlich, dass sie einen breiteren Wandel der regulatorischen Perspektiven symbolisierte. Die Behörden begannen, den Wert flexibler Forschungsmethoden und die Bedeutung der Anpassung regulatorischer Rahmenbedingungen zur Integration von Daten aus der realen Welt anzuerkennen. Dieser Wandel war nicht nur verfahrenstechnischer Natur, sondern bot die Gelegenheit zu einer grundlegenden Veränderung der Herangehensweise an die Arzneimittelentwicklung und Patientenversorgung, indem eine ganzheitlichere Sichtweise anerkannt wurde, die über die Expertise einer begrenzten Anzahl akademischer Experten in einem bestimmten Therapiebereich hinausgeht. Durch diese Überlegungen wird deutlich, dass mein Weg von den Stationen der klinischen Versorgung an die Spitze der pharmazeutischen Forschung nicht nur eine persönliche Geschichte ist, sondern ein Mikrokosmos der breiteren Entwicklung der Gesundheitsforschung und -behandlung. Jeder Schritt, von meiner anfänglichen Schwerpunktverlagerung bis hin zu den Gesetzesänderungen, die die Branche neugestaltet haben, unterstreicht den anhaltenden Wandel in der Art und Weise, wie wir Daten sammeln, analysieren und anwenden, um die Gesundheitsergebnisse auf der ganzen Welt zu verbessern.

Als ich die Rolle des Chief Medical Officer bei einem Start-up in Cambridge übernahm, war das ein entscheidender Moment in meiner Karriere, da ich zum ersten Mal direkt mit Real World Data (RWD) in Berührung kam. Die Zusammenarbeit mit der Pharmaindustrie war aufregend und aufschlussreich zugleich. Die ersten Anwendungsfälle für Real World Data (RWD) befassten sich mit den Rekrutierungsproblemen, indem RWD genutzt wurde, um potenzielle Studienteilnehmer zu identifizieren, die bestimmte Studienkriterien erfüllten, aber mit herkömmlichen Methoden möglicherweise nicht erreicht worden wären. Bei diesem Ansatz ging es nicht nur darum, Studien schneller zu besetzen, sondern auch darum, die Vielfalt und Repräsentativität unserer Studienpopulationen zu verbessern. Durch diese Partnerschaft konnte RWD die Rekrutierungszeiträume drastisch verkürzen und effektivere, in der Praxis anwendbare klinische Studien erstellen. Auch bekamen unterrepräsentierte Minderheiten eine bessere Möglichkeit, an klinischen Prüfungen als Therapieoption teilzunehmen.

Diese Erfahrungen unterstrichen das Potenzial von Real World Evidence, die medizinische Praxis und klinische Forschung zu verändern. RWE könnte als entscheidendes Bindeglied zwischen kontrollierten klinischen Versuchsumgebungen und der chaotischen Mannigfaltigkeit der alltäglichen medizinischen Praxis dienen. Es war eine Offenbarung, dass RWE mehr als nur akademische Diskussionen oder behördliche Entscheidungen beeinflussen könnte; es könnte die Patientenversorgung direkt beeinflussen, indem es praktischere, anpassungsfähigere und wirksamere Behandlungsansätze aufzeigt. Der Einfluss von RWE wuchs weiter, insbesondere in den Arzneimittelzulassungsprozessen der Pharmaindustrie. Dieser Wandel war monumental und markierte eine Abkehr von der ausschließlichen Abhängigkeit von traditionellen klinischen Studien. Die zunehmende Akzeptanz von RWE durch die FDA wurde hauptsächlich auf Führungsebene initiiert und war ein klares Signal an die Gesundheitsbranche über den Wert der Einbeziehung von Real-Life-Daten in Entscheidungsprozessen.

Dies ermöglichte nicht nur schnellere Zulassungen, sondern unterstützte auch eine fundiertere Überwachung der Arzneimittelsicherheit nach der Markteinführung. 2016 führte die FDA offiziell ihr Sentinel-System ein, eine große, an mehreren Standorten verteilte Datenbank zur Sicherheit medizinischer Produkte.[9] Diese Beispiele verdeutlichten eine deutliche Verschiebung hin zu stärker evidenzbasierten Regulierungsmaßnahmen, bei denen die Auswirkungen von Medikamenten in der realen Welt gegenüber ihrer theoretischen Wirksamkeit in kontrollierten Umgebungen betont werden. Auf internationaler Ebene hat der Internationale Harmonisierungsrat (ICH) eine Leitlinie zur Verwendung von RWE (offizieller Titel: „Leitlinie zu allgemeinen Grundsätzen für Planung, Design und Analyse pharmakoepidemiologischer Studien, die Realweltdaten zur Sicherheitsbewertung von Arzneimitteln verwenden") entwickelt,[10] die RWE allgemein weiter standardisieren und validieren soll.

Doch der Weg verlief nicht ohne Herausforderungen. Die Integration von RWE in die pharmazeutische Praxis stieß auf Skepsis und Widerstand. Viele in der Branche hielten an den traditionellen Paradigmen fest, die kontrollierte, vorhersehbare Studiendaten der chaotischen, unvorhersehbaren Natur von RWD vorzogen. Das Potenzial von RWE, die pharmazeutische Praxis und die Gesundheitsversorgung zu revolutionieren, war jedoch klar. Es versprach eine Zukunft, in der medizinische Behandlungen nicht nur auf den Idealpatienten in einer klinischen Studie zugeschnitten werden könnten, sondern auf echte Patienten in vielfältigen, realen Umgebungen. Parallel zur wachsenden regulatorischen Akzeptanz von RWE entwickelten auch mehrere unabhängige Organisationen ihre unterstützenden Strategien, um RWD/RWE voranzutreiben. Seit 2018 hat das RWE Collaborative des Duke-Margolis Center for Health Policy mehrere Interessenvertreter aus den Bereichen Regulierung, Recht, Gesundheit und Datenwissenschaft mit dem gemeinsamen Ziel und Interesse zusammengebracht, die RWE-Politik voranzutreiben.[11] Das RWE Collaborative wurde als ein Zuhause für „Communities of Practice" beschrieben, das implizites Wissen teile, um Herausforderungen und Chancen im Rahmen von RWD/RWE zu lösen und anzugehen. Wichtig ist, dass die Arbeit des RWE Collaborative das Interesse einer wachsenden Zahl wichtiger staatlicher Interessenvertreter auf nationaler und internationaler Ebene geweckt hat.

Der historische Kontext der Entwicklung von RWE war geprägt von bahnbrechenden Gesetzesänderungen, innovativen Kooperationsbemühungen und einem transformativen Wandel der regulatorischen Perspektiven. Die Bedeutung dieser Entwicklungen kann nicht hoch genug eingeschätzt werden, da sie gemeinsam eine neue Ära in der Gesundheitsforschung und -behandlung markieren. Mit Blick auf die Zukunft sind die potenziellen Auswirkungen von RWE auf die medizinische Forschung und Praxis enorm. Laufende technologische Fortschritte und regulatori-

---

[9] https://www.fda.gov/safety/fdas-sentinel-initiative.
[10] https://database.ich.org/sites/default/files/ICH_M14_Step3_DraftGuideline_2024_0521.pdf.
[11] https://healthpolicy.duke.edu/projects/real-world-evidence-collaborative.

sche Änderungen werden die Rolle von RWE wahrscheinlich weiter stärken und es zu einem unverzichtbaren Bestandteil der evidenzbasierten Medizin machen.

Zurzeit kämpft die Branche immer noch mit Datenformaten, Prozessen und rechtlichen Herausforderungen (Datenschutz) für die Verwendung von RWD/RWE in Situationen, in denen Datenrückverfolgbarkeit, -überprüfung und -qualitätskontrolle erforderlich sind, insbesondere für Einreichungen bei Aufsichtsbehörden. Wie wir es also oft bei technologischen Entwicklungen sehen, müssen die Prozesse, Regularien und die Logistik rund um den Fortschritt der Technologie noch weiter angegangen werden.

Während der weiteren Einführung von RWE, ist es wichtig, das ultimative Ziel im Auge zu behalten: die Verbesserung der Gesundheitsergebnisse durch verbessertes und intensiveres Wissen über die komplexen Zusammenhänge zwischen Genetik, Biologie, Krankheiten und therapeutischen Maßnahmen. Die Entwicklung von RWE von einem neuartigen Konzept zu einem Eckpfeiler der modernen Medizin spiegelt einen breiteren Wandel hin zu dynamischeren, patientenzentrierten Gesundheitslösungen wider. Sie ist ein Beweis dafür, wie wichtig Veränderungen und Innovationen im Streben nach einer besseren Patientenversorgung sind. Die kontinuierliche Integration von Erkenntnissen aus der Praxis wird zweifellos eine entscheidende Rolle bei der Gestaltung der Zukunft des Gesundheitswesens spielen.

2.3 Aktuelle und zukünftige Bedeutung von RWE in Wissenschaft und Medizin

Im Bereich der Arzneimittelentwicklung und des Gesundheitswesens haben sich Real-World-Evidence-Studien als zentrales Element für ein besseres Verständnis und eine bessere Anwendung medizinischer Behandlungen erwiesen. Sie haben uns insbesondere dabei geholfen, die Auswirkungen von Risikofaktoren, die Demografie betroffener Patienten, den natürlichen Krankheitsverlauf und die langfristigen Auswirkungen therapeutischer Eingriffe besser zu verstehen. Noch haben nicht alle kommerziellen RWD-Anbieter das enorme Potenzial von RWD und damit auch die damit verbundenen Geschäftsmöglichkeiten erkannt. Die meisten professionellen Organisationen mit Zugang zu RWD sehen sich noch immer als „Datenbroker", die RWD in erster Linie an die Forschungs- und Marketingabteilungen von Pharmaunternehmen verkaufen, damit diese das Krankheitsumfeld für neue Produkte besser einschätzen und klinische Studien effizienter gestalten können.

Tatsächlich hat RWD die strategische Planung klinischer Studien revolutioniert und der Pharmaindustrie eine Menge F&E-Kosten erspart. Der traditionelle Auswahlprozess von Studienzentren, der oft durch theoretische Daten oder Erfahrungswerte (oder noch schlimmer, durch sogenanntes Expertenwissen einer begrenzten Zahl von Meinungsbildnern) eingeschränkt wird, wird nun durch Erkenntnisse aus realen Daten transformiert. Dieser Ansatz hat es uns ermöglicht, Studienstandorte basierend auf dem tatsächlichen Vorhandensein geeigneter Patienten zu identifizieren und auszuwählen, wodurch die Relevanz und Effizienz dieser Studien verbessert wird. Nehmen wir zum Beispiel ein Szenario, in dem RWD genutzt wird, um die besten Standorte für klinische Studien eines neuen Herz-Kreislauf-Medikaments zu bestimmen. Durch die Analyse der Nutzungsmuster des Gesundheitswesens in verschiedenen Regionen ist es möglich, Krankenhäuser und Kliniken zu ermitteln, die nicht nur über die erforderlichen Patientendemografien, sondern auch über die Infrastruktur und Kapazitäten verfügen, um die Studie durchzuführen. Diese datengesteuerte Strategie beschleunigt nicht nur die Vorbereitung der Studie, sondern verbessert auch ihre Betriebseffizienz und die Qualität der gesammelten Daten, was zu einem reibungslosen Ablauf beiträgt.

Zulassungsbehörden wie die FDA bewerten und genehmigen neue Medikamente oder Indikationen überwiegend auf Grundlage von Erkenntnissen aus randomisierten klinischen Studien. RWD fügt innovative Nuancen hinzu, verändert die Landschaft der Arzneimittelzulassungsprozesse jedoch noch nicht grundlegend. In einigen Einzelfällen nutzte die FDA RWE, um die Zulassung für eine neue Arzneimittelindikation zu erteilen, was als bahnbrechende Entscheidung betrachtet werden kann, die die wachsende Akzeptanz von Real-World-Daten unterstrich (s. TAVR und Prograf im vorherigen Abschnitt). Die Auswirkungen davon sind enorm. Es bedeutet, dass die Daten, die wir aus alltäglichen Interaktionen mit dem Gesundheitswesen sammeln, die Verfügbarkeit von Behandlungen direkt beeinflussen könnten, wodurch der Prozess möglicherweise beschleunigt und wirksame Behandlungen schneller für diejenigen verfügbar gemacht werden, die sie benötigen.

Diese Verschiebung der regulatorischen Akzeptanz, ein Bereich, in dem Datenqualität, statistische Methoden und wissenschaftliche Perfektion von größter Bedeutung sind, spricht Bände über die sich entwickelnde Landschaft der medizinischen Forschung. Traditionell galt die Starrheit randomisierter klinischer Studien (RCT) als Goldstandard für Evidenz. Obwohl RCT nach wie vor von entscheidender Bedeutung sind, deutet die Integration von RWE in die Forschung auf eine wachsende Anerkennung des Werts hin, der in den riesigen Datenpools steckt, die außerhalb kontrollierter Umgebungen generiert werden. Die aus elektronischen Gesundheitsakten und Patientenregistern gewonnenen Daten bieten eine ergänzende Perspektive, die reich an realen Zusammenhängen ist, und sind daher ein unschätzbares Gut in unserem Bestreben, die Ergebnisse der Patienten zu verstehen und zu verbessern. Wenn man dies bedenkt, ist das Potenzial für die zukünftige Arzneimittelentwicklung und die beschleunigten Zulassungsverfahren enorm. RWE könnte den Weg für Innovationen in der Behandlung rationalisieren, insbesondere bei Erkrankungen, bei denen Zeit von entscheidender Bedeutung ist.

Der Einfluss von RWE reicht über den regulatorischen Bereich hinaus bis in den Kern der medizinischen Praxis, insbesondere bei der Behandlung chronischer Krankheiten wie Herz-Kreislauf-Erkrankungen oder Malignome. Ich erinnere mich an das sich entwickelnde Verständnis der Rolle von Aspirin im kardiovaskulären Risikomanagement. Jahrzehntelang war niedrig dosiertes Aspirin der Eckpfeiler der vorbeugenden Behandlung von Patienten mit koronarer Herzkrankheit.[12] Neue RWE-Studien haben jedoch ein neues Licht auf dessen Vorteile und Grenzen geworfen und uns dazu veranlasst, seinen Einsatz im Hinblick auf das Nutzen-Risiko-

---

[12] Arnold S. Relman, MD, N Engl J Med 1988;318:245–246, DOI: https://doi.org/10.1056/NEJM198801283180410, BAND 318 NR. 4.

Verhältnis kritisch zu bewerten, insbesondere den vorbeugenden Effekt gegenüber einem potenziellen Blutungsrisiko abzuwägen.[13] Ein weiterer Bereich, in dem RWE unseren Ansatz neu gestaltet, ist die Behandlung akuter Erkrankungen wie Herzinfarkt. Die traditionelle Verwendung von Betablockern nach einem Herzinfarkt war ein Standard in der Herz-Kreislauf-Behandlung. Jüngste RWE-Analysen haben uns jedoch dazu veranlasst, diese Praxis zu neu zu bewerten.[14] Bei der Untersuchung der Patientenergebnisse in realen Umgebungen haben Forscher Unterschiede in der Wirksamkeit von Betablockern festgestellt, die in kontrollierten Studien nicht offensichtlich waren. Solche Daten zwingen uns, langjährige medizinische Leitlinien zu hinterfragen und ggf. zu überarbeiten, um sicherzustellen, dass sie wirklich die besten verfügbaren Erkenntnisse widerspiegeln. Die Herausforderung ist hier nicht nur wissenschaftlicher, sondern auch kultureller Natur, da sie eine Änderung langjähriger Überzeugungen und Praktiken innerhalb der medizinischen Gemeinschaft erfordert. Diese Studien haben nicht nur langjährige Praktiken infrage gestellt, sondern auch den Weg für Anpassungen der medizinischen Leitlinien geebnet, die stärker im Einklang mit aktuellen Daten stehen. Die umfassenderen Auswirkungen bestehen hier nicht nur in einer Änderung der Verschreibungspraxis, sondern auch in einer Verbesserung der Patientensicherheit und der Behandlungswirksamkeit. Dies unterstreicht die Notwendigkeit einer kontinuierlichen Überprüfung der Leitlinien, um sicherzustellen, dass sie die besten verfügbaren Erkenntnisse widerspiegeln und letzten Endes zu besseren Patientenergebnissen führen.

Diese Beispiele unterstreichen die transformative Wirkung von RWE in verschiedenen Bereichen der medizinischen Wissenschaft – von der Planung klinischer Studien bis hin zu behördlichen Zulassungen und der Entwicklung von Leitlinien. Während wir uns weiterhin in diesem sich entwickelnden Umfeld bewegen, verspricht die Integration von RWE eine besser informierte, effizientere und effektivere Gesundheitsversorgung, die letztlich die Patientenversorgung und -ergebnisse verbessert.

Es ist von entscheidender Bedeutung zu klären, was RWE ist und was nicht, und welche Bedenken hinsichtlich seiner Verwendung bestehen, insbesondere im Hinblick auf den Datenschutz. Missverständnisse über RWE ergeben sich oft aus seiner Natur selbst. Im Gegensatz zu Daten aus kontrollierten klinischen Studien wird RWE aus Routineumgebungen des Gesundheitswesens gewonnen – Daten, die ursprünglich nie für die Forschung bestimmt waren. Dies führt zu Zweifeln an seiner Zuverlässigkeit und Gültigkeit. Viele Ärzte und Patienten fragen sich, ob solche Daten, die im klinischen Alltag gesammelt werden, der Strenge wissenschaftlicher Prüfung wirklich standhalten können. Hier spielt die Aufklärung eine entscheidende Rolle. Es geht darum, zu erklären, dass RWE traditionelle klinische Studien lediglich ergänzt, anstatt sie zu ersetzen, und unser Verständnis erweitert, indem er Ein-

---

[13] John J. McNeil, N Engl J Med 2018;379:1509-1518, DOI: https://doi.org/10.1056/NEJMoa1805819, VOL. 379 NR. 16.
[14] Troels Yndigegn, MD, N Engl J Med 2024;390:1372–1381, DOI: https://doi.org/10.1056/NEJMoa2401479, VOL. 390 NR. 15.

blicke in die Wirkungsweise von Behandlungen in der vielfältigen Bandbreite realer Umgebungen bietet.

Der Datenschutz, ein kritisches Thema in unserem digitalen Zeitalter, intensiviert diese Diskussionen. Patienten und Ärzte sind gleichermaßen besorgt über den möglichen Missbrauch sensibler Gesundheitsinformationen. Da wir RWE in immer mehr Bereiche der medizinischen Forschung und Praxis integrieren, ist es von größter Bedeutung, strenge Datenschutzstandards einzuhalten und allen Beteiligten zu versichern, dass ihre Informationen geschützt sind. Wir müssen klar kommunizieren, wie Gesundheitsdaten für RWE anonymisiert und aggregiert werden, um sicherzustellen, dass die Privatsphäre des Einzelnen gewahrt bleibt und dennoch gleichzeitig die potenziellen Vorteile dieses umfangreichen Datenpools ausgeschöpft werden.

In Zukunft werden RWD und RWE in der Medizin noch eine größere Rolle spielen. Je umfassender wir Datensätze sammeln, desto realistischer wird es, medizinische Behandlungen an individuelle Bedürfnisse anzupassen, was eine neue Ära der personalisierten Medizin einläutet. Darüber hinaus verspricht RWE, erhebliche Forschungslücken zu schließen, insbesondere bei Erkrankungen oder Bevölkerungsgruppen, die in herkömmlichen Studien unterrepräsentiert sind. Beispielsweise können seltene Krankheiten, für die es oft schwierig ist, die für herkömmliche Studien erforderlichen großen Kohorten zu erreichen, enorm von den breiteren und umfassenderen Netzen profitieren, die RWD spannen. Die zukünftigen Auswirkungen von RWE reichen bis in die Politikgestaltung und die Planung des Gesundheitssystems. Mit einem klareren Bild davon, wie Behandlungen in unterschiedlichen realen Umgebungen wirken, können politische Entscheidungsträger fundiertere Entscheidungen über die Ressourcenzuweisung, den Zugang zu Behandlungen und Strategien für die öffentliche Gesundheit treffen. Dies ist besonders wichtig, da wir uns bemühen, gesundheitliche Ungleichheiten anzugehen und sicherzustellen, dass Fortschritte in der Medizinwissenschaft zu gerechten Verbesserungen der Patientenversorgung in allen Bereichen der Gesellschaft führen.

Während wir uns weiterhin diesen Herausforderungen und Chancen stellen, ist es wichtig, einen Dialog aufrechtzuerhalten, der sowohl informiert als auch integrativ ist. Indem wir ein besseres Verständnis dafür fördern, was RWE leisten kann und was nicht, und indem wir die ethischen Aspekte ansprechen, die mit seiner Verwendung einhergehen, können wir sicherstellen, dass dieses leistungsstarke Tool sein volles Potenzial zur Verbesserung der Gesundheitsergebnisse und zur Erweiterung des medizinischen Wissens ausschöpft. Mit jedem Schritt nach vorne beobachten wir nicht nur Veränderungen im Gesundheitswesen – wir beteiligen uns aktiv an einem Paradigmenwechsel, der neu definiert, was in der Medizin möglich ist.

Ein weiterer Meilenstein, der noch weit in der Zukunft liegt, wäre die Verfügbarkeit aggregierter Daten aus der realen Welt, nicht nur für eine ausgewählte zahlende Elite von Pharmaforschern, Wissenschaftlern und Akademikern, sondern für jedermann. Dies würde eine tatsächliche Demokratisierung des Wissens bedeuten. So wie wir heute kostenlos eine Google-Suche durchführen können, anstatt wie vor 30 Jahren Stunden in der Bibliothek zu verbringen und in Dutzenden von Zeitschriften und Büchern zu blättern, sollte es möglich sein, die enormen Möglichkeiten und die verborgenen Informationen des medizinischen Wissens auf einfache, leicht verständliche und kostengünstige Weise jedem zugänglich zu machen. Entsprechende Geschäftsmodelle zur Finanzierung dieser Demokratisierung des Wissens müssen gefunden werden, wie es Google und Yahoo getan haben, um nur zwei davon zu nennen.

Die wichtigsten Erkenntnisse dieses Kapitels

- **Lücken mit Real World Evidence schließen:** Real World Evidence (RWE) hat eine transformative Kraft, wenn es darum geht, Methoden klinischer Studien mit der Unübersichtlichkeit der alltäglichen medizinischen Praxis zu verknüpfen und so ihre Relevanz und Anwendbarkeit zu verbessern.
- **Verbesserung klinischer Studien:** Durch die Nutzung elektronischer Krankenakten konnten wir die Patientenrekrutierung für klinische Studien verbessern und so sicherstellen, dass unsere Studien realistischer sind und eine wirklich vielfältige Bevölkerungsgruppe widerspiegeln.
- **Auswirkungen auf die Regulierung und Anerkennung:** Die Akzeptanz und Integration von RWE durch die FDA war ein Wendepunkt, der den Zulassungsprozess für neue Indikationen neu gestaltete und Medikamente schneller für bedürftige Patienten verfügbar machte.
- **Wahrung der Integrität:** Es ist von entscheidender Bedeutung, Bedenken hinsichtlich der Datenqualität und des Datenschutzes auszuräumen, um die Integrität und Zuverlässigkeit von RWE zu wahren und das Vertrauen aller Beteiligten zu fördern.
- **Die Zukunftsaussichten von RWE:** Die fortlaufende Entwicklung von RWE von einem neuartigen Konzept zu einem Eckpfeiler der modernen medizinischen Forschung zeigt seine wachsende Bedeutung und sein enormes Potenzial bei der Verbesserung der personalisierten Medizin, der allgemeinen Gesundheitsversorgung und schließlich der Demokratisierung wissenschaftlicher Fakten durch allgemeine Zugänglichkeit.

Die Phasen des wissenschaftlichen Erkenntnisgewinns

3

Als jemand, der sich jahrelang in den komplexen Landschaften des Gesundheitswesens und der Pharmaindustrie zurechtgefunden hat, habe ich die grundlegende Rolle evidenzbasierter Verfahren in der modernen Medizin zutiefst zu schätzen gelernt. Die Integration strenger, wissenschaftlich validierter Methoden ist nicht nur eine Verfahrensformalität, sondern ein Eckpfeiler einer zuverlässigen Gesundheitsversorgung. Diese Verfahren stellen sicher, dass medizinische Eingriffe nicht nur den höchsten Wirksamkeitsstandards entsprechen, sondern auch die Patientenergebnisse in unterschiedlichsten Bevölkerungsgruppen sichern.

> Es ist die evidenzbasierte Wissenschaft, die wirksame Behandlungen von Scharlatanerie und faire, vernünftige Gesetze von machthungriger Tyrannei unterscheidet.

Die Standards sind aus gutem Grund streng. Medikamente dürfen nur dann vermarktet werden, wenn der potenzielle Nutzen die potenziellen Risiken überwiegt. Dieses Prinzip gilt sowohl für jeden einzelnen Patienten (wo die Entscheidung normalerweise vom verschreibenden Arzt getroffen wird) als auch für die Bevölkerung als Ganzes (wo die Zulassung zum Verkauf des Medikaments normalerweise von einer Regulierungsbehörde erteilt wird). Dies erfordert mehr als zufällige Beobachtungen, mehr als die Meinung eines Experten. Beginnen wir damit, zu verstehen, was genau evidenzbasierte Wissenschaft beinhaltet.

Dieser Ansatz beruht im Kern auf methodischer Forschung und empirischen Beweisen, die nicht nur Entscheidungen im Gesundheitswesen, sondern auch in anderen Bereichen des Lebens, der Politik und der Gesellschaft beeinflussen. Das bedeutet, dass jeder Behandlungsplan, jedes neue Diagnoseinstrument oder die Entwicklung eines neuen Gesetzes oder einer neuen Verordnung durch klare, wissenschaftlich fundierte Daten gestützt wird. Die Bedeutung dieses Ansatzes kann nicht oft genug betont werden – evidenzbasierte Wissenschaft ist das, was wirksame Behandlungen von Scharlatanerie unterscheidet. Evidenz und Vernunft unterscheiden faire, gut konzipierte Gesetze von willkürlichen Regelungen und

© Der/die Autor(en), exklusiv lizenziert an Springer-Verlag GmbH, DE, ein Teil von Springer Nature 2025
M. P. Stapff, *Real World Evidence*, https://doi.org/10.1007/978-3-662-71099-9_3

machthungriger Tyrannei. Sie tragen dazu bei, neue Erkenntnisse reibungslos und sicher in Gesundheitssysteme und in die Gesellschaft zu integrieren.

Nicht immer ist die höchste Beweislage sofort verfügbar. Oft muss man einen langen und beschwerlichen Weg gehen, um von einem Gerücht, einer Idee oder einer vermuteten (Fake-)Nachricht zu Fakten zu gelangen, die durch handfeste Beweise gestützt werden. Ich nenne diesen Weg die Pyramide des Erkenntnisgewinns (Abb. 3.1).

Von der Theorie zur Evidenz: die Pyramide (Phasen) des Erkenntnisgewinns können so aussehen:

1. Erste Quelle einer neuen Geschichte/Information
2. Gerüchte machen die Runde
3. Eine plausible mögliche Erklärung/Hypothese
4. Eine tatsächliche Beobachtung (Kasuistik), objektiv beschrieben
5. Das wissenschaftliche Experiment (z. B. klinische Studie)
6. Gezielte Datensammlung (Register) in realen Fällen
7. Beweise aus der realen Welt (RWE) im wirklichen Leben ohne äußere Einflüsse

Phase 1: Erste Quelle einer neuen Geschichte/Information

Dies kann ein Klatsch, eine zufällige Beobachtung, ein Beitrag in den sozialen Medien, ein YouTube-Video oder irgendein anderes einzelnes Ereignis sein, das zu einer Nachricht werden kann, die vervielfältigt oder weitergeleitet wird.

Phase 2: Gerüchte machen die Runde

Ein Teil der Geschichte oder die ganze Geschichte wird zu mehr als nur einer einzelnen Nachricht. Sie kann eine Bedeutung oder Interpretation bekommen. Ihre

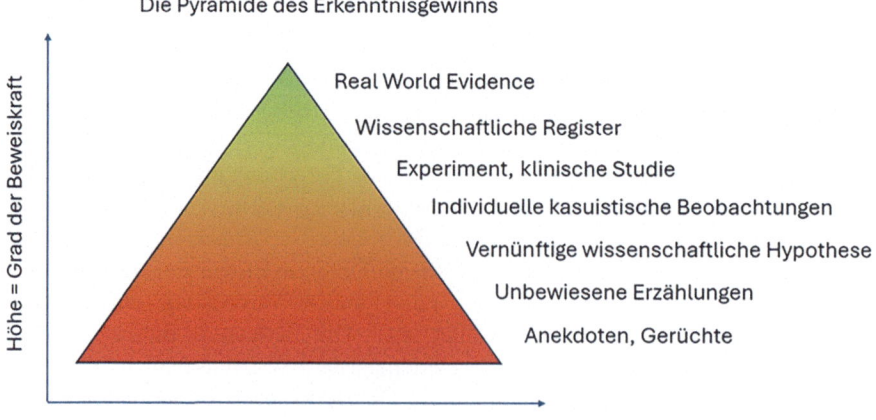

Abb. 3.1 Sieben Phasen der Pyramide des Erkenntnisgewinns: Von anekdotischen Geschichten bis hin zu Beweisen aus der realen Welt nimmt der Grad der Beweise und Bestätigung schrittweise zu

zugrunde liegenden Fakten können mit Interpretationen vermischt werden, die eigene Meinung des Verbreiters kann einfließen, Emotionen und Bedeutungen jenseits des tatsächlich stattgefundenen Vorfalls werden hinzugefügt, und die Geschichte kann eine Schlagzeile bekommen, die ihr einen neuen Kontext gibt, ob sie nun wahr ist oder nicht.

Phase 3: Eine plausible mögliche Erklärung/Hypothese

Ein erster kleiner Schritt aus dem Schlamm der Gerüchte hin zu einer wissenschaftlichen Behandlung der sich entwickelnden Geschichte ist die Entwicklung einer plausiblen, vernünftigen Hypothese, die

1. seinen Ursprung in der Wissenschaft hat und
2. mit anerkannten wissenschaftlichen Methoden bewiesen oder widerlegt werden kann.

Jetzt bekommt unsere Geschichte, die ursprünglich nur ein seltsam klingendes Gerücht war, eine mögliche wissenschaftliche Erklärung, einen ersten Versuch, sie ernst zu nehmen. Man kann sie als „informierte Spekulation" bezeichnen.

Viele vermutete Nebenwirkungen des COVID-19-mRNA-Impfstoffs blieben in dieser Phase des Erkenntnisgewinns stecken. Es gab zahlreiche Berichte, insbesondere in den sozialen Medien, und der relativ neue Impfmechanismus unter Verwendung von mRNA (um den Körper anzuweisen, das immunitätserzeugende Antigen zu produzieren, anstatt das Antigen selbst zu injizieren) bot reichlich Gelegenheit für Spekulationen darüber, welche weiteren Auswirkungen der Impfstoff (der „genetisches Material" enthält und als gentechnisch veränderter Organismus gilt) über die Erzeugung von Immunität hinaus haben könnte.

Phase 4: Eine tatsächliche Beobachtung (Kasuistik), objektiv beschrieben

Korrekt beschriebene kasuistische Beobachtungen weisen eine geringere wissenschaftliche Genauigkeit auf als sorgfältig geplante und durchgeführte klinische Studien, sind jedoch zuverlässiger als Gerüchte und unbewiesene Hypothesen. Glaubwürdige Autoren können solche Beobachtungen zur Begutachtung und Veröffentlichung in angesehenen wissenschaftlichen Zeitschriften einreichen, was einen ersten Schritt von der „Geschichte" zur „Wissenschaft" darstellt. Wenn sie wichtig genug oder von nationalem Interesse sind, können solche Fälle begutachtet, diskutiert und veröffentlicht werden, wie es bei den Nebenwirkungen des COVID-Impfstoffs durch die National Academy of Sciences oder die National Academy of Medicine geschehen ist. Bisher verneinten diese Ausschüsse einen kausalen Zusammenhang zwischen den mRNA-COVID-Impfstoffen von Pfizer-BioNTech und Moderna und weiblicher Unfruchtbarkeit, Herzinfarkt und neurologischen Komplikationen, sie bestätigten jedoch einen kausalen Zusammenhang mit Myokarditis.[1]

---
[1] https://nap.nationalacademies.org/read/27746/chapter/1.

Phase 5: Das wissenschaftliche Experiment

Von zentraler Bedeutung für den wissenschaftlichen Erkenntnisgewinn und die Generierung von Evidenz sind randomisierte kontrollierte Studien (RCTs), der Goldstandard der klinischen Forschung. Diese Studien werden sorgfältig konzipiert, um Verzerrungen auszuschließen und klare, unvoreingenommene Ergebnisse zur Wirksamkeit und Sicherheit medizinischer Therapien zu liefern. Indem die Teilnehmer nach dem Zufallsprinzip entweder einer Behandlung, einem Placebo oder einer bereits etablierten Standardtherapie zugewiesen werden, können die Forscher die Wirkungen und möglichen Nebenwirkungen der Behandlung direkt beobachten und bewerten und so sicherstellen, dass alle gezogenen Schlussfolgerungen auf soliden Tatsachen beruhen. Es ist von entscheidender Bedeutung zu verstehen, wie diese Praktiken in die klinische und politische Entscheidungsfindung einfließen. Evidenzbasierte Richtlinien, die aus aggregierten Daten zahlreicher RCTs (Metaanalysen) abgeleitet werden, dienen nicht nur der Information über individuelle Behandlungspläne, sondern auch über umfassende politische Entscheidungen, die sich auf Strategien der öffentlichen Gesundheit auswirken. Diese Integration trägt zur Standardisierung der Versorgung bei und stellt sicher, dass die Patientensicherheit bei der Gesundheitsversorgung immer an erster Stelle steht.

Diese evidenzbasierte Praxis in RCTs ist jedoch nicht ohne Herausforderungen. Der sogenannte Hawthorne-Effekt ist ein Phänomen, das nicht nur während Studien, sondern in der Forschung im Allgemeinen beobachtet werden kann. Es veranschaulicht deutlich die Komplexität der Interpretation klinischer Forschungsdaten. Der Hawthorne-Effekt ist nach einer Fabrik benannt, in der Produktivitätssteigerungen nur deshalb festgestellt wurden, weil die Arbeiter wussten, dass sie im Rahmen einer Unresuchung beobachtet wurden. Er zeigt, wie das Bewusstsein der Teilnehmer die Ergebnisse von Studien beeinflussen kann. Dieser Effekt ist insbesondere in klinischen Umgebungen relevant, in denen das Wissen, dass man an einer Studie teilnimmt, das Verhalten verändern und so die Daten und möglicherweise die Ergebnisse der Studie verfälschen kann. Das Verständnis dieses Effekts hilft uns, die Notwendigkeit strikter Studiendesigns zu erkennen, die solche Variablen berücksichtigen und so die Zuverlässigkeit der gesammelten Daten gewährleisten können.

Ein weiterer Effekt, den man kennen sollte, ist der Placeboeffekt, ein Phänomen, bei dem Patienten echte Verbesserungen erfahren, obwohl sie eine wirkungslose Zuckerpille oder überhaupt keine Behandlung erhalten oder eine Behandlung, die für die getestete Krankheit keinen therapeutischen Wert hat. Placeboanalgesie, die eine Schmerzlinderung allein durch Erwartung ohne wirksame Schmerzmittel bietet, wird möglicherweise durch neuronale Verbindungen vermittelt, die vom Gehirn über den Hirnstamm bis zum Kleinhirn reichen. Placebos sind wahrscheinlich die Medikamente mit dem breitesten Anwendungsspektrum. Fast alle Beschwerden mit einer subjektiven Komponente können durch Scheinbehandlungen positiv beeinflusst werden. Das Gehirn kann Opiatrezeptoren bilden, die Schmerzen unterdrücken, daher können endogene Opiate die Placeboreaktion stören. Dafür spricht auch die Tatsache, dass eine Behandlung mit dem Opiatantagonisten Naloxon eine Placeboanalgesie verhindern kann.

Dies verdeutlicht auch die Auswirkungen des Hawthorne-Effekts, des Placeboeffekts oder der (unter-)bewussten Entblindung auf die Gültigkeit und Interpretation der Ergebnisse klinischer Studien. Wenn wir Studien konzipieren und ihre Ergebnisse interpretieren, müssen wir kontinuierlich nach Wegen suchen, derartige Verzerrungen zu verringern und uns um möglichst präzise Darstellungen der Wirksamkeit einer Behandlung bemühen.

Kritik an aktuellen evidenzbasierten Praktiken dreht sich oft um die Herausforderungen, die sich bei der Übertragung von Erkenntnissen aus streng kontrollierten Studienumgebungen auf die allgemeine Bevölkerung und tägliche Praxis ergeben. Die an klinischen Studien teilnehmenden Personen sind im Allgemeinen überwiegend männlich, weiß und jünger als die Allgemeinbevölkerung, die an der betreffenden Krankheit leidet. Auch werden Kinder, Jugendliche, ältere Menschen, schwangere oder stillende Frauen oft ausgeschlossen, was aus Sicherheitsgründen geschieht und nicht, um eine bestimmte Gruppe auszuschließen oder zu diskriminieren. Außerdem spiegeln die Bedingungen einer Studie in der Regel nicht genau die Bedingungen der realen Welt wider, in der sich Patientenverhalten und Umgebung erheblich unterscheiden. Diese Diskrepanz kann zu erheblichen Herausforderungen führen, wenn versucht wird, Studienergebnisse zu verallgemeinern.

Obwohl RCTs (aus puristischer wissenschaftlicher Sicht) als Goldstandard in der Forschung gelten können, müssen wir auch anerkennen, dass es Fälle gibt, in denen RCTs ethisch zweifelhaft sind oder nicht praktikabel durchgeführt werden können. In einer solchen Situation ist das Fehlen einer RCT nicht gleichbedeutend mit mangelnder Wirksamkeit. Beispielsweise ist die Durchführung einer RCT für Pubertätsblocker nicht praktikabel, da die Randomisierung zwischen Behandlung und Kontrolle, selbst wenn sie als ethisch betrachtet würde, nicht verblindet werden kann. Hier sind ein einfach verblindetes Design und eine unabhängige, sehr objektive Datenerhebung sowie eine Kontrolle der Erwartungen der Patienten unerlässlich (z. B. ein PROBE-Design = prospektive, randomisierte, verblindete Endpunktstudie).

Phase 6: Gezielte Datensammlung (Register) in realen Fällen

Eine Art Zwischenmodell zwischen der strengen RCT und den realistischen Daten aus der realen Welt sind Register. Dabei handelt es sich um gezielte Datensammlungen bei echten Patienten in der realen medizinischen Praxis, ohne Randomisierung und ohne Intervention zu wissenschaftlichen Zwecken, d. h., es handelt sich nicht um ein Experiment, das einem strengen, vordefinierten Protokoll von Besuchen, Untersuchungen oder Interventionen folgt. Es gibt jedoch einen Datensammlungsplan, und Register sammeln normalerweise eine größere Menge an Informationen und spezifischere Daten, als in der routinemäßigen medizinischen Praxis dokumentiert werden. Dies ermöglicht es, spezifische Symptome oder krankheitsspezifische Ergebnisse zu bewerten, mit anderen Worten mehr Informationen, als normalerweise in standardmäßigen elektronischen Krankenakten erscheinen würden. Register ermöglichen die Erforschung von Krankheitstrends, des natürlichen Verlaufs, von spezifischen Symptomen oder Ergebnissen, der Qualität der Patientenversorgung oder der öffentlichen Gesundheit im Allgemeinen. Register werden oft von Gesellschaften oder Instituten organisiert, wie zum Beispiel dem National Cancer Institute (NCI), dem American College of Cardiology (ACC) oder der Multiple Sclerosis Data Alliance (MSDA), um nur einige zu nennen. Sogar extrem seltene Krankheiten wie Fibrodysplasia Ossificans Progressiva (FOP) sind trotz (oder besser gerade wegen) ihrer sehr geringen Prävalenz von weniger als einem Patienten unter einer Million in einer internationalen Vereinigung (IFOP) organisiert[2] und führen eine Datenbank beziehungsweise ein Register.

Phase 7: Beweise aus der realen Welt im wirklichen Leben ohne äußere Einflüsse

Jedes Wissen, jedes Ergebnis, das durch wissenschaftliche Experimente entwickelt und bewiesen wurde, muss letztendlich seine Gültigkeit und Anwendbarkeit in der realen Welt beweisen. Wie bereits beschrieben, stammen Real-World-Daten (RWD) aus Aktivitäten oder medizinischen Behandlungen in der medizinischen Routinepraxis, wo Verschreibungen oder Eingriffe ausschließlich durch den Zustand und die Bedürfnisse des Patienten gerechtfertigt sind, aber nicht primär von einer wissenschaftlichen Motivation getrieben werden. Die Daten stammen in der Regel aus elektronischen Gesundheitsakten, können aber auch von den Patienten selbst, ihren Einträgen z. B. in einer krankheitsspezifischen Smartphone-App oder Fitnessuhr, erhoben werden. Es ist erneut wichtig, darauf hinzuweisen, dass Datenschutz und Datensicherheit von größter Bedeutung sind. Um das Vertrauen der Patienten zu gewinnen, sollte es keinen Spielraum für jegliche Art von Datenmissbrauch geben. Die Datenschutzstandards im Gesundheitssektor sind viel strenger als im üblichen Verbrauchergeschäft, wo wir in der Regel von „Big Data" ins Visier genommen werden und gezielte und personalisierte einzigartig Werbung erhalten, nur weil wir einmal in eine Suchmaschine geklickt haben. Da die medizinische Forschung an Daten einer Population (z. B. einer großen Gruppe von Patienten, die ein bestimmtes Medikament einnehmen oder eine bestimmte Diagnose haben) und nicht an einer einzelnen Person interessiert ist, werden Gesundheitsdaten zur Forschung nur anonymisiert und in aggregierter Form erhoben.

Die Einschränkungen von Real-World-Daten (RWD) fügen jedoch eine weitere Komplexitätsebene hinzu. Im Gegensatz zu Daten, die in kontrollierten Umgebungen erfasst werden, können RWD chaotisch, unvollständig und von Natur aus komplexer sein. Diese Eigenschaften stellen große Herausforderungen dar, wenn es darum geht, klare Erkenntnisse ohne wesentliche statistische Anpassungen und Überlegungen zu gewinnen. Daher können Realwelt*daten* (RW*D*) nur dann zu Real World *Evidence* (RW*E*) werden, wenn sie mit der richtigen Vollständigkeit und Qualität erfasst und mit den richtigen statistischen Methoden analysiert werden.

Um den Wert einer richtig durchgeführten RWE zu veranschaulichen, betrachten wir die Anwendung evidenzbasierter Leitlinien bei der Verschreibung von

---

[2] https://www.ifopa.org/.

blutdrucksenkenden Medikamenten. Leitlinien bieten zwar einen soliden Rahmen, der aus umfangreichen randomisierten kontrollierten Studien abgeleitet wurde, doch reale Faktoren wie Patientenadhärenz, Komorbiditäten und sozioökonomische Faktoren können die in kontrollierten Umgebungen beobachtete Wirksamkeit abschwächen. Es gab Fälle, in denen gut etablierte Leitlinien bei breiter Anwendung nicht die erwarteten Ergebnisse erbrachten, was zu kritischen Neubewertungen und Aktualisierungen dieser Leitlinien führte. Solche Beispiele unterstreichen die Notwendigkeit eines dynamischen Ansatzes für evidenzbasierte Praktiken – eines Ansatzes, der nicht nur die Daten aus kontrollierten Studien respektiert, sondern auch flexibel genug bleibt, um sich an die Komplexität und Variabilität der realen Medizin anzupassen. In Zukunft besteht die Aufgabe der medizinischen Fachkräfte nicht nur darin, evidenzbasierte Leitlinien umsichtig einzusetzen, sondern auch zu ihrer Weiterentwicklung beizutragen und sicherzustellen, dass sie in sich ständig verändernden klinischen Landschaften relevant und wirksam bleiben.

Wenn man über die Entwicklung evidenzbasierter Verfahren nachdenkt, ist es bemerkenswert, die Meilensteine zu beachten, die unseren Weg hin zur wissenschaftlichen Integrität im Gesundheitswesen gekennzeichnet haben.

> Evidenz allein kann immer noch unzureichend sein, wenn sie nicht gut kommuniziert und nicht im richtigen Gesamtkontext verwendet wird.

Im Laufe der Jahre konnten wir eine deutliche Veränderung in der Akzeptanz und Anwendung evidenzbasierter Methoden beobachten. Anfangs zögerten viele in der medizinischen Gemeinschaft, jahrzehntelang bewährte traditionelle Praktiken zu überdenken. Als jedoch die überzeugenden Vorteile evidenzbasierter Ansätze unbestreitbar wurden – bessere Behandlungsergebnisse, wirksamere Behandlungen und geringere Gesundheitskosten –, wendete sich das Blatt. Heute bilden diese Praktiken das Fundament der medizinischen Ausbildung und der Gesundheitspolitik. Doch die Reise durch die Welt der wissenschaftlichen Kommunikation verläuft nicht ohne Herausforderungen. Fehlinterpretationen und Fehlinformationen sind weit verbreitete Probleme, die die Wirkung fundierter Wissenschaft abschwächen können. Daten können missverstanden oder falsch dargestellt werden, was zu Verwirrung und Misstrauen in der Öffentlichkeit führt.

Ein häufiger Fehler ist die falsche Darstellung von Korrelation als Kausalität – ein grundlegendes Missverständnis, das zu falschen Schlussfolgerungen über die Wirksamkeit von Behandlungen führen kann.

Die Notwendigkeit einer kritischen Bewertung von Quellen und Behauptungen war noch nie so dringend. In unserem digitalen Zeitalter, in dem sich Informationen – und Fehlinformationen – schnell verbreiten, ist die Fähigkeit, wissenschaftliche Behauptungen zu prüfen und zu validieren, von entscheidender Bedeutung. Diese Fähigkeit ist nicht nur für Wissenschaftler wichtig, sondern auch für die breite Öffentlichkeit, die täglich durch ein Labyrinth von Gesundheitsinformationen navigieren muss. Während der COVID-19-Pandemie waren viele Wissenschaftler nicht immer in der Lage, mit der Öffentlichkeit in klarer und einfacher Sprache zu kommunizieren, die den aktuellen Wissensstand darstellte, aber auch aktuelle Einschränkungen zugab und Raum für wissenschaftlichen Fortschritt und für neue, vielleicht sogar widersprüchliche Informationen ließ. In Kombination mit staatlich auferlegten Beschränkungen führte dies zu Misstrauen, und „Wissenschaft" wurde politisiert und in extremen Fällen sogar lächerlich gemacht. Die Bemühungen, die Kluft zwischen wissenschaftlicher Forschung und öffentlichem Wissen zu überbrücken, zeigten die Notwendigkeit, sicherzustellen, dass evidenzbasierte Prinzipien sowohl verstanden als auch richtig angewendet werden! Beweise allein können, selbst bei RWE im höchsten Stadium des Erkenntnisgewinns, ohne entsprechende Kommunikation und wenn sie nicht im richtigen Gesamtkontext verwendet werden, immer noch unzureichend sein.

3.1 Die Grenzen der Wissenschaft

Nur weil wir wissenschaftlich arbeiten, können wir nicht erwarten, dass wir immer 100 % Ergebnisse mit 100 % Genauigkeit erhalten. Dieses Prinzip der Unsicherheit wurde von Werner Heisenberg im Bereich der Quantenmechanik formuliert. Konkret besagt es, dass es unmöglich ist, gleichzeitig die Position und den Impuls eines Teilchens mit perfekter Genauigkeit zu kennen. Wenn sich etwas bewegt, ist seine Bewegung umso ungenauer messbar, je genauer seine Position bestimmt wird. Dieses Prinzip kann grob auf viele Dinge angewendet werden, die wir in der Wissenschaft tun. Sobald wir in einen Prozess eingreifen, und sei es nur durch Messen, beeinflussen wir möglicherweise das Ergebnis oder seine Messung. Ist es möglich, die Temperatur im Zylinder eines Verbrennungsmotors genau zu messen? Höchstwahrscheinlich nicht, denn allein das Einsetzen eines Temperatursensors kann den Verbrennungsprozess und damit die Temperatur verändern. Ein weiteres Beispiel: Die Wissenschaft möchte mehr über die Existenz und den Ursprung von Wasser auf dem Mond erfahren. Wenn jedoch ein Raumschiff zur Landung auf der Mondoberfläche absteigt, setzt es Wasserdampf und andere Gase in die Mondumgebung frei und stört oder verändert so das Forschungsobjekt.

Vor der Teilnahme an einer klinischen Studie müssen Patienten ihre Einwilligung nach erfolgter Aufklärung geben. Sie erhalten viele Seiten mit Erklärungen über den Ablauf der klinischen Studie, die Risiken und Vorteile sowie Anweisungen, wie sie sich verhalten und das Studienprotokoll einhalten sollen. Wir beeinflussen also das Verhalten der Patienten, wie sie sich selbst beobachten und wie sie etwaige Symptome melden. Wir verändern ihre Erwartungen. Einfach ausgedrückt: Wir greifen erheblich in den Messvorgang ein.

Auch Studien in der realen Welt können ethische Fragen aufwerfen wenngleich nur in seltenen Fällen. Obwohl wir aufgrund der fehlenden Randomisierung und der Verwendung von Behandlungen, die bereits zugelassen und am Markt sind, davon ausgehen können, dass kein höheres Risiko besteht als in der Routinepraxis, und ob-

3.1 Die Grenzen der Wissenschaft

wohl die Datenschutzvorschriften eingehalten werden, kann es Situationen geben, in denen wir Überlegungen zur Ethik in der Forschung nicht automatisch ausschließen können. Die Wurzel solcher Zweifel liegt in den Grundlagen der Forschung im Allgemeinen: Wir tun etwas, ohne genügend Wissen darüber zu haben, z. B. ist uns nicht bekannt, wie sicher ein Arzneimittel oder ein Impfstoff ist (wenn wir es wüssten, müssten wir keine Forschung betreiben). Daher verdient die proaktive Verwendung von Daten aus der realen Welt in der Pharmakovigilanz (der Überwachung der Sicherheit eines Medikaments) besondere Aufmerksamkeit. Betrachten wir als Beispiel die Verwendung von Migränemedikamenten in der Schwangerschaft. Schwangere werden von klinischen Studien normalerweise ausgeschlossen, da man die Auswirkungen auf die Mutter, das ungeborene Kind oder die Schwangerschaft in der Regel überhaupt nicht kennt. Irgendwann müssen jedoch die medizinische Gemeinschaft und die Patienten mehr über Medikamente während der Schwangerschaft wissen, vor allem über die Vorbeugung und Behandlung von Migräne, denn Alter und Geschlecht der Migränepatientinnen machen einen großen Teil der demografischen Gruppe aus, die schwanger werden kann. Deshalb verlangen die Zulassungsbehörden Informationen, die über obligatorische Tests an Zellkulturen und Tieren hinausgehen. Dies geschieht normalerweise in Form einer Post-Marketing-Anfrage (PMR) oder Anwendungsbeobachtung, d. h. einer Datenerhebung nach der Produktzulassung. Es sieht so aus, als wäre eine Real-World-Datenerhebung ein ideales Szenario für eine solche PMR, oder? Aber wie kann eine Regulierungsbehörde erwarten, dass ein Pharmaunternehmen ein Medikament aktiv initiiert und unterstützt und Ärzte es guten Gewissens verschreiben, wenn dessen Wirkung in der Schwangerschaft noch nicht als absolut sicher erwiesen ist? In der Schwangerschaft wiegt die Ungewissheit viel schwerer, da sie auch mit Missbildungen des Kindes, Fehlgeburten und der Gesundheit der Mutter zusammenhängt. Somit gibt es in der Wissenschaft ein inhärentes Paradoxon, sei es bei klinischen Studien oder RWE.

Natürlich entwickeln sich die evidenzbasierten Wissenschaften weiter. Neue Technologien, zunehmende Datenverfügbarkeit und globale Zusammenarbeit bieten sowohl Chancen als auch Herausforderungen. Die Zukunft wird noch mehr Präzision in unseren Forschungsmethoden und ein tieferes Verständnis dafür erfordern, wie wissenschaftliche Wahrheiten effektiv kommuniziert werden können. Wissenschaftler tragen eine tiefgreifende Verantwortung als Hüter der wissenschaftlichen Integrität. Wir müssen weiterhin nach Spitzenleistungen streben, unsere Hypothesen hinterfragen und unsere Forschungsansätze verfeinern. Wenn wir die nächste Generation von Wissenschaftlern und Klinikern ausbilden, wird es von entscheidender Bedeutung sein, ihnen die strengen Standards der evidenzbasierten Praxis zu vermitteln. Dies dient nicht nur dem Fortschritt der Wissenschaft, sondern der Verbesserung der Gesellschaft als Ganzes. In dieser sich ständig verändernden Welt wird unser Engagement für evidenzbasierte Prinzipien unser Leitstern sein und sicherstellen, dass unsere wissenschaftlichen Bemühungen sowohl robust als auch zuverlässig sind.

3.2 Daten im Alltag nutzen und interpretieren

In nicht-wissenschaftlichen Aspekten unseres Lebens verwenden wir normalerweise keine Daten, Statistiken oder quantitative Analysen. Nicht-wissenschaftliche Aspekte sind oft emotionale Themen, Gefühle, Kreativität und Probleme, die nicht einfach mit Zahlen beschrieben und beantwortet werden können. Je nach individuellem Charakter denken manche Menschen eher emotional und reagieren eher intuitiv, während andere eher dazu neigen, harte Daten und Fakten zu verwenden, wenn es um verschiedene Aspekte ihres Privatlebens geht. Da unsere uralten Instinkte eher mit der Situationswahrnehmung zusammenhängen und daher meist emotional sind, neigen wir dazu, bei Daten unkritisch zu sein. „Daten lügen nicht", aber wenn wir sie nicht hinterfragen, können sie uns täuschen.

> Das Navigieren in den sozialen Medien ist vergleichbar mit dem Steuern eines Schiffes durch einen Sturm. Informationen wirbeln mit schwindelerregender Geschwindigkeit herum, und die Unterscheidung von Fakten von Fiktion wird zu einer entscheidenden Überlebensfertigkeit.

Um sich in der heutigen datengesteuerten Welt zurechtzufinden, ist ein gewisses Gespür für Zahlen und ein Verständnis ihrer praktischen Bedeutung erforderlich. Dank des mühelosen Zugriffs auf numerische Informationen ist dies heute einfacher als je zuvor. Als jemand, der sowohl beruflich als auch privat viel Zeit mit der Analyse von Daten verbracht hat, ist mir bewusst geworden, welche bedeutende Rolle Daten nicht nur im Gesundheitswesen spielen, sondern auch bei der Art und Weise, wie wir täglich Informationen konsumieren.

Auch wenn es um Gesundheit geht und um alltägliche Verbraucherentscheidungen, spielt die Datenkompetenz eine entscheidende Rolle. Eine persönliche Erfahrung, die mir in den Sinn kommt, ist die Zeit, als ich beschloss, den CO_2-Fußabdruck meines Haushalts zu quantifizieren. Neugierig auf die Umweltauswirkungen meiner täglichen Entscheidungen beim Autofahren und beim Heizen/Kühlen meines Hauses berechnete ich die CO_2-Emissionen meines Autos im Vergleich zu denen meiner Heizungsanlage. Die Ergebnisse waren ziemlich augenöffnend und führten dazu, dass ich umweltbewusstere Entscheidungen traf, wie z. B. die Nutzung meiner Heizungsanlage zu optimieren, um die Gesamtemissionen zu reduzieren, insbesondere die Temperatur, unterhalb derer die Wärmepumpe die Unterstützung des Ölbrenners benötigte, indem ich die Menge an CO_2 berechnete, die pro kWh Strom im Vergleich zu verbranntem Öl freigesetzt wird. Diese Übung war eine praktische Anwendung der Datenanalyse, die über berufliche Grenzen hinausging, und sie ermöglichte, nicht nur blind der Ideologie des Energiesparens zu folgen, sondern dann auch tatsächlich das richtige zu tun. In diesem konkreten Fall half sie mir, ein Paradigma zu ändern, das mich über viele Jahrzehnte beeinflusste: nämlich die alte und beliebte Lehrmeinung, dass Heizen mit Strom weniger energieeffizient ist als mit Gas oder Öl. Jetzt, da ich über die Daten verfüge und insbesondere weiß, dass etwa 70 % des Stroms in meinem Dorf aus Wasserkraft gewonnen wird, hat sich meine Einstellung geändert.

Solche analytischen Ansätze sind von unschätzbarem Wert, wenn es darum geht, sich in den riesigen Informationsmengen zurechtzufinden, denen wir täglich begegnen, insbesondere in den Nachrichten. In einer Zeit, in der sich Falschinformationen genauso schnell verbreiten können wie seriöse Nachrichten, vielleicht sogar schneller, ist die Fähigkeit, die konsumierten Informationen kritisch zu bewerten, besonders wichtig. Wenn wir uns mit Nachrichtenartikeln beschäftigen, müssen wir uns die Zeit nehmen, Quellen zu überprüfen und den Kontext zu verstehen. Diese Praxis beruht auf dem Verständnis, dass nicht alle als Tatsachen präsentierten Informationen vertrauenswürdig sind. Im Laufe der Zeit habe ich einen methodischen Ansatz für den Nachrichtenkonsum entwickelt: Überprüfe die Quelle, vergleiche sie mit anderen seriösen Berichten und berücksichtige die mögliche Voreingenommenheit, die die Berichterstattung beeinflussen könnten. Diese Schritte helfen dabei, Fakten von Fiktion zu unterscheiden, eine entscheidende Fähigkeit im heutigen schnelllebigen Informationszeitalter.

Darüber hinaus ist es wichtig, eine analytische Denkweise beizubehalten, nicht nur um Nachrichten zu entschlüsseln, sondern für alle Informationen, die über die Medien konsumiert werden. Tipps zur Verbesserung dieser Fähigkeit sind, den Zweck hinter den Informationen zu hinterfragen, die Fakten zu prüfen, welche die Behauptungen stützen, und alternative Perspektiven in Betracht zu ziehen. Indem wir diese Gewohnheiten pflegen, können wir uns vor den Fallstricken der Fehlinformation schützen und in unserem täglichen Leben fundiertere Entscheidungen treffen.

Zusammenfassend lässt sich sagen, dass Datenkompetenz eine entscheidende Fähigkeit ist, die die Entscheidungsfindung verbessert und eine besser informierte Gesellschaft fördert, egal ob es darum geht, auf der Grundlage klinischer Daten über die beste medizinische Behandlung zu entscheiden, den persönlichen CO_2-Ausstoß zu reduzieren oder die Nachrichten kritisch zu analysieren. Sie ist ein Werkzeug, das uns befähigt, die Komplexität des modernen Lebens mit Zuversicht und Präzision zu meistern.

Das Navigieren in den turbulenten Gewässern der sozialen Medien ist wie das Steuern eines Schiffs durch einen Sturm. Informationen wirbeln mit schwindelerregender Geschwindigkeit um einen herum, und Fakten von Fiktion zu unterscheiden wird zu einer entscheidenden Überlebensfertigkeit. Soziale Medien sind zwar revolutionär in der Art und Weise, wie wir uns vernetzen und Informationen austauschen, aber sie sind häufig ein zweischneidiges Schwert. Informationen – ob zutreffend oder nicht – verbreiten sich mit alarmierender Geschwindigkeit und erreichen riesige Zielgruppen, bevor eine Überprüfung überhaupt in Betracht gezogen wird. Dieses Umfeld kann Fehlinformationen fördern, die reale Konsequenzen haben können. Vor diesem Hintergrund ist es wichtig, eine methodische Herangehensweise zu entwickeln, um sich kritisch mit Inhalten auseinanderzusetzen. Das beginnt mit der Überprüfung der Quelle. Jede gefundene Information wird wie ein Datenpunkt in einem Experiment behandelt und auf Zuverlässigkeit und Gültigkeit geprüft. Genau wie in der wissenschaftlichen Forschung, wo die Quellen glaubwürdig sein müssen, gilt die gleiche Sorgfalt auch für die aus sozialen Medien aufgenommenen Informationen. Diese Fähigkeit ist unverzichtbar, nicht nur für

Wissenschaftler, sondern für jeden, der sich im digitalen Zeitalter zurechtfinden möchte. Es geht darum, eine gesunde Skepsis zu fördern, die dazu anregt, vor dem Weiterleiten die Daten noch einmal zu prüfen, eine Praxis, die ich für wichtig halte, um die Integrität von Informationen zu bewahren. Darüber hinaus ist mein Umgang mit sozialen Medien stark von meiner breiteren Praxis der datengesteuerten Entscheidungsfindung im Alltag beeinflusst. Diese Praxis geht über das Digitale hinaus und reicht bis in die Struktur des täglichen Lebens. Nehmen wir zum Beispiel das Pendeln. Die Entscheidungen, die wir darüber treffen, wie wir reisen – sei es mit dem Auto, öffentlichen Verkehrsmitteln oder dem Fahrrad –, können von Verkehrsmustern, Fahrplänen des öffentlichen Nahverkehrs und Wetterbedingungen beeinflusst werden. Diese Daten können nicht nur unsere Entscheidungen beeinflussen, sondern auch unsere Zeit und Effizienz optimieren, Aspekte, die entscheidend sind, um ein ausgeglichenes Leben inmitten eines hektischen Zeitplans aufrechtzuerhalten. Das mag für einzelne Fahrten etwas übertrieben klingen, aber wenn Sie das ganze Jahr über jeden Tag dieselbe Strecke nehmen müssen, ist es sicherlich sinnvoll. Eine datengestützte Analyse der verschiedenen Verkehrsmittel kann vielleicht einen klaren Favoriten in finanzieller oder ökologischer Hinsicht oder in Bezug auf den Zeitaufwand ergeben.

Ein persönliches Beispiel liegt mindestens 15 Jahre zurück, aber das Thema ist heute aktueller denn je. Als ich 2005 in die USA kam, kaufte ich mir eines der ersten Hybridautos auf dem Markt (keinen Prius!), einen Ford Escape Hybrid. Damals war ich mehr von der Technologie beeindruckt, insbesondere vom Konzept der Wiederverwendung kinetischer Energie durch regeneratives Bremsen, als von ökologischen Gründen oder Bedenken hinsichtlich der globalen Erwärmung. Tatsächlich war der Hybrid-Ford etwa 25 % sparsamer als die reine Benzinversion und es machte Spaß, ihn zu fahren.

Als es fast 10 Jahre später an der Zeit war, ein neues Auto zu kaufen, war ich mit der Technologie bereits etwas vertrauter, insbesondere mit den Problemen im Zusammenhang mit den großen und schweren Lithiumbatterien. Ich war mir immer noch darüber im Klaren, dass wir einen Weg finden müssen, den Planeten vor den überwältigenden CO_2-Emissionen zu retten. Ich fragte mich, ob der höhere Energieverbrauch bei der Herstellung von Elektro- oder Hybridautos jemals durch den saubereren Betrieb während der gesamten Lebensdauer des Autos ausgeglichen werden kann. Ich fand eine Studie mit dem Titel „From dust to dust" (Von Staub zu Staub),[3] die von CNW Marketing Research, Inc. verfasst wurde und damals die einzige Untersuchung war, die den gesamten Energiebedarf eines Autos untersuchte: von der Gewinnung der Rohstoffe (Stahl, Aluminium, Lithium) bis zur Produktion (sie berücksichtigte sogar das Pendeln der Fabrikarbeiter von ihrem Wohnort zur Arbeitsstelle), den Transport des hergestellten Autos zum Kunden, den Transport und die Raffination von Öl und Benzin, die Erzeugung des Stroms zum Aufladen, die durchschnittliche Kilometerleistung pro Jahr, die Lebensdauer des Autos und die Entsorgung der Teile am Ende des Lebenszyklus. Diese Studie wurde – Überraschung – von der Autoindustrie heftig kritisiert, aber sie war gut konzipiert und

---

[3] https://www.cnwmr.com/nss-folder/automotiveenergy/DUST%20PDF%20VERSION.pdf.

3.2 Daten im Alltag nutzen und interpretieren

die einzige damals verfügbare Datensammlung. Aus heutiger Sicht ist das teilweise witzig zu lesen, hat mich damals aber überzeugt, dass es in Ordnung war, einen Jeep Wrangler zu kaufen, der es unter 311 Fahrzeugmodellen auf Platz 3 schaffte, weit vor den Hybridmodellen. Diese relativ umweltfreundliche Bewertung verdankt der Jeep vor allem seiner leicht zu bauenden, einfachen Stahlkonstruktion und seiner Produktion in Ohio, USA.

Jetzt, weitere 10 Jahre später, haben sich Produktionsmethoden, Batteriekapazitäten und entsprechende Technologien geändert, und es ist Zeit, dieses ganzheitliche Thema erneut zu betrachten. 2022 wurde eine neue Studie fertiggestellt, diesmal durchgeführt vom Clean Transportation Program, unterstützt von mehreren umweltbewussten Organisationen und online verfügbar auf der Webseite der Union of Concerned Scientists.[4] Auf den ersten Blick könnte man an ihrer Unabhängigkeit zweifeln, daher lohnt sich ein genauerer Blick auf die Details. Der Bericht vergleicht die Emissionen beim Fahren eines Benzinfahrzeugs mit denen eines Elektrofahrzeugs (EV), indem er die Emissionen aus der Benzinproduktion, -lieferung und dem Fahren des Benzinautos den Emissionen aus der Erzeugung des für das EV benötigten Stroms gegenüberstellt und die Einheit „Global Warming Pollution Equivalent" nennt. Bei diesem Vergleich, d. h. während der Fahrt, erwiesen sich Elektrofahrzeuge als immer vergleichbar oder sogar besser als die sparsamsten Benzinmodelle, je nach Standort, Ort und Art der Stromerzeugung. Diese Schlussfolgerung klingt zwar recht vernünftig, doch die Hauptfrage ist, wie viel Umweltverschmutzung während des Herstellungsprozesses entsteht, wenn man bedenkt, dass Lithium-Ionen-Akkupacks in Elektrofahrzeugen erhebliche Mengen an Material erfordern, wobei einige Packs über 1000 Pfund wiegen. Hier zieht der Bericht nur relative Vergleiche und stellt fest, dass die Herstellungsemissionen von Elektrofahrzeugen, einschließlich der Gewinnung, Verarbeitung und des Transports der Rohstoffe, zwar höher sind als die von Benzinautos. Er stellt jedoch auch fest, dass dieser Unterschied an einem Break-Even-Punkt nach etwa 15.000 bis 20.000 gefahrenen Meilen ausgeglichen wird, wonach die Gesamtemissionen, die durch die Herstellung und das Fahren verursacht werden, bei Elektrofahrzeugen niedriger sind als bei Benzinautos.

Es ist ziemlich schwierig, verlässliche Informationen über den aktuellen Energieverbrauch und die Emissionen im Herstellungsprozess von benzinbetriebenen Autos im Vergleich zu Elektrofahrzeugen zu erhalten. Einige Zahlen aus dem Jahr 2015, die ich gefunden habe, lauten: ca. 24 t CO_2-Emissionen über den gesamten Lebenszyklus eines Standardbenzinfahrzeugs, davon 23 % bei der Herstellung, und ca. 19 t CO_2-Emissionen über den gesamten Lebenszyklus eines batteriebetriebenen Elektrofahrzeugs, davon 46 % bei der Herstellung. Aktuellere und spezifischere Zahlen nach Fahrzeugtyp findet man in einer Studie der Europäischen Kommission.[5] Diese Studie berücksichtigte viele Details zu Fahrzeugtypen, Antriebssträngen, Unterschieden bei der Stromerzeugung und Recyclingmethoden. Letztendlich stellte sich heraus, dass die auf die globale Erwärmung wirkenden CO_2-Emissionen

---

[4] https://www.ucsusa.org/sites/default/files/2022-09/driving-cleaner-report.pdf.
[5] https://climate.ec.europa.eu/system/files/2020-09/2020_study_main_report_en.pdf.

eines batteriebetriebenen Elektrofahrzeugs halb so hoch sind wie die eines Fahrzeugs mit Verbrennungsmotor.

Meine Suche nach verlässlichen Fakten hinter dieser notorischen Diskussion Benzin versus Elektrofahrzeug hat mir fünf Erkenntnisse gebracht:

1. Ein Elektrofahrzeug kann im Laufe seiner Lebensdauer etwa 25 bis 50 % weniger Kohlendioxidemissionen verursachen als ein Benzin- oder Dieselfahrzeug.
2. Eine Reduzierung um 25 % kann man vielleicht auch bei einem Verbrenner durch Fahrverhalten, optimierte Fahrtlogistik und Vermeidung unnötiger Fahrten erreichen. Aber 50 % scheinen bei einem Verbrenner ein unerreichbares Ziel zu sein.
3. Ob dieser Unterschied von 25 % oder sogar 50 % ausreicht, um einen ganzen Markt in Richtung Elektrofahrzeuge zu drängen und eine gut entwickelte Technologie und Infrastruktur rund um fossile Brennstoffe auslaufen zu lassen, ist eine schwierige Frage. Um dies per Gesetz zu erzwingen, anstatt den Markt von selbst reagieren zu lassen, ist solide, datengestützte Evidenz erforderlich.
4. Bedenken hinsichtlich der Menschenrechte und der Umweltverschmutzung durch die Gewinnung von Rohstoffen (Lithium) sind schwer zu quantifizieren und werden bei diesen Überlegungen nicht näher untersucht.
5. Man muss intensiv recherchieren und genügend Daten und Informationen sammeln, um an solch komplexen Diskussionen ernsthaft teilnehmen zu können. Allein die Zahlen und vor allem der Prozess der Recherche dieser Informationen haben es mir ermöglicht, eine viel fundiertere Meinung zu diesem oft emotional diskutierten und von Ideologien belasteten Thema zu entwickeln.

Um datengesteuerte Entscheidungen in den Alltag zu integrieren, ist kein wissenschaftlicher Hintergrund erforderlich. Es erfordert lediglich Neugier und die Bereitschaft, sich analytisch mit der Welt auseinanderzusetzen.

Die Datenerfassung und -analyse spielt bei der Verbesserung der Entscheidungsfindung eine große Rolle. Sie befähigt uns, fundierte Alternativen zu finden, die mit unseren Zielen und Werten übereinstimmen. Ob es darum geht, den schnellsten Weg zur Arbeit oder das energieeffizienteste Gerät für unser Zuhause zu finden oder uns eine eigene fundierte Meinung zu bilden, anstatt blind einer Ideologie zu folgen: Daten bilden die Grundlage, auf der wir intelligentere, fundiertere Entscheidungen treffen können. Sie sind ein mächtiges Werkzeug, das, wenn es klug eingesetzt wird, die Qualität unseres täglichen Lebens erheblich verbessern kann. Ich ermutige jeden, einen ähnlichen Ansatz zu verfolgen. Fangen Sie klein an: Verfolgen Sie Ihre täglichen Schritte mit einem Fitnesstracker, überwachen Sie Ihren Haushaltsenergieverbrauch oder analysieren Sie sogar Ihre Einkaufsgewohnheiten. Diese einfachen Akte der Datenerfassung und -analyse können zu Erkenntnissen führen, die Sie überraschen könnten. Sie tragen nicht nur zu einem besseren Verständnis Ihrer persönlichen Gewohnheiten bei, sondern befähigen Sie auch, Änderungen vorzunehmen, die zu einem gesünderen, effizienteren Lebensstil führen können.

Um datenbasierte Entscheidungsfindung in den Alltag zu integrieren, ist kein wissenschaftlicher Hintergrund erforderlich. Es erfordert lediglich Neugier und die Bereitschaft, sich analytisch mit der Welt auseinanderzusetzen. Nutzen Sie die Macht der Daten und lassen Sie sich von ihnen zu intelligenteren, fundierteren Entscheidungen führen. Es ist eine transformative Praxis, die unsere Lebens- und Arbeitsweise sowie unsere Interaktion mit der Welt um uns herum verbessert.

3.3 Die Rolle statistischer Methoden

Im weitesten Sinne des Wortes fasst die Statistik alle allgemein anerkannten und akzeptablen Methoden zum Sammeln, Analysieren, Interpretieren und Präsentieren von Informationen zusammen. Da es sich bei den meisten dieser Informationen um numerische Daten handelt, kann die Statistik als Teil der Mathematik betrachtet werden. Diese Methoden gelten sowohl für experimentelle klinische Studien als auch für Analysen aus der realen Welt. Nur durch die Verwendung korrekter Analysemethoden können *Daten* aus der realen Welt zu *Evidenz (Beweise)* aus der realen Welt werden.

Durchschnitt und Median

Es gibt zwei weit verbreitete Werte, die uns helfen, einen Datensatz zu verstehen und zu interpretieren: das arithmetische Mittel (der Durchschnitt) und den Median. Sie werden oft verwechselt, sind jedoch ausschlaggebend für die Darstellung eines Datensatzes und seiner Verteilung. Der Mittelwert ist der Durchschnitt aller Zahlen, kann jedoch durch einige Ausreißer verzerrt sein, während der Median, der die Zahl in der Mitte darstellt, wenn alle Zahlen nach Wert sortiert aufgereiht werden, einen realistischeren Mittelpunkt darstellen kann. Wenn Mittelwert und Median stark voneinander abweichen, deutet dies auf eine asymmetrische Verteilung hin, eine Ungleichheit, verursacht durch Extremwerte, und diese Asymmetrie wird vom arithmetischen Mittel übersehen.

Betrachten wir zum Beispiel die Verteilung des Pro-Kopf-Einkommens in Deutschland: Das arithmetische Mittel wird oft als Durchschnitt bezeichnet und stellt den typischen Wert eines Datensatzes dar, der die Summe der Zahlen geteilt durch die Anzahl der Zahlen in der Liste ist. Laut dem Onlineportal finanz.de betrug das Durchschnittsgehalt in Deutschland vor Steuern 50.250 € pro Jahr. Das klingt ziemlich hoch, und viele von uns sind vielleicht enttäuscht, wenn sie ihr eigenes Einkommen betrachten, das dann „unterdurchschnittlich" aussieht. Man muss jedoch bedenken, dass das arithmetische Mittel sehr empfindlich auf Ausreißer, also auf Extremwerte, reagiert. In Deutschland gibt es einige sehr hohe Einkommen, die das arithmetische Mittel weit nach oben ziehen. Nur ein Drittel der Beschäftigten verdient mehr als das Durchschnittsgehalt. Die Gehälter weisen bei der grafischen Darstellung eine sogenannte rechtsschiefe Verteilung auf. Dies bedeutet, dass knapp zwei Drittel der Beschäftigten Gehälter beziehen, die *geringer* als das Durchschnittsgehalt sind. Für solche breiten Verteilungen können wir die Standardabweichung verwenden, die den Bereich beschreibt, der 66 % der Werte enthält. Dieser liegt bei ca. ± 12.000 € um den Durchschnitt, also zwischen ca. 38.000 und 62.000. Wir können auch eine einzelne repräsentative Zahl betrachten, den Median, also die Zahl, die genau in der Mitte der Zahlenliste liegt, wenn die Zahlen nach ihren Werten sortiert werden. Das mittlere Einkommen (Median) lag im Jahr 2024 bei 43.750 €, ein Wert, der eher dem „Durchschnittsverdiener", der Mittelschicht, vertraut vorkommt.

Diese Unterscheidung wird noch wichtiger, wenn es um schiefe Verteilungen geht. Bei medizinischen Daten können Ausreißer den Mittelwert erheblich beeinflussen und ein verzerrtes Bild des Gesundheitszustands eines durchschnittlichen Patienten vermitteln. Im Gegensatz dazu bietet der Median ein robusteres Maß, das von diesen Ausreißern nicht so leicht beeinflusst wird.

Test und Signifikanz

Statistische Fehlinterpretationen können schwerwiegende Folgen haben. Eine häufige Falle ist der Missbrauch des Begriffs „statistische Signifikanz", insbesondere in Szenarien mit mehreren Tests. Der Begriff „signifikant" ist verlockend. Er lässt uns glauben, dass das Ergebnis besonders stark oder mit Sicherheit wahr ist. Die Verlockung, Ergebnisse als signifikant zu erklären, kann dazu führen, dass die erforderlichen Korrekturmethoden übersehen werden, wenn mehrere Tests gleichzeitig durchgeführt werden.

Mehrfachtestung

Jeder T-Test, der zur Ermittlung der statistischen Signifikanz eines Unterschieds zwischen zwei Datensätzen verwendet wird, sagt uns, in einfacher Sprache, nur wie wahrscheinlich es ist, dass ein solches Ergebnis durch Zufall zustande kommt. Normalerweise akzeptieren wir $p < 0{,}05$, also eine Wahrscheinlichkeit von unter 5 %, dass wir durch Zufall hereingelegt wurden, was auch so verstanden werden könnte, dass unter 20 Tests oder 20 solchen Studien ein Test zufällig als statistisch signifikant erklärt werden könnte. Je mehr Studien wir durchführen und je mehr Tests wir ohne Anpassungen durchführen, desto größer wird die Wahrscheinlichkeit eines falsch positiven Ergebnisses, was die Forscher in die Irre führt und sie glauben lässt, dass ihre Ergebnisse wichtiger sind, als sie es tatsächlich sind. P-Werte müssen für zahlreiche Vergleiche desselben Datensatzes immer angepasst werden, um zu vermeiden, dass signifikante Ergebnisse eher ein Produkt des statistischen Zufalls als ein definitiver therapeutischer Vorteil sind. Die einfachste Methode zur Korrektur für Mehrfachtests ist nach dem italienischen Mathematiker Carlo Emilio Bonferroni (1892–1960) benannt. Dabei muss lediglich das erforderliche Signifikanzniveau durch die Anzahl der Tests geteilt werden.

Wenn Sie beispielsweise vier Tests für einen Datensatz haben, der COVID-geimpfte Personen mit nicht geimpften Personen vergleicht (testen Sie vier Kriterien, also nach Alter, Einkommensniveau, Prozentsatz der Raucher, Gewicht), würden nur p-Werte unter $0{,}05/4 = 0{,}0125$ einen statistisch signifikanten Unterschied darstellen. Darüber hinaus würde dies nur bedeuten, dass der Unterschied nicht zufällig ist. Daher ist die Bonferroni-Anpassung eine von vielen Maßnahmen, die erforderlich sind, um die häufige Falle der Überinterpretation zu vermeiden.

Klinische Relevanz und NNT

Dies bringt mich zu der wichtigen Anmerkung, dass die statistische Signifikanz nur die mathematische und analytische Seite der Frage bestätigt, aber durch die Diskussion ergänzt werden muss, ob das ermittelte (und statistisch bestätigte) Ergebnis überhaupt von klinischer Bedeutung ist. Hier navigieren wir zwischen statistischer Signifikanz und klinischer Relevanz. Ein tiefes Verständnis dieses Unterschieds ist von entscheidender Bedeutung, da er häufig die Entwicklung von Gesundheitsinterventionen und ihre Auswirkungen auf die Patientenversorgung bestimmt. Betrachten wir beispielsweise eine Studie mit Patienten mit Diabetes Typ 2, bei der ein neues Medikament eine statistisch signifikante Verbesserung gegenüber einem Placebo zeigt. Nehmen wir an, eine Gruppe würde einen Hämoglobin-A1c- Wert (der zur langfristigen Diabetesüberwachung verwendet wird) von 6,5 % erreichen, die andere einen statistisch signifikant niedrigeren Wert von 6,25 %.

Während diese Signifikanz mathematisch durch eine große Stichprobe leicht erreicht werden kann und in statistischer Hinsicht einen Sieg bedeuten könnte, bleibt die eigentliche Frage: Ist die Verbesserung klinisch bedeutsam? Verbessert ein Unterschied von 0,25 Prozentpunkten tatsächlich die Lebensqualität oder verlängert sie das Überleben? Würde ein Arzt die Therapie ändern und die individuelle Risiko-Nutzen-Abwägung neu bewerten müssen, weil sich ein HbA1c-Wert um 0,25 Prozentpunkte verringert hat? Diese Unterscheidung wäre für jede Studie zu einem neuen Antidiabetikum von entscheidender Bedeutung. Wenn die Ergebnisse zunächst eine statistisch signifikante Senkung des Blutzuckerspiegels im Vergleich zur bestehenden Behandlung anzeigen, ist der Unterschied, obwohl statistisch gültig, minimal – kaum eine Dezimalstelle auf einer klinischen Skala. Dies führt zu einer entscheidenden Erkenntnis: Statistisch signifikante Ergebnisse können Forscher und Kliniker in die Irre führen, wenn die klinische Relevanz nicht gleichzeitig bewertet wird. Dies unterstreicht die Notwendigkeit, die klinische Relevanz in das Studiendesign einzubetten und sicherzustellen, dass die Ergebnisse nicht nur statistisch signifikant, sondern auch wirklich von Nutzen für die Patienten sind.

Wie lässt sich die klinische Relevanz beurteilen, wenn das Ergebnis einer Analyse keine Zahl ist, anhand derer man leicht entscheiden kann, ob ein Unterschied für das wirkliche Leben relevant ist oder ob er einfach zu klein ist, um relevant zu sein? Wenn der Endpunkt, also das Objekt einer Beobachtung, kein Laborwert, sondern die Häufigkeit eines klinischen Ereignisses ist, dann kann uns ein weiteres statistisches Werkzeug dabei helfen, die klinische Relevanz eines beobachteten Unterschieds zu beurteilen: NNT (number needed to treat).

Schauen wir uns auch hierzu ein Beispiel an: Normalerweise setzt die Wirkung eines Medikaments nicht bei allen Patienten ein, also bei 100 % der Patienten (außer bei hoch dosierten Toxinen). Einfach ausgedrückt gibt die Zahl NNT an, wie viele Patienten behandelt werden müssen, um die Wirkung (den erwarteten Nutzen) bei mindestens einem Patienten zu beobachten. Wenn also das Medikament bei allen

Patienten wirkt, wäre die NNT 1, d. h. der erste Patient und alle anderen erfahren die Wirkung. Wenn das Medikament nur bei der Hälfte der Patienten wirkt, wäre die NNT 2. Wenn das Medikament nur bei 20 %, also jedem fünften der behandelten Patienten die beabsichtigte Wirkung hat, wäre die NNT 5, d. h., fünf Patienten müssen behandelt werden, um die Wirkung bei einem Patienten zu sehen (die anderen vier Patienten würden die Behandlung „unnötigerweise" erhalten). NNT hilft uns sehr, wenn Risiken und Nutzen ins Verhältnis gesetzt werden müssen. Ein Beispiel: Es ist bekannt, dass die Senkung des Cholesterinspiegels niedriger Dichte (LDL-C) das Risiko eines Herzinfarkts oder Schlaganfalls senken kann. Die Risikoreduktion hängt vom Alter und mehreren anderen Risikofaktoren ab und beträgt etwa 30 %. Um dieses Ziel zu erreichen, werden sehr häufig Statine als Medikamente eingesetzt. Vor fast 20 Jahren bestätigte die sogenannte SPARCL-Studie die Reduktion der Gesamtinzidenz von Schlaganfällen und kardiovaskulären Ereignissen, beschrieb aber einen möglichen Zusammenhang zwischen einer LDL-Cholesterin (C)-senkenden Therapie und dem Auftreten von Hirnblutungen mit einem um 17 % erhöhten Risiko.[6] Nun könnte man in einen Konflikt geraten zwischen dem potenziellen Nutzen (30 % geringere Wahrscheinlichkeit, einen Herzinfarkt zu erleiden) und dem potenziellen Risiko (17 % höheres Risiko, eine schlaganfallähnliche Hirnblutung zu erleiden). Nicht leicht zu interpretieren!

Da die absolute Zahl der Ereignisse so gering ist, würde die Mehrheit der Patienten sowieso nie ein positives oder negatives Ereignis erleben. Wie also entscheiden? Eine Analyse der Daten und eine Betrachtung der NNT können uns dabei helfen. Die NNT zur Vermeidung eines Herzinfarkts durch eine Statintherapie läge den Studiendaten zufolge bei fast 50 Patienten, die 5 Jahre lang mit einem Statin behandelt werden müssten, um einen Herzinfarkt zu verhindern. Die Zahl für das Risiko einer Hirnblutung (eigentlich sollte es „Number Needed to *Harm*, NN **H** " heißen) liegt bei über 3000 Patienten, die 5 Jahre lang mit einem Statin behandelt werden müssten, um eine Hirnblutung zu erleiden.[7] Das bedeutet etwa 1 von 50 für einen Nutzen gegenüber etwa 1 von 3000 für einen Schaden. Dies erleichtert die Entscheidung, denn es liefert uns numerische, objektive und wissenschaftlich fundierte Informationen, aber die endgültige Entscheidung sollte dennoch beim Patienten und beim Arzt liegen.

Die Abwägung zwischen NNT und NNH, zwischen positiven Effekten und potenziellem Schaden, sollte immer die Entscheidungsfindung und Diskussionen über den Sinn oder die Nutzlosigkeit von Aktivitäten begleiten, wenn dies überhaupt möglich ist und die notwendigen Informationen beschafft werden können. Dies ist nicht auf die Medizin beschränkt. Auch in anderen Lebensbereichen unterstützen Risiko-Nutzen-Bewertungen eine vernünftige Entscheidungsfindung. Oft muss das Verhältnis zwischen positiven Effekten und Schaden an die Schwere ange-

---

[6] High-Dose Atorvastatin after Stroke or Transient Ischemic Attack. New England Journal of Medicine, doi: https://doi.org/10.1056/NEJMoa061894.
[7] Lowering Therapy and Risk of Hemorrhagic Stroke: A Systematic Review and Meta; Analysis of Randomized Controlled Trials. 2024. Journal of the American Heart Association. doi: https://doi.org/10.1161/JAHA.123.030714.

passt werden, da ein numerischer Ansatz allein kein vollständiges Bild liefern würde. Betrachten wir Flugreisen. Alle Passagiere müssen die Belastung einer Sicherheitskontrolle über sich ergehen lassen, nur um die äußerst seltene Situation eines Terroranschlags zu vermeiden (die allgemein auf etwa 1 von 240 Mio. Flügen geschätzt wird, basierend auf der Annahme von 5 bedeutenden Vorfällen über 30 Jahre). Somit erscheint der potenzielle Nutzen, vor einem Ereignis geschützt zu sein, gering, da es ohnehin äußerst selten eintritt, während der Schaden, d. h. die Verzögerung, die Unannehmlichkeiten und die Belastung der Sicherheitskontrollen zur täglichen Routine geworden sind, immer und für jeden. Ist dieses Verhältnis gerechtfertigt? Wenn man bedenkt, wie schwerwiegend ein potenzieller Todesfall bei einem Flugzeugunglück ist und wie schwerwiegend es ist, 30 zusätzliche, unangenehme Minuten an einer Sicherheitskontrolle zu verbringen, erscheint der zusätzliche Aufwand nicht unangemessen. Allerdings offenbart dies eine weitere, noch wichtigere Tatsache: Terroranschläge sind wahrscheinlich *aufgrund* dieser Sicherheitskontrollen viel seltener. Hier kommen wir zu einer Situation, in der die Last der Risiko-Nutzen-Bewertung nicht nur auf den Einzelnen selbst beschränkt ist, sondern auf uns alle, die die Unannehmlichkeiten erleben.

Solche Überlegungen spielen bei Diskussionen über Impfungen eine Rolle. Sofern es Belege dafür gibt, dass ein Impfstoff die Ausbreitung der Krankheit auf andere verhindert oder zumindest verringert, geht der Nutzen über das Individuum hinaus, d. h., er schützt auch die Gemeinschaft, und dies muss in die Überlegungen einbezogen werden.

Zufall, Korrelation und Kausalität

Im letzten Jahrzehnt ist der Anteil der veröffentlichten Artikel in führenden wirtschaftswissenschaftlichen Fachzeitschriften, in denen der Begriff „Kausalität" oder verwandte Begriffe wie „kausal" verwendet werden, dramatisch gestiegen.[8]

Eine große Herausforderung für Beobachtungsstudien besteht darin, die Beziehung zwischen zwei Datensätzen oder Populationen (exposure-outcome) auf Zufall oder Kausalität zu untersuchen. Daten allein reichen manchmal nicht aus, selbst wenn sie qualitativ hochwertig sind oder mit den richtigen Methoden analysiert werden. Sie müssen in den richtigen Kontext gebracht werden und dürfen nicht unsachgemäß mit anderen Daten verknüpft werden. Ich spreche von gleichzeitig auftretenden, unabhängigen Ereignissen, die scheinbar in einem kausalen Zusammenhang stehen, aber in Wirklichkeit nichts miteinander zu tun haben. Zufälle passieren im Alltag. Sie erfreuen, verwirren und verblüffen uns als überraschendes Zusammentreffen von Ereignissen, die als sinnvoll verbunden wahrgenommen werden, ohne dass ein offensichtlicher kausaler Zusammenhang besteht.[9] Wenn zwei oder mehr Ereignisse im gleichen Zeitraum auftreten und ihr Auftreten nicht voneinander

---

[8] Imbens, G. W. Causal Inference in the Social Sciences. Annual Review of Statistics and Its Application Volume 11, 2024:123–152 https://doi.org/10.1146/annurev-statistics-033121-114601.
[9] P. Diaconis, F. Mosteller, Methods for Studying Coincidences. Journal of the American Statistical Association, Vol. 84, No. 408. (Dec., 1989), pp. 853–861.

abhängt (keine Kausalität). Dann werden sie als unabhängig bezeichnet. John Adams und Thomas Jefferson, zwei der Gründerväter der USA starben beide am selben Tag, nämlich am 50. Jahrestag des Unabhängigkeitstages am 4. Juli 1826. Wer würde nicht eine Art kosmischer Verbindung vermuten?

Mysteriöse, unerklärliche Krankheiten kommen ständig vor. Geschieht ein solcher Fall in den Wochen nach einer Impfung, möchte man gerne Kausalität annehmen. Wenn Hunderttausende geimpft werden und Hunderte neue unerklärliche Symptome entwickeln, besteht eine vernünftige Wahrscheinlichkeit, dass eine bestimmte Anzahl von Symptomen in einem zeitlichen Zusammenhang mit einer Impfung auftritt. Es handelt sich also lediglich um einen Zufall, insbesondere wenn es keine wissenschaftlich vernünftige Hypothese gibt, die zumindest zu erklären versucht, warum ein Kausalzusammenhang bestehen sollte. Bevor wir also Kausalität annehmen, sollten wir zumindest eine mögliche Erklärung haben, eine plausible Hypothese, warum zwischen den Datensätzen ein mehr als nur zufälliger Zusammenhang bestehen sollte.

Ein anderes Beispiel: Der Zweite Weltkrieg dauerte 6 Jahre, was 2190 Tagen und Nächten entspricht. 2190 Nächte, in denen Mütter von Soldaten Angst hatten und vielleicht Albträume hatten, in denen ihre Söhne im Krieg dienten, schwer verletzt wurden oder starben und nicht nach Hause kamen. Von den 18 bis 20 Mio. Soldaten, die in der deutschen Wehrmacht dienten, wurden im Zweiten Weltkrieg etwa 5,3 Mio. getötet,[10] also ungefähr einer von 4. Der Einfachheit halber nehmen wir an, dass diese 20 Mio. Soldaten 20 Mio. Mütter hatten, die mindestens einmal pro Woche Albträume davon hatten, dass ihr Sohn im Krieg getötet wurde. Statistisch gesehen hatte in etwa 8200 Fällen eine Mutter am selben Tag einen Albtraum, an dem ihr Sohn tatsächlich getötet wurde. Man könnte dies als Vorsehung oder Eingreifen Gottes betrachten, aber es ist einfach ein Zufall von Ereignissen, die in sehr großer Zahl eintraten.

Für einen Filmemacher wäre es ein Leichtes, ein paar Dutzend dieser Mütter zu finden, sie ihre Geschichte erzählen zu lassen und einen eindrucksvollen, emotionalen Dokumentarfilm über Vorherbestimmung, außerirdische Einflüsse oder andere mysteriöse Mächte zu drehen. 8200 Vorfälle mit schwerwiegenden, dramatischen und schrecklichen Auswirkungen auf die Familien der gefallenen Soldaten! Hier betreten wir einen Bereich, in dem zutiefst beeindruckende, lebensverändernde Emotionen auf herzlose Zahlen treffen.

Statistiker haben mehrere Methoden entwickelt, um die Auswirkungen von Störfaktoren zu beurteilen und die Robustheit angenommener Kausalbeziehungen zu messen, von der Sensitivitätsanalyse[11] über die „doppelte negative Kontrollinferenz"[12]

---

[10] Rüdiger Overmans. Deutsche militärische Verluste im Zweiten Weltkrieg (Beiträge zur Militärgeschichte, 46, Band 46) Broschiert – 26. Mai 2004.

[11] Cornfield, J., Haenszel, W., Hammond, EC, Lilienfeld, AM, Shimkin, MB, & Wynder, EL (1959). Smoking and lung cancer: Recent evidence and a discussion of some questions. Journal of the National Cancer Institute, 22(1), 173–203.

[12] Miao, W., Shi, X., Li, Y., & Tchetgen Tchetgen, EJ (2024). A confounding bridge approach for double negative control inference on causal effects. Statistical Theory and Related Fields, 1–12. https://doi.org/10.1080/24754269.2024.2390748.

3.3 Die Rolle statistischer Methoden

und das „kontrafaktische Neyman-Rubin-Modell"[13] bis hin zum „immortalen Zeitbias".[14] Letzterer ist besonders kniffelig und schwer zu erkennen, wenn eine Beobachtung ein Intervall umfasst, in dem das erforschte Ereignis nicht eintreten kann oder wegen des Studiendesigns nicht gemessen wird.

Korrelationen, die zu einem bestimmten Zeitpunkt bestehen, können ggf. in einer Längsschnittbeobachtung auf Kausalität untersucht werden. Ein Beispiel: Entsprechend einer kürzlich publizierten Studie aus der Macao Polytechnic University (Macau) haben unverheiratete Menschen ein höheres Risiko für Depressionssymptome.[15] Eine Korrelation, d. h. dass verheiratete Menschen weniger häufig depressiv sind, wurde bereits zuvor in vereinzelten Studien berichtet, doch hat dies nicht eine Kausalität bewiesen. Schützt die Ehe vor Depression, oder finden depressive Menschen weniger oft einen Partner fürs Leben? Die Studie aus Macau hat nun einen erklärenden Baustein zum Verständnis des Zusammenhangs hinzugefügt, da sie eine Längsschnittkomponente über 4 bis 18 Jahre hatte. Dies konnte erklären, dass die niedrigeren Depressionsraten unter verheirateten Paaren auf soziale Unterstützung innerhalb der Partnerschaft, besseren Zugang zu wirtschaftlichen Ressourcen und den positiven Einfluss auf das Wohlbefinden des jeweils anderen zurückzuführen sein könnten.[16]

Daten, Statistiken und Technologie

Die realen Konsequenzen solcher statistischen Überlegungen beschränken sich nicht auf akademische Diskussionen; sie reichen weit in die medizinische Praxis und Politikgestaltung hinein. Falsche Schlussfolgerungen aus nicht korrigierten signifikanten Tests können zu fehlgeleiteten Gesundheitspolitiken, zur Förderung unwirksamer Behandlungen oder umgekehrt zum Übersehen wirksamer Behandlungen führen. Die Dominoeffekte dieser Fehler unterstreichen die Notwendigkeit, bei der statistischen Analyse Genauigkeit beizubehalten, um die öffentliche Gesundheit zu schützen. Beim Vergleich zwischen klinischen Studien und realen Daten ist der Unterschied in den verwendeten statistischen Methoden auffällig, wird jedoch oft missverstanden. In klinischen Studien spielt die Randomisierung eine entscheidende Rolle bei der Erzielung unvoreingenommener Ergebnisse, indem unbekannte Störfaktoren gleichmäßig auf die Behandlungsgruppen verteilt werden. Diese methodische Genauigkeit hilft, eine klare Ursache-Wirkungs-Beziehung zwischen einer Behandlung und ihren Ergebnissen herzustellen. In Real-World-Studien

---

[13] Rubin, DB (2005). Causal Inference Using Potential Outcomes: Design, Modeling, Decisions. Journal of the American Statistical Association, 100(469), 322–331. https://doi.org/10.1198/016214504000001880.

[14] Yadav K, Lewis RJ. Immortal Time Bias in Observational Studies. JAMA. 2021;325(7):686–687. doi: https://doi.org/10.1001/jama.2020.9151.

[15] Zhai, X., Tong, H.H.Y., Lam, C.K. *et al.* Association and causal mediation between marital status and depression in seven countries. *Nat Hum Behav* (2024). https://doi.org/10.1038/s41562-024-02033-0.

[16] Dt. Ärzteblatt, 5. November 2024. „Unverheiratete haben fast doppelt so hohes Risiko für Depressionen wie Verheiratete."

werden die Behandlungen, die Patienten erhalten, oft von klinischen Befunden und Patientenpräferenzen und nicht von zufälliger Zuweisung bestimmt. Dieser Mangel an Randomisierung kann zu Verzerrungen führen, die schwer zu kontrollieren sind. Diese sogenannte nicht gemessene Störgröße ist ein Problem bei Beobachtungsstudien, bei denen eine Variable, die ein Ergebnis beeinflussen kann, nicht berücksichtigt wird. Dies kann zu der falschen Annahme führen, dass die Behandlung das Ergebnis verursacht. Eine meiner Studien zur Bewertung der Wirksamkeit verschiedener blutdrucksenkender Medikamente hat dieses Problem verdeutlicht. Obwohl umfangreiche Daten nahelegen, dass sich die einzelnen Klassen von Antihypertensiva (Blutdruckmitteln) bei der Vorbeugung schwerer kardiovaskulärer Ereignisse voneinander unterscheiden, führten der reale Aspekt der ärztlichen Präferenzen und patientenspezifische Faktoren wie Komorbiditäten und gleichzeitig eingenommene Medikamente zu einer Variabilität, die in klinischen Studien möglicherweise nicht widergespiegelt wird.[17] Diese Studie verdeutlichte die den Ergebnissen klinischer Forschung innewohnende Unberechenbarkeit beim Übergang von der kontrollierten Umgebung randomisierter Studien in das chaotische, vielschichtige Umfeld der realen Praxis. Sie verdeutlichte die Notwendigkeit eines differenzierten Verständnisses statistischer Methoden zur richtigen Interpretation der Daten und die Bedeutung der Anpassung dieser Methoden, um ihre Gültigkeit auch außerhalb der idealisierten Bedingungen klinischer Studien zu bewahren.

Diese Überlegungen machen deutlich, dass statistische Methoden zwar ein wirksames Instrument in der medizinischen Forschung sind, ihre korrekte Anwendung jedoch von größter Bedeutung ist. Jeder Datenpunkt stellt einen menschlichen Aspekt dar, die Geschichte eines Patienten, und erfordert daher Präzision und Sorgfalt bei der Interpretation, um die Patientenversorgung und das medizinische Wissen wirklich zu verbessern.

Die medizinische Forschung ist voller potenzieller Fallstricke, da statistische Fehler nicht nur akademische Fehltritte sind, sondern auch Konsequenzen für die reale Welt haben. Dies unterstreicht die dringende Notwendigkeit statistischer Kenntnisse bei Forschern, um die Integrität der medizinischen Forschung zu gewährleisten. Darüber hinaus können die Folgen statistischer Fehltritte Auswirkungen auf die gesamte medizinische Gemeinschaft haben und Behandlungsprotokolle und Strategien zur Patientenversorgung beeinflussen.

Mit Blick auf die Zukunft birgt die Kombination aus Hochtechnologie und statistischen Methoden ein beispielloses Potenzial für die Umgestaltung der medizinischen Forschung. Künstliche Intelligenz (KI) und maschinelles Lernen definieren neu, was möglich ist, und ermöglichen uns die Analyse komplexer Datensätze mit einer bisher unerreichten Komplexität. Besonders aufschlussreich war ein kürzlich durchgeführter Vorstoß in ein Projekt, bei dem KI zur Interpretation umfangreicher Gesundheits- und Genomdaten eingesetzt wurde. Bestimmte Muster bei Symptomen, Laborwerten, Genomik, Medikamenteneinnahme, demografischen Daten und an-

---

[17] Stapff M, Hilderbrand S. "First-line treatment of essential hypertension: A real-world analysis across four antihypertensive treatment classes." J Clin Hypertens. 2019;21:627–634. https://doi.org/10.1111/jch.13531.

deren Daten weisen auf Risiken für Krankheiten oder bestimmte Krebsarten hin, lange bevor ein bestimmter Diagnose- oder Screeningtest positiv ausfällt.[18] Für menschliche Analysten wären solche Muster und Zusammenhänge nicht erkennbar. Dieser technologische Fortschritt ist jedoch nicht ohne Herausforderungen. Die Integration traditioneller statistischer Methoden in diese neuen Technologien erfordert ein sorgfältiges Gleichgewicht. Es besteht das Risiko, dass die enorme Verarbeitungsleistung der KI zu einer Überanpassung der Modelle an die Daten führt und dadurch beeindruckend genaue, aber letztlich nicht verallgemeinerbare Ergebnisse entstehen. Daher wird die Zukunft statistischer Methoden im Gesundheitswesen wahrscheinlich von unserer Fähigkeit abhängen, die Robustheit traditioneller Statistiken mit der Agilität moderner Technologien zu verbinden und so die prädiktive Analytik und Entscheidungsfindung im klinischen Umfeld zu verbessern.

Je weiter wir uns in diese Integration hineinwagen, desto größer ist das Potenzial, das Gesundheitswesen zu revolutionieren. Bei jedem Schritt nach vorn müssen wir wachsam bleiben und sicherstellen, dass unsere statistischen Methoden mit den technologischen Fortschritten Schritt halten, um weiterhin aussagekräftige Erkenntnisse zu liefern, die die Behandlungsergebnisse der Patienten wirklich verbessern können. Dieser Weg ist ebenso herausfordernd wie spannend und verspricht eine Zukunft, in der datengesteuerte Gesundheitsversorgung neue Höhen der Wirksamkeit und Präzision erreicht.

3.4 Die Rolle von RWE in der medizinischen Forschung

In der sich entwickelnden Landschaft der medizinischen Wissenschaft ist Real World Evidence (RWE) zu einem unverzichtbaren Instrument geworden, beispielsweise im Bereich der Behandlung von Herz-Kreislauf-Erkrankungen, um nur einen der vielen Therapiebereiche zu nennen, die von RWE profitieren können. Unsere Reise durch das Dickicht der klinischen Praxis und durch Richtlinien wurde maßgeblich durch Studien wie die mit SGLT2-Hemmern und GLP1-Agonisten beeinflusst. Diese Studien sind nicht nur akademische Übungen, sondern haben tiefgreifende Auswirkungen auf die Patientenversorgung.[19] So zeigte beispielsweise eine RWD-basierte Studie mit SGLT2-Hemmern bemerkenswerte Vorteile bei kardiovaskulären Ergebnissen, was die Sichtweisen auf Gewichtsverlust, Diabetesmanagement und Verringerung des kardiovaskulären Risikos veränderte. Was diese Beweise besonders überzeugend machte, war ihre Bestätigung in verschiedenen Real-World-Situationen. Die Tatsache, dass solche Studien repliziert und validiert wurden, verleiht ihnen ein Gewicht, das nicht ignoriert werden kann. Es überbrückt die Lücke zwischen klinischen Studien und tatsächlichen Patientenergebnissen und unterstreicht die Bedeutung solcher Medikamente in breiteren und repräsentative-

---

[18] Kai Jia, Appelbaum Limor et al. eBioMedicine 2023;98: 104888.
[19] Stapff, M. „Using real world data to assess cardiovascular outcomes of two antidiabetic treatment classes", World J Diabetes 2018 15. Dezember; 9(12): 252–257, DOI: https://doi.org/10.4239/wjd.v9.i12.000.

ren Populationen als denen, die normalerweise in klinischen Studien untersucht werden. Diese Art von belastbarer Evidenz hat uns zu einer stärker evidenzbasierten Praxis geführt, bei der die Richtlinien zunehmend davon beeinflusst werden, was in der realen Welt funktioniert und nicht nur unter kontrollierten Versuchsbedingungen.

Die Auswirkungen auf die medizinischen Richtlinien waren tiefgreifend. Sie führten dazu, dass diese Inhibitoren als empfohlene Behandlung zur Behandlung von Herzinsuffizienz bei Patienten mit Typ-2-Diabetes übernommen wurden, ein Schritt, der früher umstritten war. Solche Veränderungen sind nicht nur theoretisch, sondern wirken sich auf zahllose Weise aus, indem sie wirksamere, evidenzbasierte Behandlungsmöglichkeiten bieten. Hier hat die Integration elektronischer Patientenakten (EMRs) eine entscheidende Rolle gespielt. Heute werden EMRs als entscheidende Instrumente angesehen, die eine Fülle von realer Evidenz liefern und wesentlich zu unserem Verständnis der Patientenergebnisse über lange Zeiträume beitragen.

Dieser Weg verlief jedoch nicht ohne Herausforderungen. Zu Beginn setzten wir uns mit Problemen auseinander, die von der Datenfragmentierung bis zu Bedenken hinsichtlich des Datenschutzes reichten. Doch jede Herausforderung wurde mit innovativen Lösungen bewältigt, die nicht nur diese Bedenken ausräumten, sondern auch dazu beitrugen, das Vertrauen der Gesundheitsdienstleister aufzubauen. Fallstudien zur Implementierung verbesserter Datensicherheitsmaßnahmen haben beispielsweise deren Wirksamkeit bewiesen, das Vertrauen der Beteiligten wiederhergestellt und bewiesen, dass vertrauliche Gesundheitsdaten effektiv geschützt werden können. Allerdings war wahrscheinlich kein Thema so zentral für die Diskussion über die Verwendung von Gesundheitsdaten wie der Datenschutz und die Datensicherheit der Patienten. In einer Zeit, in der Datenschutzverletzungen keine Seltenheit sind, ist die Gewährleistung der Privatsphäre und Sicherheit von Patienteninformationen von größter Bedeutung. Hier kommt die praktische Anwendung von Datenschutzgesetzen und -praktiken ins Spiel. Meine Erfahrung hat gezeigt, dass das Potenzial realer Daten zwar enorm ist, aber mit strengen Datenschutzmaßnahmen in Einklang gebracht werden muss. Ohne das Vertrauen von Ärzten, Pflegepersonal und Patienten kann die auf realen Daten basierende Forschung erhebliche Rückschläge erleiden.

Bei der Navigation durch diese Gewässer werden mehrere Strategien zum Schutz der Daten eingesetzt. Anonymisierungs- und Aggregationstechniken haben sich als besonders wirksam erwiesen, um sicherzustellen, dass die Daten zwar für die Forschung und zur Information der klinischen Praxis verwendet werden können, aber von personenbezogenen Daten getrennt bleiben. Dieser Ansatz entspricht nicht nur strengen regulatorischen Standards wie HIPAA in den USA (Health Information Portability and Accountability Act), sondern steht auch im Einklang mit ethischen Überlegungen und stellt sicher, dass die Privatsphäre der Patienten nicht beeinträchtigt wird. Darüber hinaus ist der laufende Diskurs über Datennutzen versus Privatsphäre nicht statisch. Er entwickelt sich mit der Entstehung neuer Technologien und Methoden und mit sich ändernden Vorschriften weiter. Es ist ein dynamischer Bereich, der ständiger Aufmerksamkeit und Anpassung bedarf. Daten aus der Praxis haben maßgeblich dazu beigetragen, zu veranschaulichen, wie gut sich

3.4 Die Rolle von RWE in der medizinischen Forschung

Ärzte an Behandlungsrichtlinien halten, insbesondere bei der Behandlung von Bluthochdruck, einem der Hauptrisikofaktoren für Herz-Kreislauf-Erkrankungen.[20] Die Analyse von Verschreibungsmustern in verschiedenen demografischen Gruppen und Regionen hat einen hohen Grad an Übereinstimmung mit den aktuellen Richtlinien ergeben, was ermutigend ist. Dies zeigt, dass sich die medizinische Gemeinschaft verpflichtet fühlt, die höchsten Standards der Versorgung auf der Grundlage der neuesten Erkenntnisse aufrechtzuerhalten. Daten aus der Praxis fordern uns jedoch auch dazu auf, diese Richtlinien zu überdenken und zu verfeinern. Da wir immer umfassendere und vielfältigere Daten erfassen, stellen wir manchmal fest, dass die Richtlinien angepasst werden müssen, um den Nuancen von Patientengruppen, die in klinischen Studien nicht so stark vertreten sind, besser Rechnung zu tragen.

Durch die kontinuierliche Integration von Daten aus der Praxis in die Prozesse zur Überprüfung von Leitlinien können medizinische Gesellschaften sicherstellen, dass sich die Standards der Versorgung parallel zu einem wachsenden Verständnis der Medizin weiterentwickeln. Dieser dynamische Ansatz verbessert nicht nur die Behandlungsergebnisse der Patienten, sondern fördert auch ein flexibleres und reaktionsfähigeres Gesundheitssystem. Durch die Linse dieser Diskussionen über statistische Signifikanz und die Anwendung von Daten aus der Praxis auf Behandlungsrichtlinien kann man die Komplexität aber auch die Schönheit der modernen medizinischen Praxis erkennen. Es ist ein Bereich, in dem sich Daten und Menschlichkeit überschneiden, in dem jede Zahl in einem Datensatz ein Leben, eine Geschichte ist und in dem unser wichtigstes Werkzeug unsere Fähigkeit ist, zu lernen und uns anzupassen. Bleiben wir dieser Schnittstelle treu, während wir voranschreiten, und achten wir stets auf das Gleichgewicht zwischen dem, was statistisch signifikant und was klinisch bedeutsam ist.

Die wichtigsten Erkenntnisse dieses Kapitels

- **Evidenzbasierte Verfahren als Eckpfeiler:** Durch die Einführung evidenzbasierter Verfahren wird sichergestellt, dass unsere Gesundheitsversorgung nicht nur den höchsten Wirksamkeitsstandards entspricht, sondern auch die erwarteten Therapieergebnisse in unterschiedlichsten Bevölkerungsgruppen sichert.
- **Anpassungsfähigkeit in der Gesundheitspolitik:** Es ist von entscheidender Bedeutung, evidenzbasierte Richtlinien an die Bedingungen der realen Welt anzupassen und dabei die enorme Variabilität der Patientensituationen zu berücksichtigen.
- **Rigorose statistische Analyse:** Eine genaue und strenge statistische Analyse ist in der medizinischen Forschung von größter Bedeutung, um Fehlinterpretationen zu vermeiden, die die Patientenversorgung gefährden könnten. Dies ist nicht nur

---

[20] Stapff M, Hilderbrand S. "First-line treatment of essential hypertension: A real-world analysis across four antihypertensive treatment classes." J Clin Hypertens. 2019;21:627–634. https://doi.org/10.1111/jch.13531.

auf die medizinische Forschung beschränkt, sondern gilt auch für die Art und Weise, wie wir Informationen in unserem täglichen Leben auf ihren Wahrheitsgehalt überprüfen.
- **Einfluss von Real World Evidence:** Real World Evidenz hat einen erheblichen Einfluss auf die kontinuierliche Aktualisierung medizinischer Leitlinien und stellt sicher, dass diese auch im sich verändernden klinischen Umfeld relevant und wirksam bleiben.
- **Fortgeschrittene statistische Methoden und Technologien:** Die Integration traditioneller statistischer Methoden mit modernsten Technologien verbessert unsere Fähigkeit, fundierte Entscheidungen zu treffen und Forschungsergebnisse zu verbessern.

Realität versus kontrollierte Untersuchungen

4.1 Kontrollierte Studien verstehen

Wenn es um sogenannte *kontrollierte* Studien geht, ist es wichtig, sich die Bezeichnungen und Definitionen dieser Art von Studien zu merken. Tatsächlich ist sogar der Name „*kontrollierte* Studien" für diejenigen irreführend, die nicht täglich beruflich in diesem Bereich arbeiten und genau wissen, was diese Studien sind – und was nicht. Viele Menschen haben wahrscheinlich eine Vorstellung davon, was eine „Studie" oder ein „klinischer Versuch" ist. Im Bereich der medizinischen Forschung bezeichnen diese Wörter jede Aktivität, die in erster Linie dem Gewinn wissenschaftlicher Erkenntnisse dient. Der Hauptantrieb für jede Handlung in diesem Bereich – sei es die Verabreichung einer Therapie, das Absetzen eines Medikaments, die Durchführung eines Tests oder das Sammeln medizinischer Daten – ist also das Ziel des Studienprotokolls, aber nicht in erster Linie die Bedürfnisse des einzelnen Patienten. Wenn ein potenzielles Risiko für den Patienten besteht, muss natürlich für jede einzelne Handlung eine sorgfältige Risiko-Nutzen-Bewertung durchgeführt werden, und der Patient wird möglicherweise nicht einbezogen (oder wenn der Patient bereits an dem klinischen Versuch teilnimmt, muss seine Teilnahme an dem Versuch möglicherweise abgebrochen werden). Kurz gesagt: Klinische Studien werden für wissenschaftliche Zwecke durchgeführt, der Patient ist zweitrangig. Das mag etwas extrem klingen, ist aber mehr oder weniger die rechtliche Definition einer klinischen Studie, oder im deutschen rechtlichen Jargon „klinische Prüfung" genannt.

In der medizinischen Routinepraxis, also wenn die Aktivitäten, die während der regulären Behandlung oder Diagnose eines Patienten durchgeführt werden, durch die individuellen Bedürfnisse des Patienten bestimmt werden (basierend auf der Diagnose, Krankheit oder dem Zustand des Patienten) und diese Aktivitäten angemessenen medizinischen Standards folgen, wie sie bei jedem anderen Patienten mit demselben Zustand oder unter ähnlichen Umständen durchgeführt würden, dann gelten diese Aktivitäten nicht als klinische Studie, selbst wenn Daten gesammelt werden. Das bloße Sammeln von Informationen und Daten und die Erfassung ihrer Analyse macht eine klinische *Aktivität* noch nicht zu einer klinischen *Studie*.

Ein möglicherweise großes Missverständnis entsteht durch das Wort „kontrolliert". Obwohl es stimmt, dass viele klinische Studien eine Kontrollgruppe haben (z. B. wird eine neue Behandlung mit einer Standardbehandlung verglichen oder die Wirksamkeit eines neuen Medikaments mit einem Placebo), bedeutet das Wort „kontrolliert" nicht, dass die Studie eine Kontrollgruppe hat. Im Kontext einer klinischen Studie bedeutet das Wort „kontrolliert" lediglich, dass die Studie unter kontrollierten Bedingungen durchgeführt wird. Es gibt viele Regeln und Vorschriften, die bestimmen, wie klinische Studien durchgeführt werden müssen, und diese Gesetze definieren die kontrollierten Bedingungen für die Durchführung einer klinischen Studie. Wenn also jemand fragt: *„Gibt es kontrollierte klinische Studien für dieses Produkt?"* dann meint die Person, ob das Produkt unter wissenschaftlich gut kontrollierten Bedingungen bewertet wurde. Jemand anderes könnte die Frage im Sinne von „Vergleich des Produkts mit einem anderen Konkurrenzprodukt" verstehen.

Erkenntnisse aus kontrollierten Studien unterscheiden sich oft, wenn sie in realen Szenarien angewendet werden. Wir sehen bereits im Namen „kontrollierte Studie", dass wir es nicht mit der realen Welt, sondern mit einer experimentellen und kontrollierten Situation zu tun haben. Der Begriff „kontrolliert" sagt uns, dass es einen äußeren Einfluss gibt, der Aktivitäten und Beobachtungen bestimmt, um sicherzustellen, dass wissenschaftliche Standards und behördliche Anforderungen eingehalten werden. „Kontrollieren" klingt nach Beeinflussung, aber in der Wissenschaft ist es eine gute Sache, weil es die Methoden standardisiert, Fehlerraten und Standardabweichungen der Daten niedrig hält, Variabilität reduziert und versucht, andere Faktoren als die untersuchten auszuschließen, die die Forschungsergebnisse beeinflussen könnten. Forschung kann nur dann zuverlässige und wiederholbare Ergebnisse liefern, wenn der Prozess optimal standardisiert ist.

Dies steht in erheblichem Gegensatz zu allem, was in alltäglichen, routinemäßigen medizinischen Prozessen, also in der „realen Welt", geschieht. Bei klinischen Studien müssen Patienten Dutzende von Eignungskriterien erfüllen, um in die hochspezifischen Studienanforderungen aufgenommen zu werden. Diese sollen sicherstellen, dass eine optimale homogene Population ausgewertet wird und Patienten mit Risikofaktoren ausgeschlossen werden, wenn für sie die Studienteilnahme ein Risiko darstellen würde. Dies kann zu völlig anderen Ergebnissen führen als bei einer klinischen Studie mit Patienten, die diese Kriterien nicht erfüllen. Darüber hinaus sind die Datenerfassung und Untersuchungen standardisiert, und Kontrollbesuche finden viel häufiger statt, als dies normalerweise in der regulären Praxis der Fall wäre. Die Menge und Häufigkeit der zu erfassenden Daten wird im Studienprotokoll sorgfältig dokumentiert und genau überwacht. Dies führt zu Situationen, in denen sowohl die Population als auch die Aktivitäten in der klinischen Studie für beste Wirksamkeits- und Sicherheitsergebnisse optimiert sind. In jüngster Zeit wurde sogar künstliche Intelligenz eingesetzt, um Patientenpopulationen zu definieren, die mit der höchsten Wahrscheinlichkeit auf die untersuchte Behandlung reagieren.

4.1 Kontrollierte Studien verstehen

Es ist absolut akzeptabel und normale Praxis, dass Tests von Arzneimitteln in frühen Phasen (beispielsweise in Phase 2) unter solchen künstlichen standardisierten Umständen stattfinden, da es wichtig ist, die Wirkungen mit so wenig anderen Einflüssen wie möglich zu beschreiben. Aufgrund dieser hochspezifizierten und handverlesenen Patientendemografie können die Ergebnisse solcher Studien jedoch nicht als repräsentativ für die allgemeine Bevölkerung mit der jeweiligen Krankheit angesehen werden. Die tatsächliche Wirksamkeit muss untersucht und bestätigt werden, nachdem das Medikament auf dem Markt ist und in der allgemeinen medizinischen Praxis an einer regulären „Durchschnitts"- Bevölkerung eingesetzt wird.

Sehen wir uns ein einfaches Beispiel für Datenvollständigkeit an. Während in einer kontrollierten klinischen Studie die Datenerfassung normalerweise sehr nahe bei 100 % liegt, sieht die reale Welt ganz anders aus: Im Jahr 2020 wurde eine sehr große Realworld Studie veröffentlicht, in der die Wirksamkeit von drei bariatrischen chirurgischen Verfahren zur Gewichtsabnahme bei übermäßig adipösen Patienten verglichen wurde.[1] Bei der Sichtung der Daten von mehr als 79.000 Patienten, die sich sonst für die Analyse qualifiziert hätten, stellte sich heraus, dass in den Akten von 16 % der Patienten Werte für den Body-Mass-Index (BMI) fehlten. Es ist unvorstellbar, dass bei einem von sechs Patienten Gewicht und Größe nicht dokumentiert sind, selbst wenn er sich einer Operation zur Gewichtsabnahme unterzieht. Aber dies ist die reale Welt! Daher sehen wir selbst in RWE-Studien häufig eine ausgewählte Population, oft nur basierend auf der Qualität oder Vollständigkeit der Daten. Hier ist eine einfache Analogie, die dies veranschaulicht: Stellen Sie sich vor, Sie möchten einen tollen Urlaubsort präsentieren. Sie planen, Fotos von diesem Ort zu machen, um sie Ihren Freunden zu zeigen, mit dem Ziel, so viele von ihnen wie möglich dazu zu bringen, dort ebenfalls Urlaub zu machen. Mit diesem Ziel vor Augen würden Sie natürlich Motive mit idealen Landschaften, Beleuchtung und Formatierung für Ihre Bilder auswählen, die diesen Ort so ansprechend wie möglich erscheinen lassen. Sie würden wahrscheinlich alle „hässlichen" Elemente vermeiden, die das Bild stören, und sicherstellen, dass alle Bilder nur die schönsten, malerischsten Landschaften zeigen, die möglich sind. Selbst nachdem Sie viele Bilder gemacht haben, würden Sie Ihren Freunden wahrscheinlich immer noch nur die perfektesten Bilder zeigen, um sie zu überzeugen, dass dies der perfekte Urlaubsort ist. Und natürlich könnte jeder, der kritisches Denken übt, diese Bilder betrachten und nicht vergessen, dass es sich zwar um großartig aussehende Fotos handelt, aber möglicherweise nur um eine Auswahl idealer Darstellungen eines tollen Urlaubs, bei der weniger attraktive Motive absichtlich ausgeschlossen werden. Dies kann bei klinischen Studien der Fall sein, bei denen Wissenschaftler nur solche Patienten aufnehmen, die auf die Prüfbehandlung sicher reagieren können, und spezifische und maßgeschneiderte Daten sammeln, die ihre ursprüngliche Hypothese bestätigen.

Ein neues „hybridähnliches" Modell, das immer mehr Aufmerksamkeit gewinnt, sind kontrollierte klinische Studien, bei denen eine Gruppe mit einer neuen Prüfbehandlung (normalerweise ein noch nicht von den Behörden zugelassenes Präparat)

---
[1] https://www.pcori.org/sites/default/files/Arterburn218-Final-Research-Report.pdf.

behandelt wird und eine Vergleichsgruppe aus einer Sammlung realer Daten von Patienten besteht, die einer routinemäßigen Standardbehandlung (Standard of Care, SoC) unterzogen werden. Auf den ersten Blick scheint eine solche Studie mit einem externen Kontrollarm (ECA) ein sehr attraktives Design zu sein, da nur die Hälfte der traditionell erforderlichen Anzahl von Patienten tatsächlich in die Studie aufgenommen werden muss, denn in einer ECA-Studie kommt die Kontrolle aus der realen Welt. Insbesondere wenn man etwas über den natürlichen Verlauf einer Krankheit erfahren möchte, wie es Patienten unter normalen Bedingungen geht, und wenn Fragen zu Nebenwirkungen oder potenzieller Toxizität einer neuen Behandlung im Vergleich zu einem aktuellen Standard behandelt werden müssen, sind solche ECA-Studien eine attraktive Option. Wenn jedoch eine Patientengruppe wie in einer kontrollierten klinischen Studie behandelt wird und die andere aus der realen Welt und der medizinischen Routinepraxis stammt, kommen alle Unterschiede zwischen Experiment und Realität zum Tragen, die wir zuvor beschrieben haben. Daher müssen diese Unterschiede so weit wie möglich ausgeglichen werden. Die Eignungskriterien müssen in beiden Gruppen gleichermaßen angewendet werden, die Vollständigkeit der Daten muss sichergestellt werden, die Ergebniskriterien (Messungen der Wirksamkeit oder Sicherheit) müssen dieselben sein, und es müssen mehrere Analysen und Anpassungen vorgenommen werden, um sicherzustellen, dass diese beiden Gruppen in Bezug auf Demografie, Alter, Komorbiditäten (andere Diagnosen, die sie möglicherweise haben) oder andere Medikamente, die sie möglicherweise einnehmen, tatsächlich vergleichbar sind. Statistiker haben ihre Werkzeuge, um Unterschiede in den Originaldaten auszugleichen, sie nennen es Propensity Scoring, aber dennoch kommt eine Gruppe aus der gut überwachten, gut versorgten und experimentellen Welt der klinischen Studien, die andere Gruppe aus dem wilden und chaotischen Feld der medizinischen Praxis. Daher müssen die Ergebnisse von ECA-Studien immer sehr sorgfältig geprüft werden, insbesondere wenn die Ergebniskriterien teilweise subjektiv sind und auf die Interpretation des Patienten, den Placeboeffekt oder den Hawthorne-Effekt reagieren.

4.2 Die Kluft zwischen Theorie und Praxis

Es gibt unzählige Beispiele dafür, dass reale Szenarien erheblich von theoretischen Vorhersagen abweichen. Das Verständnis, warum dieses Phänomen auftritt, ist der Schlüssel zum Verständnis, wie die Verbreitung von Fehlinformationen dazu führen kann, dass viele Leute ungenaue Informationen glauben.

Wissenschaft und Forschung sind immer dynamisch; wir lernen ständig dazu, und was heute wissenschaftliche Wahrheit ist, muss morgen möglicherweise geändert werden (viele von uns erinnern sich an Zigarettenwerbung vor nur ein paar Jahrzehnten, in der behauptet wurde, der Tabakkonsum sei überhaupt nicht schädlich!). Wir alle mussten dies in den ersten Monaten der COVID-19-Pandemie erleben, als viele von uns durch die sich ständig ändernden Informationen zu Masken, Impfungen und der Notwendigkeit zum Abstandhalten äußerst verwirrt waren. In Bereichen, in denen sofortiges Handeln erforderlich ist (wie während der Pandemie), oder bei schweren Krankheiten (wie Krebs) steht die Wissenschaft unter enormem Druck, schnell Ergebnisse zu erzielen und eine Zulassung für eine vielversprechende Behandlung zu erreichen. Es ist nicht überraschend, dass in diesen Fällen einige Forscher möglicherweise etwas zu schnell zu Schlussfolgerungen gelangen, die später im wirklichen Leben korrigiert werden müssen.

Forscher in Boston veröffentlichten kürzlich eine Kohortenstudie zu Krebsmedikamenten, die von 2013 bis 2023 von der FDA zugelassen wurden.[2] Zwei Aspekte machen diese Veröffentlichung besonders: Erstens, dass es um Krebsmedikamente ging, und wir sind uns alle einig, dass es von besonderer Bedeutung ist, dass solche Medikamente nur dann auf den Markt kommen, wenn ihre Wirksamkeit und Effektivität nachgewiesen ist, wenn man die Schwere der zu behandelnden Krankheit und die manchmal schweren Nebenwirkungen bedenkt, die solche Medikamente haben können. Zweitens befasste sich die Studie mit der beschleunigten Zulassung der FDA, bei der die FDA unter Berücksichtigung einer gewissen Dringlichkeit vorab Nutzen und Risiken für Patienten abwägen musste. Die Forscher untersuchten 46 Indikationen, denen von der FDA eine beschleunigte Zulassung gewährt worden war, ein spezielles Zulassungsverfahren für Medikamente zur Behandlung schwerer oder lebensbedrohlicher Erkrankungen. Wie die Studie ergab, wurden viele dieser Medikamente auf der Grundlage klinischer Studien mit Surrogatendpunkten zugelassen, von denen angenommen wurde, dass sie einen klinischen Nutzen mit hinreichender Wahrscheinlichkeit vorhersagen.

In der Onkologie sind jedoch die wichtigsten klinischen Endpunkte das Überleben und die progressionsfreie Zeit, d. h. das Ausbleiben eines Krebsrückfalls oder einer Verschlechterung. Diese Kriterien erfordern große Langzeitstudien und sind daher während der klinischen Entwicklung vor der Zulassung oft schwierig durchzuführen (oder durch Real-World-Daten einfach unmöglich, wenn das Produkt noch nicht auf dem Markt ist). Eine beschleunigte Zulassung auf der Grundlage vorläufiger Daten kann es ermöglichen, solche Medikamente auf den Markt zu bringen, wenn ein dringender medizinischer Bedarf besteht, obwohl ihre positive Wirkung noch nicht mit ausreichender Sicherheit nachgewiesen wurde. Tatsächlich zeigte die veröffentlichte Kohortenstudie, dass weniger als die Hälfte (43 %) der Medikamente in letztendlich durchgeführten Bestätigungsstudien mit harten klinischen Endpunkten oder in Real-World-Daten einen klinischen Nutzen zeigten.

Eine weitere Studie, die 2023 der American Society of Hematology vorgestellt wurde, verglich speziell die Wirksamkeit von Behandlungen für Multiples Myelom (MM) in klinischen Studien mit Real-World-Daten.[3] Sie verglich elektronische Gesundheitsakten des öffentlich finanzierten Gesundheitssystems in Ontario, Kanada, mit entsprechenden randomisierten klinischen Phase-III-Studien über die jeweiligen Behandlungsschemata. Real-World-Daten (RWD) von 3951 MM-Patienten, die mit sieben Standard-MM-Schemata behandelt wurden, wurden ein-

---

[2] Liu ITT, Kesselheim AS, Cliff ERS. Clinical Benefit and Regulatory Outcomes of Cancer Drugs Receiving Accelerated Approval. *JAMA*. Online veröffentlicht am 07. April 2024. doi: https://doi.org/10.1001/jama.2024.2396.
[3] ASH, Sonntag, 10. Dezember 2023, A Visram et al., Nr. 541.

bezogen. Wenig überraschend waren die Patienten aus dem Realwelt-Datensatz älter als die Patienten in den klinischen Studien, was bestätigt, dass die Teilnehmer an klinischen Studien üblicherweise eine streng ausgewählte Untergruppe von Patienten sind. Die Ergebnisse zeigten, dass sechs der sieben untersuchten Behandlungsschemata in der Realwelt ein 1,44-mal schlechteres progressionsfreies Überleben und ein 1,75-mal schlechteres Gesamtüberleben aufwiesen als in der jeweiligen klinischen Studie. Diese Ergebnisse unterstreichen die Bedeutung von RWD für die Bewertung der tatsächlichen Wirksamkeit von Behandlungen in der Klinik und für die bessere Information von Patienten und Ärzten zur Therapieentscheidung.

Natürlich ist das alles leichter gesagt als getan. Die Kluft zwischen theoretischem Wissen und praktischer Anwendung in der Forschung zu überbrücken, war über Jahrzehnte und Jahrhunderte hinweg das schwer zu erreichende Ziel zahlloser Wissenschaftler.

Und dieser Unterschied zwischen Forschung und Praxis ist natürlich nicht auf die Arzneimittelentwicklung beschränkt. Wir sehen ihn in vielen Bereichen unseres Lebens, in denen wir durch Analysen, experimentelle Ergebnisse, Untersuchungen oder Umfragen informiert werden. In den Jahren 2016 und 2020 wurden Umfragen zu den US-Präsidentschaftswahlen allgemein dafür kritisiert, dass sie die jeweiligen Wahlergebnisse ungenau vorhersagten und das Ergebnis von Donald Trump unterschätzten – oder einfach gesagt „falsch lagen". Obwohl unklar ist, wie sich Umfrageergebnisse auf das Wahlverhalten auswirken und ob die Differenz zwischen erwartetem und tatsächlichem Ergebnis ein Faktor bei den Protesten vom 6. Januar gewesen sein könnte, ist klar, dass Meinungsumfragen wie jede andere wissenschaftliche oder experimentelle Methode ihre Mängel haben können. Erstens muss sich die Umfrage auf eine Stichprobe beziehen, die für die wahlberechtigte Bevölkerung repräsentativ ist. Dies ist eine Herausforderung, wenn man bedenkt, dass die übliche Stichprobengröße einer Umfrage von 1000 bis 1500 Befragten die 240 Mio. Wahlberechtigten in den Vereinigten Staaten repräsentieren soll. Obwohl die Statistiker versuchen, die Stichprobengröße so groß anzusetzen, dass bei einem Konfidenzniveau von 95 % ein Fehler von nur ± 3 % erreicht wird, kann die Zusammensetzung der Stichprobe in Bezug auf Demografie, Meinungen, sozioökonomischen Status und selektive Antworten (diejenigen, die sich entscheiden, nicht an Umfragen teilzunehmen, unterstützen möglicherweise eher die Republikaner) die Ergebnisse verfälschen. Wenn Sie (wie ich) jahrzehntelang in der hoch entwickelten Welt der klinischen Studien gearbeitet haben, wo die Überprüfung der Quelldaten, die Vermeidung von Verzerrungen und Sensitivitätsanalysen Standard sind, dann lässt Ihnen das Fehlen einer solchen Präzision bei politischen Umfragen die Haare zu Berge stehen ...

Einfach ausgedrückt müssen wir alle daran arbeiten, die Unterschiede zwischen Experimenten und der realen Welt zu verstehen. Ein Teil dieser Aufgabe besteht darin, die Unterschiede zu erklären und Kliniker über die Unterschiede, die Gründe und die Vorgehensweisen aufzuklären.

Die Populationen in klinischen Studien sind für die Wirksamkeit des zu untersuchenden Medikaments angereichert (sehr wahrscheinlich gut reagierend) und hinsichtlich ihrer Sicherheit optimiert (sehr wahrscheinlich kaum Nebenwirkungen erfahrend). In der Praxis haben Patienten mit einer Diagnose jedoch sehr häufig andere Begleiterkrankungen, leiden manchmal an gelegentlichen anderen Symptomen, nehmen andere Medikamente ein (oft rezeptfrei und ohne ärztliche Kontrolle) und erscheinen nicht unbedingt zu allen Terminen am richtigen Tag zur richtigen Zeit. Das spiegelt die „reale Welt" besser wider! Ein Versuch, die Lücke zwischen Theorie und Praxis zu schließen, bestand darin, EMR aus der realen Welt zu verwenden und sie anhand der studienspezifischen Eignungskriterien zu testen, um festzustellen, ob diese Population überhaupt existiert und wo man Patienten findet, die diese Kriterien erfüllen. Somit wurden Daten aus der realen Welt, die ursprünglich hauptsächlich für die allgemeine Marktforschung verwendet wurden, für die klinische Entwicklung wichtig, um durchführbare klinische Studien zu entwerfen und die Aufnahme von Patienten in eine klinische Studie zu simulieren, bevor die Studie tatsächlich beginnt.

Real-World-Daten als Geschäftsmodell

Neben der traditionellen Verwendung in den Marketingabteilungen der pharmazeutischen Industrie ist es nicht schwer zu erkennen, warum viele klinische Entwicklungsgruppen in der Branche zu Großkunden von EMR-Unternehmen wurden. Tatsächlich ist das Überbrücken dieser Lücke zwischen Theorien und der realen Welt für EMR-Unternehmen zu einem großen Geschäft geworden, und die Kapitalrendite (für die Nutzungsgebühren der Daten) kann für die Pharmaindustrie enorm sein, insbesondere angesichts der Kosten der klinischen Entwicklung. Etwa 20 % der Zentren, die an einer klinischen Studie teilnehmen, finden nie einen geeigneten Patienten für die Studie, aber auch ohne einen Patienten in der Studie muss das Personal geschult und das Zentrum eröffnet und gepflegt werden. Darüber hinaus muss fast jedes Protokoll für eine klinische Studie mindestens einmal geändert werden, oft um Eignungskriterien zu ändern, die sich als unangemessen erwiesen haben.[4] Dies ist ein Prozess, der Hunderttausende von Dollar kosten und Verzögerungen von vielen Monaten verursachen kann, was zu Einnahmeverlusten in Millionenhöhe führen kann, wenn diese Entwicklungsverzögerung eine erhebliche Verzögerung der Markteinführung verursacht.

Zusammenfassend lässt sich sagen, dass es eine riesige Lücke zwischen wissenschaftlichen Hypothesen und realen Daten gibt, und das Überbrücken dieser Lücke kann äußerst hilfreich und auch finanziell attraktiv sein.

In diesem Zusammenhang ist es auch wichtig zu erwähnen, dass große Sprachmodelle (*large language model*, LLM) der künstlichen Intelligenz (KI) demselben Problem unterliegen, wenn diese Modelle auf Daten basieren, die aus experimentellen klinischen Studien statt aus Daten der realen Welt stammen. LLMs, die auf Studiendaten arbeiten, übertragen den Mangel an Repräsentativität einfach auf die Welt der KI.

---

[4] Weitere Informationen: https://csdd.tufts.edu/articles.

4.3 Datenschutz im Gesundheitswesen

Obwohl es viele Lehren gibt, die wir aus der Verwendung realer Evidenz durch die Pharmaindustrie ziehen können, kann es schwierig sein, Parallelen zwischen dem Gesundheitssystem und anderen Teilen der Wirtschaft oder anderen Branchen als der Pharmaindustrie zu ziehen. Dies liegt vor allem daran, dass der Datenschutz im Gesundheitssektor viel strenger geregelt ist als im normalen Verbrauchergeschäft. Wenn wir eine Navigations-App auf unseren Handys verwenden, wenn wir eine Mitgliedschaft in einem Fitnessstudio aktivieren, wenn wir bei Amazon einkaufen oder wenn wir einfach unseren Webbrowser verwenden, um nach Informationen zu suchen, machen wir uns immer zum Ziel der Erfassung und des Handels mit unseren persönlichen Daten (selbst das Schreiben dieses Manuskripts in Google Docs ist für mich keine völlig private Aktivität ohne Datenüberwachung!). Indem wir einfach in den Allgemeinen Geschäftsbedingungen auf „Ich akzeptiere" klicken (normalerweise ohne sie zu lesen), öffnen wir die Schleusen für die Erfassung unserer Interessen, unseres Verhaltens, unserer Vorlieben und unserer Einkaufsgewohnheiten. Dies ist der Grund für die verständlicherweise großen Vorbehalte gegenüber „Big Data" und einer der Hauptpunkte, über den sich viele Datenschutzaktivisten beschweren. Ironischerweise würde ich wetten, dass viele derjenigen, die sich darüber beschweren, dass Autohersteller oder Mobilfunkunternehmen zu viele Daten über unsere Bewegungen sammeln, dieselben Daten auch verwenden, wenn sie selbst über ihre Telefon-Apps die Verkehrslage prüfen, um die beste Route zu wählen!

Während Datenschutzbedenken bei diesen verbraucherorientierten Unternehmen und Tools aufgrund ihrer individuellen Sammlung und gezielten Verwendung durchaus verständlich sind, sind Daten im Gesundheitswesen gesetzlich viel besser geschützt. HIPAA (Health Insurance Portability and Accountability Act) wurde 1996 in den USA zum Schutz von Gesundheitsdaten verabschiedet und war seither ein wirksames Abschreckungsmittel gegen Data Mining im Gesundheitswesen. Das europäische Äquivalent zu HIPAA ist in erster Linie die Datenschutz-Grundverordnung (DSGVO) (General Data Protection Regulation, GDPR). Obwohl die DSGVO einen breiteren Anwendungsbereich hat und nicht nur den Gesundheitssektor betrifft, enthält sie Bestimmungen, die den Schutz sensibler Gesundheitsdaten regeln. Diese Regelungen bestimmen, wie unsere sensibelsten Gesundheitsdaten verwendet und weitergegeben werden dürfen. Aufgrund von Gesetzen wie HIPAA oder DSGVO sind Vereinbarungen oder Zustimmungen, die mit einem einfachen Mausklick getroffen werden (wie sie im Verbrauchergeschäft üblich sind), im Gesundheitswesen nicht möglich. HIPAA erfordert eine ausdrückliche schriftliche Genehmigung des Patienten, in der angegeben wird, welche Informationen genutzt werden dürfen und an wen und zu welchem konkreten Zweck sie weitergegeben werden dürfen.

4.4 Was hat der Volkswagen-Diesel-Skandal mit der Arzneimittelentwicklung zu tun?

Der Volkswagen-Abgasskandal von 2015 ist die faszinierende Geschichte eines Unternehmens, das absichtlich experimentelle Daten verändert, um reale Daten zu fälschen, und zeigt, wie schwierig es für Verbraucher sein kann, herauszufinden, ob etwas wahr ist oder nicht. Viele von Ihnen wissen vielleicht bereits, dass der tatsächliche Kraftstoffverbrauch Ihres Autos in der Regel stark von der Angabe im Verkaufsprospekt abweicht. Der Grund dafür ist, dass die Autohersteller Kraftstoffverbrauch und Abgaswerte in streng kontrollierten Labors anhand standardisierter experimenteller Fahrzyklen ermitteln – sie engagieren nicht einfach einen Stuntfahrer, um auf einer beliebigen Autobahn zu fahren. Das Auto steht auf Rollen, bewegt sich nicht einmal, und im Labor werden mehrere Fahrzyklen simuliert. In der realen Welt gibt es auf den Straßen natürlich eine Fülle spezieller, unterschiedlicher und unvorhersehbarer Fahrsituationen.

Wir haben unterschiedliche Fahrermentalitäten: Verschiedene Fahrer können energisch, ungeduldig, Raser, Energiesparer usw. sein, was sich darauf auswirken kann, wie sie fahren, wie wir auf ihr Verhalten auf der Straße reagieren, und somit, wie viel Leistung wir von unseren Autos abverlangen. Darüber hinaus beeinflussen Wetterbedingungen, Temperatur, Wind, Straßenbedingungen und natürlich Verkehr, wie energieeffizient wir fahren können. Eine solche reale Vielfalt kann unter diesen experimentellen Bedingungen kaum erreicht werden, trotz der Versuchsprotokolle, die diese zu simulieren versuchen. Dasselbe gilt für klinische Studien. Die Studienpopulation ist nicht zuverlässig repräsentativ für die Population, die später das Medikament einnehmen wird. Darüber hinaus folgt die Studiendurchführung bestimmten Protokollen, die nicht die Behandlung von Patienten in der alltäglichen praktischen Medizin darstellen.

Dies wurde 2015 zu einem berüchtigten realen Problem, als die Firma Volkswagen ihre Tests absichtlich verfälschte, um zu täuschen und bei Abgastests im Labor geschönte Daten zu erhalten. Im Wesentlichen hat VW eine Software in die Bordcomputer eingebaut, die es den Autos ermöglicht, ihr Verhalten zu ändern, wenn der Computer erkennt, dass er sich im Labor befindet (d. h. wenn er erkennt, dass der Motor des Autos läuft und die Räder sich drehen, ohne dass sich das Auto tatsächlich vorwärts bewegt) – eine ziemliche technische Leistung, möchte ich anmerken! Das bedeutet, dass das Auto erkennen kann, wenn es in einem kontrollierten Labor auf Emissionen getestet wird, und darauf reagieren kann, indem es auf eine energieeffizientere Art des Motorbetriebs umschaltet und sauberere Abgase produziert, was zu weitaus besseren Testergebnissen führt als normalerweise möglich. Als VWs Vorgehen entdeckt wurde, wurde dies natürlich als Betrug angesehen, und die Glaubwürdigkeit von VW in den Augen der Verbraucher erlitt einen massiven Schlag.

Das mag wie Boulevard-Nachrichten klingen, die nur ab und zu erscheinen, aber die Wahrheit ist, dass diese Art von „Täuschung durch System" bei klinischen Studien ständig vorkommt. Aus rechtlichen und ethischen Gründen müssen Patienten ihre Zustimmung geben, nachdem sie ausführlich über die Studie informiert wurden.

So wie das Auto auf der Teststation, so wissen auch die Patienten in den klinischen Studien, dass sie an einer Studie teilnehmen und dass sie überwacht, getestet und „beaufsichtigt" werden. Und leider, was die Testgenauigkeit betrifft, neigen Menschen dazu, sich anders zu verhalten, wenn sie wissen, dass sie beobachtet werden. Wie bereits erwähnt, wird dies ist als Hawthorne-Effekt bezeichnet. Im Fall von VW wurden diese Rektionen als „Betrug" angesehen (und das zu Recht). In der realen Welt der Gesundheitsstudien mit echten menschlichen Testpersonen sind die natürlichen Ungenauigkeiten der Tests (aufgrund des Wissens der Testpersonen, dass sie getestet werden) unvermeidlich, eine natürliche Nebenwirkung von Vorschriften und der menschlichen Psychologie.

Als elektronische Krankenakten gerade erst verfügbar wurden und Daten aus der realen Welt nur zur Optimierung klinischer Studien verwendet wurden, konnte man erkennen (und anhand der Daten sogar beweisen), dass die Populationen klinischer Studien die reale Bevölkerung nicht gut repräsentieren. Im Allgemeinen sind die Patienten in klinischen Studien eher männlich, jünger, weißer und scheinen einen höheren sozioökonomischen Status zu haben als die Durchschnittsbevölkerung, die an der jeweiligen untersuchten Krankheit leidet. Dies ist eine Folge der sehr spezifischen Einschluss- und Ausschlusskriterien, die definieren, welche Art von Patienten in die klinische Studie aufgenommen werden können. Sehr oft gibt es eine obere Altersgrenze, was aus Sicherheitsgründen sinnvoll ist, wenn ein neues Medikament getestet wird, dessen Sicherheit und Verträglichkeit noch nicht gut bekannt ist. Manchmal stellen regelmäßige Besuche am klinischen Zentrum eine logistische Belastung für die Patienten dar und manchmal erfordern die Studientests (insbesondere wenn sie Fragebögen beinhalten) ein gewisses Maß an Lese- und Schreibkenntnissen, was eine klinische Studie auch nicht für jedermann und für Nicht-Muttersprachler geeignet macht.

Die Gesundheitsbranche und viele Aufsichtsbehörden sind sich dieser mangelnden Repräsentation bewusst. Die Branche hofft, dass diese Optimierung der Patientenpopulation hinsichtlich Wirksamkeit und Sicherheit ihnen dabei hilft, ein optimiertes Labelling zu erhalten (das ist die Patienteninformation, die einem Medikament beiliegt und viele Informationen wie Anweisungen, Nebenwirkungen, Wirkungsmechanismus, Vorsichtsmaßnahmen usw. auflistet). Die FDA ist über diese mangelnde Repräsentation nicht sehr glücklich und fügt häufig eine Kontraindikation oder einen Warnhinweis hinzu, wenn bestimmte Populationen nicht in die klinischen Studien einbezogen wurden (wie ältere Menschen, Kinder, schwangere oder stillende Frauen usw.). Es gibt derzeit keine allgemein akzeptierte Alternative zu randomisierten, kontrollierten klinischen Studien als Goldstandard für die Entwicklung neuer Medikamente und für die zuverlässige Bewertung ihrer Sicherheit und Wirksamkeit. Dieser Mangel an Repräsentation muss jedoch Teil der Diskussion über Testanforderungen und Zulassungsverfahren sein.

4.5 Zukünftige Entwicklungen

Erst kürzlich ist zu diesem Thema ein weiterer Aspekt hinzugekommen, der unter dem Begriff „Diversität" zusammengefasst werden kann. Sehr oft sind es rassische oder ethnische Minderheiten, die in klinischen Studien unterrepräsentiert sind, und daher hat die amerikanische DEI-Bewegung (Diversity, Equity, Inclusion) auch die Welt der klinischen Studien erreicht. Hier stimmen wissenschaftliche Argumentation und ideologische Bewegungen überein und drängen in die gleiche Richtung. Beide möchten repräsentativere Populationen für klinische Studien, und falls dies während der Entwicklung klinischer Studien nicht erreicht werden kann, müssen nach der Produkteinführung entsprechende Beobachtungsstudien mit Daten aus der realen Welt durchgeführt werden. Die einfache zusammenfassende Schlussfolgerung lautet also: Experimentelle Studien müssen durch Beobachtungen aus der realen Welt ergänzt werden, und die Schlussfolgerungen aus beiden müssen nicht unbedingt identisch sein, sollten aber in die gleiche Richtung weisen.

Anbieter und Datenbroker sind im RWD/RWE-Bereich bereits sehr beschäftigt. Ihre Dienstleistungen reichen von reinen Datenangeboten bis hin zu kompletten Beratungsleistungen. Sie konzentrieren sich jedoch meist auf die Pharmaindustrie als Hauptkunden, einfach weil dort ein enormer Bedarf an Daten besteht und es für die Pharmaindustrie einfach ist, die Initialen Ausgaben durch Einsparungen bei den Forschungskosten zu rechtfertigen. Die RWD/RWE-Industrie kann sich jedoch nicht einfach zurücklehnen und das äußerst dynamische Umfeld und die technologische Entwicklung um sie herum ignorieren.

Wie jedes andere Unternehmen müssen sie sich eifrig mit „Business Intelligence" beschäftigen, insbesondere im sich sehr schnell entwickelnden Bereich der RWD. Sie müssen kontinuierlich über bestehende und neue unbeantwortete Fragen in Medizin und Epidemiologie (Marktanforderungen), die Entwicklung von Wettbewerbern, neue technische Möglichkeiten, kollaborative Systeme wie patientenzentrierte Ansätze, kommende rechtliche Herausforderungen in verschiedenen Gesetzgebungen und Regionen, Datenschutzprobleme und Themen informiert sein, über die „der Markt spricht". Andernfalls besteht ein enormes Risiko, dass die erfolgreichsten und vielversprechendsten Akteure auf diesem Gebiet – jene mit den besten und größten globalen Datensätzen, die nicht nur der Pharmaindustrie, sondern auch der akademischen Welt und letztlich den Patienten hervorragende Chancen bieten – ins Hintertreffen geraten und ihre enormen Chancen ungenutzt bleiben.

Die wichtigsten Erkenntnisse dieses Kapitels

- **Randomisierte klinische Studien:** RCTs sind der wissenschaftliche Goldstandard, sie sind aber experimentelle Methoden und unterscheiden sich hinsichtlich Patienten und Prozessen von der realen Welt.
- **RCTs müssen in der realen Welt bestätigt werden:** Reale Szenarien weichen erheblich von theoretischen Vorhersagen ab. Die Wissenschaft ist immer im Wandel und Paradigmen können sich im Laufe der Zeit ändern.

- **Datenschutz ist unverzichtbar:** Im Gesundheitswesen gelten deutlich strengere Datenschutzvorschriften als im Verbrauchergeschäft.
- **Experiment versus Praxis:** Die Kluft zwischen Theorie und Praxis beschränkt sich nicht nur auf Naturwissenschaften und Medizin, sondern zeigt sich auch in vielen anderen Lebensbereichen.
- **Zukunft**: RWD/RWE-Unternehmen müssen sich darüber im Klaren sein, dass sie Technologie, Nachfrage und neue Möglichkeiten genau beobachten und sich schnell anpassen müssen.

Herausforderungen bei der Interpretation von wissenschaftlichen Ergebnissen

5.1 Vorurteile, Misskommunikation und Fehlinterpretationen

Es ist trügerisch einfach, auf der Grundlage von Voreingenommenheit und Fehlinterpretationen Annahmen zu treffen und angebliche Wahrheiten zu verkünden. Zu wissen, wie man bei der Interpretation von Daten auf Bias (Voreingenommenheit) prüft, ist entscheidend, um genaue Schlussfolgerungen, frei von verschwommenen Theorien und falschen Tendenzen, zu ziehen.

Eine der besten Methoden zur Bestimmung der Wahrheit besteht darin, zwei oder mehr verschiedene Gruppen zu vergleichen: jünger gegen älter, männlich gegen weiblich, weiß gegen schwarz, Menschen, die Medikament A eingenommen haben, gegen solche, die Medikament B eingenommen haben usw. Wenn es keinen Unterschied zwischen den Gruppen und ihren Ergebnissen gibt, wissen wir, dass unsere Hypothese nicht funktioniert hat, oder wir entscheiden, dass die Gruppen gleich sind. Hier finden wir die erste Möglichkeit einer Fehlinterpretation: Keinen Unterschied zu finden, bedeutet nicht automatisch, dass die Gruppen gleich sind. In Wahrheit könnte es einfach daran liegen, dass die Studie keinen Unterschied festgestellt hat. Wenn Sie Ihr fünfjähriges Kind in den Keller schicken, um eine bestimmte Flasche Wein zu holen, und es sie nicht findet, bedeutet das nicht unbedingt, dass die Flasche gar nicht da ist; es ist wahrscheinlicher, dass das Kind sie nicht gefunden hat, weil es noch nicht lesen kann. Die Suchmethode war inadäquat. Die Flasche wurde einfach nicht gefunden.

Dasselbe Prinzip gilt für Fallstudien in der realen Welt; sie müssen entsprechend konzipiert und durchgeführt werden, um genau bestimmen zu können, ob Daten zuverlässig gefunden werden können, und wenn nicht, ob dies daran lag, dass die Daten tatsächlich nicht vorhanden waren oder die Studie einfach nicht ausgefeilt genug war, um sie aufzudecken. Wenn zum Beispiel die Anzahl der Probanden zu gering ist, werden wir in der Regel keinen signifikanten Unterschied in den Testergebnissen feststellen. Um Äquivalenz (Gleichwertigkeit) im statistischen Sinne zu beweisen, benötigen wir in der Regel eine sehr große Anzahl von Studienteilnehmern, eine hohe Datenqualität bei der Messung des Endpunkts, eine niedrige Standardabweichung (Varianz) und einen speziellen statistischen Äquivalenztest. Dies ist von entscheidender Bedeutung, um Fehlinterpretationen der Ergebnisse zu vermeiden.

Die zweite potenzielle Verzerrung, die in vielen Studien vorkommen kann, besteht darin, dass wir fälschlicherweise annehmen, dass es einen Unterschied zwischen den Gruppen gibt, der auf einen Grund zurückzuführen ist, den wir für die Ursache halten, während der Grund in Wirklichkeit etwas völlig anderes ist als unsere ursprüngliche Hypothese. Hier ist ein einfaches Beispiel, das diesen Punkt veranschaulicht: Nehmen wir an, wir möchten etwas über den Musikgeschmack von Menschen in mehreren Altersgruppen erfahren, um herauszufinden, welche Art von Musik jede Altersgruppe am meisten bevorzugt. Also haben wir eine Studie ins Leben gerufen, um die musikalischen Interessen jüngerer und älterer Menschen zu testen. Nehmen wir an, die Ergebnisse dieser Studie zeigen, dass die älteren Menschen klassische Musik am liebsten mögen, während die jüngeren Menschen Popmusik bevorzugen. Dabei stellen wir zufällig fest, dass in der Gruppe der älteren Menschen überdurchschnittlich viele Herzinfarkte auftreten. Ein voreingenommener Forscher könnte der törichten Vorstellung Glauben schenken, dass die Vorliebe für klassische Musik in direktem Zusammenhang mit einer höheren Anzahl von Herzinfarkten steht. Natürlich würde niemand, der bei klarem Verstand ist, glauben, dass es irgendeinen Zusammenhang zwischen dem Hören klassischer Musik und einem erhöhten Herzinfarktrisiko gibt, aber solche Fehlinterpretationen passieren in der Welt der Forschung ständig, besonders wenn sich die beiden Gruppen konzeptgemäß in Alter, Komorbiditäten oder anderen Risikofaktoren unterscheiden. In randomisierten klinischen Studien kommt das normalerweise nicht vor, weil die Randomisierung solche Charakteristika üblicherweise gleichmäßig auf beide Gruppen verteilt. Aber in RWD-Studien, in denen es keine Randomisierung gibt, müssen solche Ungleichgewichte vermieden werden. Statistiker tun das, indem sie die Wahrscheinlichkeiten (Propensity) potenzieller Einflussfaktoren ausgleichen. Wenn Alter oder Komorbiditäten solche Faktoren sind, kann der Charlson Comorbidity Index (CCI) verwendet werden, der ursprünglich zur Berechnung der Lebenserwartung entwickelt wurde.[1]

Unausgewogenheit ist eine sehr häufige Voreingenommenheit, die oft auftritt, wenn Forscher Gruppendefinitionen erstellen. In diesem fiktiven Beispiel haben wir die Menschen nach Alter aufgeteilt, weil wir ihren Musikgeschmack herausfinden wollten, aber das führte dazu, dass wir versehentlich Gruppen mit unterschiedlichem Herzinfarktrisiko erstellten. Diese Art des Bias ist gefährlich und kann dazu führen, dass Empfehlungen hinsichtlich der Wirksamkeit oder der Sicherheit einer Therapie ausgesprochen werden, die in Wirklichkeit nicht auf sachlichen Daten beruhen. Es wird noch schlimmer – wenn unbalancierte Gruppen von Patienten beginnen, negative Symptome oder Reaktionen auf die Medikamente zu zeigen, können Forscher die Ungenauigkeiten noch verschlimmern, indem sie diese negativen

---

[1] https://www.mdcalc.com/calc/3917/charlson-comorbidity-index-cci#next-steps.

5.1 Vorurteile, Misskommunikation und Fehlinterpretationen

Reaktionen den Medikamenten oder Behandlungen zuschreiben. Der verschlungene Weg der Voreingenommenheit und Fehlinterpretation kann in der Tat sehr schnell in die falsche Richtung führen.

Kommen wir von fiktiven Situationen zu einigen besonders alarmierenden Beispielen aus der realen Welt, in denen Voreingenommenheit und Fehlinterpretation mit entsprechend negativen Auswirkungen vorkommen. Eines der beunruhigendsten Beispiele für Voreingenommenheit (meist politisch motiviert oder zumindest ideologisch getrieben) ist die Diskussion über den Schutz, den Gesichtsmasken während der COVID-19- Pandemie bieten.

Die Wissenschaft entwickelt sich ständig weiter und wird sich im Laufe der Jahre weiter verändern. Auch die entsprechenden Empfehlungen selbst der prominentesten Wissenschaftler und Forscher, die auf den genauesten verfügbaren wissenschaftlichen Daten basieren, werden sich weiter ändern. Dies bedeutet jedoch nicht, dass die früheren Empfehlungen unbedingt „falsch" waren, obwohl sie aus heutiger Sicht möglicherweise abwegig klingen (was zukünftige Generationen mit größter Sicherheit erkennen werden). Es hängt also vieles von der Kommunikation ab. Eine treffendere Bezeichnung für Empfehlungen, die den möglichen Fortschritt in der Wissenschaft berücksichtigen, wäre zum Beispiel „die genauesten, die möglich sind", oder „ die Empfehlungen wurden entsprechend angepasst, um genauere Informationen zu erhalten". Es entspricht der Natur der Wissenschaft und der Daten, und wenn wir unsere wissenschaftlichen Empfehlungen nie anpassen würden, könnten wir nie Fortschritte erleben und neue Erkenntnisse gewinnen. Leider sind viele Wissenschaftler nicht gut darin, sich ändernde und/oder umstrittene Ergebnisse leicht verständlich einem breiten Publikum zu vermitteln. Die meisten Wissenschaftler und Forscher haben viele Jahre, sogar Jahrzehnte damit verbracht, sich mit meist gleichgesinnten Kollegen mit ähnlichem Verständnis von Daten zu treffen, die dem Laien vor Komplexität und Nuancen den Kopf verdrehen würden. Wissenschaftler wissen, dass sich ihre Erkenntnisse aufgrund neuer Daten ändern können, und drängen sich nicht gerne in eine Ecke, indem sie bei der Beschreibung ihrer Ergebnisse eine derart entschiedene Sprache verwenden.

Leider können diese Nuancen und diese Sensibilität in Bezug auf die Terminologie enorm negative Auswirkungen auf eine breite Bevölkerung haben, die oft entschiedene, absolute Daten benötigt – wie in den frühen Tagen der Pandemie. In dieser Phase brauchten die Bürger klare, kurze, vernünftige und verständliche Stellungnahmen der wissenschaftlichen Gemeinschaft, die sehr wenig bis gar keinen Raum für Streit oder Interpretationen anderer Stellungnahmen ließen. Mussten die Menschen Masken tragen oder nicht? Konnte COVID-19 durch Berührung oder nur über die Luft übertragen werden? Hat Handdesinfektionsmittel die COVID-19-Viren vollständig abgetötet oder nicht? Eine solche Sicherheit in Sprache und Terminologie, die die Menschen auf einfühlsame und dennoch autorisierte Weise ansprach, war selten. Oft überwog eine schwammige und unklare Kommunikation in der typischen Art eines Wissenschaftlers und Forschers: vage, unverbindlich und offen für Interpretationen. Dies führte oft zu Kritik, da sich Erkenntnisse und Empfehlungen mit der Veröffentlichung weiterer Daten über die Pandemie unweigerlich änderten.

Ein besonderes Beispiel hierfür war die Verwendung von Gesichtsmasken, die während der gesamten Pandemie zu einem heiß diskutierten Thema unter Wissenschaftlern, Forschern und der breiten Öffentlichkeit wurde. Zunächst etwas Kontext: In Laborexperimenten wurde nachgewiesen, dass Gesichtsmasken die Ausbreitung von Atemwegsviren wirksam verhindern und sogar dazu beitragen, die Ausbreitung so ansteckender Viren wie SARS-CoV-2 zu verhindern. Die Masken wirken als physische Barrieren, die die Freisetzung von Aerosolen oder Tröpfchen sowohl durch symptomatische als auch asymptomatische infizierte Personen begrenzt.[2] Dies funktioniert in beide Richtungen: Es verhindert also, dass Maskenträger ihre eigenen Keime verbreiten, und es verhindert auch, dass Keime anderer hinter die Maske in das Gesicht des Trägers gelangen. Jeder, der schon einmal schmutzige Arbeit mit Sprühfarbe verrichtet oder Holz geschliffen hat, weiß, welche Vorteile das Tragen einer Maske als physische Barriere zwischen sich und der Flut von Partikeln und Materialien in der Luft, die man einatmet, hat. Daher dachten viele Menschen natürlich, dass das Tragen einer Gesichtsmaske eine ähnliche Schutzwirkung vor COVID-19-Partikeln hätte: „Masken funktionieren", oder? Das dachten auch viele Politiker und Laien. Unter dem Druck ihrer Wähler, die buchstäblich starben und Angst vor der Pandemie hatten, verspürten viele dieser uninformierten Politiker das Bedürfnis, „einfach *etwas zu tun*", und erließen eine Maskenpflicht für alle Bürger in der Öffentlichkeit. Doch ohne ein richtiges Verständnis der Wirkungsweise von COVID-19 entwickelte sich das Tragen von Gesichtsmasken schnell von einem rein wissenschaftlichen zu einem ideologischen Kontext, da viele Menschen nicht davon überzeugt waren, dass das Tragen von Gesichtsmasken irgendeinen nachweislichen Nutzen im Kampf gegen die ansteckende Natur von COVID-19 hätte. Was ist mit Menschen mit Asthma, die bereits Atembeschwerden haben – müssten auch sie Masken tragen und sich dadurch das Atmen *noch* schwerer machen? Was ist mit Kindern, Kleinkindern, Babys? Wann sollten Masken getragen werden – drinnen und draußen? Auch in Autos und Bussen? Und wenn Menschen ganz allein sind – waren dann auch Masken vorgeschrieben? Niemand schien wirklich hilfreiche Antworten geben zu können, und da sich die Daten ständig änderten, passten sich auch die Empfehlungen der wissenschaftlichen Gemeinschaft und der Politiker an und änderten sich. Bald konnten die Standpunkte zu Gesichtsmasken leicht zwischen den politischen Parteien geteilt werden: Linksgerichtete US-Demokraten (die natürlich eine staatliche Aufsicht befürworten) neigten dazu, der wissenschaftlichen Gemeinschaft und ihren Vorschriften mehr Glauben zu schenken, während rechtsgerichtete US-Republikaner (die natürlich die Eigenverantwortung bevorzugen) diese Erkenntnisse ignorierten und sich sogar zu fragen begannen, ob die gesamte Gesichtsmaskenpflicht eine Art Verschwörung war, und die Gesichtsmaskenregeln aus Protest ignorierten.

Dieses Beispiel aus der realen Welt veranschaulicht perfekt den Unterschied zwischen kontrollierten Fallstudien und der Art und Weise, wie Menschen in realen Situationen reagieren. Während der Pandemie trugen viele Menschen keine Gesichtsmasken oder sie trugen ihre Masken falsch, sodass Nase und Mund unzureichend be-

---
[2] Leung, NHL, Nat Med 26, 676–680 (2020), https://doi.org/10.1038/s41591-020-0843-2.

deckt waren. Andere trugen die Masken richtig, sodass Nase und Mund gut bedeckt waren. Manche Menschen konnten die Masken einfach nicht ertragen, je nach der Luft in ihrer Umgebung und je nachdem, wie lange, manchmal viele Stunden, sie sie tragen mussten. Andere weigerten sich einfach, eine Maske anzulegen, nur um ein politisches Zeichen zu setzen. Wieder andere fühlten sich durch ihre Gesichtsmaske sehr gut geschützt und ignorierten andere Empfehlungen der wissenschaftlichen Gemeinschaft (wie Abstand halten, Händewaschen usw.), infizierten sich jedoch aufgrund dieses nur teilweisen, unzureichenden Schutzes trotzdem mit COVID-19, was die endlose Debatte darüber anheizte, ob Masken wirksam sind oder nicht. Für Laien, die Masken inkonsistent, falsch und ohne andere notwendige Schutzformen verwendeten, von denen wir heute wissen, dass sie erforderlich sind, ist es nicht schwer zu verstehen, warum so viele Menschen so unterschiedliche Meinungen über die Richtigkeit und Wirksamkeit von Gesichtsmasken hatten, obwohl sie selbst die Hauptursache für ihre ungenauen Ergebnisse waren!

Folglich verfügten Staaten oder Kommunen, die während der Pandemie eine allgemeine Maskenpflicht einführten, in der realen Welt nicht über bessere Inzidenz- und Mortalitätsdaten als Länder[3], die dies taten, was viele der führenden Politiker dieser Gebiete dazu veranlasste, die einfache Botschaft zu glauben: „Masken funktionieren nicht." Hinzu kam, dass zu Beginn der Pandemie Masken knapp waren und Fälschungen im Umlauf waren, sodass die vorhandenen Masken vorzugsweise dem Gesundheitspersonal zur Verfügung gestellt werden mussten, anstatt sie für alle vorzuschreiben. Dies bedeutete, dass sogar die Qualität der Gesichtsmasken von Person zu Person stark variieren konnte, was die Wahrheit und die Fakten über Gesichtsmasken noch weiter verdunkelte. Dieser wahrgenommene Widerspruch zwischen Versuchsergebnissen und Ergebnissen aus der realen Welt zusammen mit einem Gulasch widersprüchlicher Kommunikation führte zu weit verbreitetem Misstrauen.

5.2 Die Rolle der Medien bei der Meinungsbildung

Die sozialen Medien und Fernsehkanäle tragen eine enorme Verantwortung für die korrekte Berichterstattung wissenschaftlicher Erkenntnisse, da sie in der Regel die beliebtesten Quellen kritischer Informationen und Daten sind, insbesondere in Krisenzeiten. Medien wie Fernsehsender, Radiosender, ihre Websites und Zeitschriften oder Zeitungen sind wichtige Quellen, bei denen wir korrekte und objektive Informationen erwarten, da wir davon ausgehen, dass im Gegensatz zu sozialen Medien (wo jeder alles posten kann, sogar anonym oder unter einem Pseudonym) der Inhalt geprüft und gemäß den journalistischen Regeln (wie im Ethikkodex der Society of Professional Journalists niedergelegt)[4] behandelt wird. Dazu gehören Neutralität, Genauigkeit und Faktenprüfung. Wir erwarten, dass wissenschaftliche

---

[3] Boretti A. Health Services Research and Managerial Epidemiology. 2021;8. doi: https://doi.org/10.1177/23333928211058023.

[4] https://www.spj.org/ethicscode.asp.

Ergebnisse von den größten und zuverlässigsten Medien korrekt wiedergegeben werden. Dies kann durch Faktenprüfung, Vergleich mit Originalforschungsarbeiten und Überprüfung der Informationen durch Experten erreicht werden. Wenn von Medien Fehlinformationen verbreitet werden, geschieht dies meistens, weil sie fälschlicherweise vereinfacht oder verdichtet werden und sich dadurch die Interpretation oder der Kontext ändert, was zu einer völlig neuen Geschichte führen kann. Wie Peer-Review-Strukturen für wissenschaftliche Publikationen sollten auch Medien eine kurze Einführung in den Kontext ihrer Forschung und ihre Ziele, die verwendeten Methoden, die Ergebnisse sowie eine Diskussion über ihre Bedeutung und Konsequenzen bieten. Sprache und Formulierungen sollten für ein Laienpublikum angemessen sein und sensationelle Ausdrücke vermeiden, um mehr Leser oder Zuschauer anzuziehen (was, wie Sie mir sicher zustimmen werden, bei Medien fast nie der Fall ist – schauen Sie sich einfach an, wie viel sensationsheischende Sprache in ihren Schlagzeilen, Artikeln und Titelgeschichten verwendet wird).

Die Schlussfolgerungen, ob sie nun in einfacher Sprache abgegeben oder auch nur „zwischen den Zeilen" angedeutet werden, sollten ausgewogen und frei von politischem Einfluss sein und die Vielfalt wissenschaftlicher Meinungen und unterschiedlicher Schlussfolgerungen anerkennen, die aus anderen Studien stammen können. Es ist auch offensichtlich, dass Medien die Quellen offenlegen sollten, so wie eine wissenschaftliche Veröffentlichung am Ende des Artikels eine Liste mit Referenzen enthält. Medien haben auch eine pädagogische und ethische Verantwortung. Sie sollten vermeiden, Schaden oder Panik zu verursachen, und sollten auch versuchen, den Standard der wissenschaftlichen Bildung bei ihrem Publikum zu erhöhen. Wenn man sich die aktuelle Landschaft im kommerziellen (nicht öffentlich-rechtlichen) Kabelfernsehen ansieht, wird einem schnell klar, dass diese journalistischen Regeln nur selten eingehalten werden. Die Wahrheit ist, dass diese Medien nicht annähernd dieselben Standards einhalten wie wissenschaftliche Zeitschriften, und die Ergebnisse zeigen oft diesen Mangel an Wahrhaftigkeit und Liebe zum Detail.

Was die Medien heutzutage dominiert, ist weniger die journalistische Integrität der Vergangenheit als höchste Priorität, sondern der Druck des oberen Managements, das selbst unter dem Druck der werbenden Industrie steht, die ihr Medienunternehmen im Geschäft halten. Es liegt in der Natur des Menschen, dass aufregende, vereinfachte und sensationelle Nachrichten Aufmerksamkeit erregen, was wiederum die Zuschauerzahlen erhöht und folglich Einnahmen für den Sender generiert. Solange die Parteilichkeit der Kabelkanäle offengelegt und den Zuschauern bekannt ist und solange eine gewisse Vielfalt bei der Beobachtung und Interpretation der Nachrichten möglich ist, kann man argumentieren, dass ein derart privat beeinflusstes und finanziell abhängiges Mediensystem – trotz seiner Schwächen – immer noch besser ist als ein staatlich kontrolliertes Monopol. Denn für eine Diktatur ist nichts wichtiger, als die Welt der Informationen zu kontrollieren und das Bildungsniveau der Gesellschaft zu senken. „Wissen ist Macht", lautet ein bekannter Ausspruch, der auf den englischen Philosophen Francis Bacon (1561–1626) zurückgeht.

Leider gibt es zahllose Beispiele dafür, dass die falsche Darstellung von Daten durch die Medien in der Öffentlichkeit Verwirrung, Panik oder sogar Katastrophen

5.2 Die Rolle der Medien bei der Meinungsbildung

hervorrief. 1998 wurde in einem Artikel des Magazins *Lancet* ein Fall veröffentlicht, bei dem es um den Gesundheitszustand von 12 Kindern ging.[5] Darin wurde angedeutet, dass die Impfung gegen Masern, Mumps und Röteln (MMR) bei Kindern zu Verhaltens – oder Entwicklungsstörungen führen kann. Mehrere Print- und Fernsehmedien trugen zur Verbreitung dieser Geschichte bei, und zwar oft auf unausgewogene Weise, begleitet von Interviews mit dem Autor der Studie oder mit besorgten und verängstigten Eltern, die die Besorgnis der Eltern im ganzen Land nur noch weiter anfachten. Trotz der kleinen Stichprobengröße der betreffenden Studie (es wurden nur 12 Kinder untersucht), des unkontrollierten Studiendesigns und der völlig spekulativen Natur der Schlussfolgerungen (die eine zufällige Koinzidenz als Kausalität interpretierten) erhielt die Arbeit große Aufmerksamkeit und die MMR-Impfraten begannen zu sinken, weil die Eltern über das Autismusrisiko nach der Impfung besorgt waren.[6]

Während die ursprüngliche Veröffentlichung den Zusammenhang zwischen Colitis, gastrointestinalen Befunden und Verhaltensänderungen wie Autismus und Asperger-Syndrom detailliert diskutierte, konnte sie keine plausible Hypothese liefern, um einen kausalen Zusammenhang mit der MMR-Impfung zu erklären, der von den Eltern der Kinder angegeben worden war. Im Gegensatz dazu erklärten die Autoren: „… wir haben keinen Zusammenhang zwischen der Masern-Mumps-Röteln-Impfung und dem beschriebenen Syndrom nachgewiesen." Somit kam dieser Fall in den sieben Phasen des Erkenntnisgewinns (s. Kap. 3) nie über Phase 3 (oder höchstens Phase 4) hinaus! Ein kausaler Zusammenhang zwischen der MMR-Impfung und Autismus wurde nie bewiesen. Tatsächlich stützte dann eine 2019 veröffentlichte dänische Studie, die Register mit mehr als 650.000 Kindern verwendete, nachdrücklich die Ergebnisse, dass die MMR-Impfung das Autismusrisiko[7] nicht erhöht. Aufgrund der Verwendung der großen Anzahl von Registern war diese Studie eine Auswertung, die auf einer großen Datenbank mit Daten aus der realen Welt basierte und sicherlich als viel genauer angesehen werden kann als die sensationslüsterne Publikation mit nur 12 Kindern. Somit ist der Beweisgrad gegen einen kausalen Zusammenhang zwischen Autismus und der MMR-Impfung höher als die Hypothese, die einen solchen Zusammenhang nahelegt. Trotzdem verweigern manche Eltern ihren Kindern aus Angst vor Autismus die MMR-Impfung, obwohl zahllose Studien einen solchen Zusammenhang widerlegt haben. Dies kann auf die anhaltende Verbreitung von Fehlinformationen in sozialen Medien, Confirmation Bias (Menschen suchen nach Informationen, die ihre bereits bestehenden Überzeugungen bestätigen, und glauben diese selektiv) oder allgemeines Misstrauen gegenüber Autoritäten, seien sie medizinischer oder staatlicher Art, zurück-

---

[5] Wakefield AJ, et al. Ileal-lymphoid-nodular hyperplasia, non-specific colitis, and pervasive developmental disorder in children. Lancet. 1998 Feb. 28;351(9103):637–41. doi: https://doi.org/10.1016/s0140-6736(97)11096-0.

[6] DeStefano F, Chen RT. Negative association between MMR and autism. Lancet. 1999 Jun 12;353(9169):1987–8. doi: https://doi.org/10.1016/S0140-6736(99)00160-9. PMID: 10376608.

[7] Anders Hviid et. al. Measles, Mumps, Rubella Vaccination and Autism: Annals of Internal Medicine Band 170, Nummer 8.

zuführen sein. Da Masern hochgradig ansteckend sind, ist eine fehlende Impfung nicht nur ein Risiko für das Kind, das nicht geimpft wird, sondern auch für seine Freunde, Familien und Gleichaltrigen sowie seine Gemeinschaft. Dieser Fall unterstreicht die Bedeutung eines ausgewogenen und faktenbasierten Journalismus und die dramatischen Auswirkungen, die Fehlinformationen haben können, wie beispielsweise die Masernausbrüche in den USA in den Jahren 2014 und 2019, obwohl es einen zuverlässigen Impfstoff gab. 2024 sind die Masernerkrankungen sowohl weltweit als auch in Deutschland deutlich wieder angestiegen. Nach Angaben des Robert Koch-Instituts (RKI) wurden bis Kalenderwoche 45 insgesamt 618 Masern-Fälle registriert. Im Jahr 2023 waren es im selben Zeitraum nur 61. Der größte Anstieg (von 9 auf 236) fand sich in Nordrhein-Westfalen.[8]

5.3 Falschinformationen im Zeitalter sozialer Medien

Was im letzten Abschnitt über Journalismus und Print- oder Fernsehmedien erwähnt wurde, sollte theoretisch und im Idealfall auch auf soziale Medien anwendbar sein. Hier haben wir es jedoch mit einer Technologie zu tun, die hinsichtlich ihrer Richtlinien (die die Beteiligung der Benutzer über fast alles andere stellen) nahezu unbegrenzte Freiheit hat und noch anfälliger für die Plage der Fehlinformationen ist. Im Gegensatz zum professionellen Journalismus, wo wir die Einhaltung ethischer Standards erwarten (z. B. Genauigkeit, Überprüfung von Informationen, Identifizierung von Quellen, angemessener Kontext und Rechenschaftspflicht), verlassen sich soziale Medien und ihre Benutzer auf Meinungs- und Informationsfreiheit, verfassungsmäßige Rechte, die sehr schwer einzuschränken sind. Keine der journalistischen Standards der Integrität oder Rechenschaftspflicht wird auf Beiträge in sozialen Medien angewendet, und die spärlichen internen Kontrollmechanismen der Plattformunternehmen (z. B. Kennzeichnung mutmaßlicher Fehlinformationen, Schließung von Konten, Zensur beleidigender Sprache) werden von den meisten Benutzern bestenfalls als willkürlich angesehen. In vielen Ländern werden diese sozialen Medienplattformen sogar von Partei- oder Regierungsparteien kontrolliert oder zumindest beeinflusst. Wie Sie sich vorstellen können, kann es äußerst schwierig sein, auf diesen Kanälen tatsachenbasierte Evidenz zu finden und zu überprüfen.

Meiner Meinung nach sind Verfassungsrechte nicht ohne Bedingungen garantiert, sind mit Pflichten verbunden und finden ihre Grenzen in anderen Rechtsgütern und Vorschriften, die ebenfalls Verfassungsrang haben. So verlangt die Meinungsfreiheit der Verfassung (Artikel 5 Absatz 1 des Grundgesetzes) der Bundesrepublik Deutschland von den Bürgern, die Rechte anderer zu respektieren, Volksverhetzung, Beleidigung oder Verleumdung zu vermeiden und sich hasserfüllter oder diffamierender Rede zu enthalten. Obwohl die Meinungsfreiheit ein gewisses Maß an Freiheit in Bezug auf unseren Ausdruck von Überzeugungen und Werten bietet, bedeutet dies nicht, dass man alles und jedes sagen kann, was man möchte. Zwar

---

[8] Epidemiologisches Bulletin. RKI, 46/2024.

schützt Artikel 5 Absatz 1 GG allgemein das Recht, Ideen und Meinungen durch verschiedene Formen der Kommunikation auszudrücken – ob mündlich, schriftlich, symbolisch oder digital –, dennoch ist dieser Schutz nicht absolut, und bestimmte Arten der Rede, wie Obszönität, Diffamierung, Anstiftung zur Gewalt und berechtigte Drohungen, werden durch den Zusatzartikel nicht geschützt.

Die sozialen Medien haben sich schneller entwickelt, als Gesetze und Vorschriften mithalten könnten. Die traditionellen Methoden der Forschung, sei es durch klinische Studien oder durch Evidenz aus der realen Welt, sind zu langsam und zu komplex für soziale Medien, eine schnelle und oberflächliche Kommunikationsplattform, auf der Sensationsgier eine höhere Priorität zu haben scheint als Wahrheit. Darüber hinaus werden viele Posts massenhaft von Fake-Accounts, von „Bots" oder von Benutzern mit Pseudonymen erstellt. Ich finde es wichtig, dass man, wenn man eine Meinung oder eine Information zu teilen hat, mit seinem richtigen Namen dafür einstehen kann, und wenn man auf der Straße dafür protestiert, sein volles Gesicht zeigt!

Es ist schwierig, Fehlinformationen in sozialen Medien effektiv zu bekämpfen, aber es gibt mehrere Strategien, die es wert sind, in Betracht gezogen zu werden. Wenn jemand in sozialen Medien einen umstrittenen Inhalt postet, der es wert ist, bekämpft (oder zumindest diskutiert) zu werden, verbreitet sich dieser oft schneller, als eine Einzelperson darauf reagieren kann, zum Beispiel, nachdem jemand die Fakten und den Kontext des betreffenden Posts überprüfen kann. Es hilft, wenn wir Interaktionen in sozialen Medien nicht als Konversation betrachten (wo Interaktion, Dialog, Widerspruch und Streit möglich sind), sondern eher als Rede, bei der eine Person ihre Meinung durch ein Mikrofon herausschreit, während die Menge, die es hört, nicht wirklich so reagieren kann, dass sie den Sprecher und das, was er sagt, stört.

In sozialen Medien kann der Versuch, unter zivilisierten Umständen echte Gespräche mit Menschen zu führen, scheitern, da das Publikum möglicherweise nicht in der Lage ist, eine sinnvolle, sachkundige Diskussion zu schätzen und sich daran zu beteiligen.

In dieser Analogie ist es möglich, sich einige Leute vorzustellen, die vielleicht pfeifen oder sogar schreien können, um ihre Missbilligung zu äußern, aber die Hoffnung auf eine intellektuelle Konversation in einem solchen Kontext ist vergebens. Wenn Sie sich in einer solchen Situation befinden – vielleicht auf der Straße oder in einem Park –, wäre es vielleicht klüger, die Umgebung einfach ganz zu verlassen, um eine nonverbale Form des Protests und der Ablehnung gegenüber jedem zu zeigen, der durch ein Megafon Passanten anschreit, und zu versuchen, echte Gespräche mit Menschen unter zivilisierten Umständen zu führen, mit einem Publikum, das eine sinnvolle, gebildete Konversation tatsächlich zu schätzen weiß und sich daran beteiligen kann. Dasselbe Prinzip gilt auch für die sozialen Medien: Anstatt zu versuchen, mit einem großmäuligen Poster (Content Creator) in Kontakt zu treten, der Falschinformationen schneller verbreitet, als irgendjemand sie jemals auf ihren Wahrheitsgehalt überprüfen könnte, ist es dort wahrscheinlich klüger, die Person in Ruhe zu lassen und sich stattdessen darauf zu konzentrieren, woanders ein sinnvolles Gespräch zu führen.

5.4 Eine kritische Denkweise entwickeln

Menschen sind darauf programmiert, Nachrichten, die negativ, bedrohlich und unmittelbar bevorstehend sind oder anderweitig eine potenzielle Gefahr für das Überleben darstellen, sofort Aufmerksamkeit zu schenken. Das liegt daran, dass wir vor Tausenden von Jahren, während unseres Lebens in Höhlen sofort wachsam sein mussten, wenn irgendwo eine potenzielle Gefahr lauerte – da es weder Polizei noch fortschrittliche Technologie zu unserer Verteidigung gab, mussten wir uns selbst auf diese Gefahren einstellen, und so hatten wir als prähistorische Gesellschaft schon immer ein Ohr für Gefahren.

Positive Nachrichten haben eine niedrigere Priorität. Natürlich sind auch gute Nachrichten wichtig; Menschen wollten schon immer wissen, wo es gutes Essen, sauberes Wasser und bessere Lebensbedingungen gibt. Dennoch waren solche guten Nachrichten weniger wichtig als Nachrichten über Bedrohungen, etwa den Aufenthaltsort von Tigern, Bären oder Löwen oder ob ein feindlicher Stamm gerade auf unsere Heimat zusteuerte. Gute Nachrichten sind großartig, aber sie können normalerweise später behandelt werden und sollten wahrscheinlich warten, bis alle unmittelbaren Bedrohungen beseitigt sind. Derselbe Instinkt und dieselbe Argumentation treiben uns heute an, und wir können dies jeden Tag in den Nachrichten sehen. Schlechte Nachrichten verkaufen sich! Schlechte Nachrichten erregen zuverlässig Aufmerksamkeit und ziehen Zuschauer an, was wiederum Werbeeinnahmen einbringt, egal ob TV oder soziale Medien.

Gerüchte, Fake News und Skandale erhalten oft mehr Aufmerksamkeit, mehr Klicks in sozialen Medien, werden häufiger weitergeleitet und als solche von einem Algorithmus im System belohnt, das fast immer mehr Engagement (und damit mehr Möglichkeiten für Werbeeinnahmen) bevorzugt, und der Zyklus wiederholt sich. Das bedeutet nicht, dass gute Nachrichten (insbesondere alberne Videos von süßen Babys oder flauschigen Welpen) nicht auch beliebt sind, denn diese Art von Videos spricht oft unseren Beschützerinstinkt und unser Verlangen nach Glück an; aber sie lösen nicht die unmittelbare, oft emotional aggressive Reaktion aus wie schlechte Nachrichten.

> Der Mensch ist darauf programmiert, Nachrichten, die negativ, bedrohlich und unmittelbar bevorstehend sind oder anderweitig eine potenzielle Gefahr für das Überleben darstellen, sofort Aufmerksamkeit zu schenken.

Die beste Methode, mit negativen, beängstigend klingenden Nachrichten in sozialen Medien umzugehen und eine unmittelbare, unreflektierte Reaktion zu vermeiden (indem man auf die schlechten Nachrichten klickt, sie teilt und der Angst vor ihnen nachgibt), besteht darin, sich unserer angeborenen Instinkte und unseres Umgangs mit Informationen bewusst zu sein. Wir müssen uns jede Stunde, jeden

5.4 Eine kritische Denkweise entwickeln

Tag bewusst zu einem gebildeten, intellektuellen Homo sapiens entwickeln, der vor hoch entwickelter Technologie sitzen und trotzdem sein kritisches Denken und Urteilsvermögen bewahren kann. Obwohl die Technologie es (eigentlich sehr einfach) ermöglichen würde, müssen wir uns zwingen, nicht überzureagieren, nicht auf Fehlinformationen und aufrührerische Inhalte anzuspringen, indem wir eine sofortige Antwort in die Tastatur tippen, ohne die Nachrichten auf Fakten zu überprüfen und ohne uns die Zeit zu nehmen, sie in einen Gesamtkontext zu bringen. Eine sofortige, gedankenlose Antwort ohne Reflexion ist eine der schlechtesten Wege, auf einen Social-Media-Beitrag zu reagieren. Tatsächlich kann man das beweisen. Viele Plattformen haben Zeitstempel, die uns sagen können, wie schnell einige Antworten erschienen sind. Diese Zeitangaben offenbaren, dass Leser wütende, aggressive Antworten eingegeben haben, bevor sie auch nur einen Bruchteil des Posts gelesen oder des Videos gesehen haben, über das sie so wütend sind! Viele Artikel in der Online-Version der *New York Times* bieten die Option, einen Artikel anzuhören, sobald er veröffentlicht wird. Die Seite zeigt oben an, wie lange es dauern wird, ihn zu lesen oder anzuhören. So können Zeitstempel in den Kommentaren auflisten, wann einige der ersten Kommentare abgegeben wurden, bevor jemand überhaupt Zeit hatte, den Artikel zu lesen, anzuhören, geschweige denn, ihn auf Fakten zu überprüfen und in den Kontext zu setzen. Reaktionen, die sehr bald nach Veröffentlichung der Nachrichten erscheinen, sind normalerweise die schlimmsten, da die Leser oder Hörer am schlechtesten informiert sind und es ihnen an kritischem Denken oder Reflexion mangelt.

Eine der lohnendsten Verwendungen Ihrer Zeit besteht darin, sich kritisches Denken anzugewöhnen, das Sie in Ihrem Alltag anwenden können, um die Fakten, auf die Sie stoßen, besser zu verstehen und zu interpretieren. Der Schlüssel zu einer kritischen Denkweise liegt darin, so tief wie möglich zu hinterfragen. Ursachenanalysen und wiederholte „Warum"-Fragen können manchmal hilfreich sein, um einer Sache auf den Grund zu gehen. Und obwohl „Warum"-Fragen ein Problem nicht immer identifizieren oder lösen können, werden sie helfen, einen komplexen Hintergrund für eine scheinbar eindeutige Behauptung zu beleuchten. Dabei geht es nicht darum eine Partei zu ergreifen oder unangemessene Aussagen zu machen, sondern um den Versuch, eine komplizierte Diskussion zu analysieren, indem mehrere „Warum"-Fragen verwendet werden, um zum Kern einer Hypothese zu gelangen. Wer Kleinkinder hat, kann sich vielleicht vorstellen, wie nervtötend ständige „Warum"-Fragen sein können, doch führen sie sehr oft an die Wurzel eines Problems und können die Wahrheit offenbaren.

Wir müssen uns die sieben Phasen der Beweisführung merken. Bleiben Sie nicht bei Phase 1 stecken: einem Gerücht, einer Geschichte oder einer emotional vorgetragenen Aussage! Versuchen Sie, zumindest bis zur dritten Phase, einer möglichen Erklärung oder wissenschaftlichen Hypothese, zu kommen.

Die wichtigsten Erkenntnisse dieses Kapitels

- **Fehlinterpretationen** können durch Voreingenommenheit bei der Auswahl der Vergleichsgruppen, durch irrtümliche Annahme von Kausalität (anstatt Koinzidenz) oder durch falsche statistische Schlussfolgerungen aufgrund eines fehlgeschlagenen Tests auf Unterschiede entstehen.
- **Medienunternehmen** (z. B. das Fernsehen) unterliegen häufig dem Druck politischer Parteien und der Werbewirtschaft, worunter die journalistische Integrität leiden kann.
- **Soziale Medien** und ihre Benutzer verlassen sich auf die Meinungsfreiheit, wenden jedoch selten journalistische Standards hinsichtlich Integrität oder Verantwortlichkeit an.
- **Menschliche Instinkte:** Wir sind darauf programmiert, Nachrichten, die negativ und bedrohlich sind oder eine potenzielle Gefahr darstellen, sofort Aufmerksamkeit zu schenken. Negative Gerüchte, Fake News und Skandale erhalten mehr Aufmerksamkeit, mehr Klicks, werden häufiger weitergeleitet und von einem Algorithmus belohnt, der mehr Engagement begünstigt.

Teil II
Fakten im digitalen Zeitalter

Die digitale Transformation von Informationen

6

Vor etwa 100 Jahren, als die Generation meiner Großeltern noch jung war und sich gerade von den Schrecken des Ersten Weltkriegs zu erholen begann, waren ihre wichtigsten Informationsquellen in der Regel offizielle Regierungserklärungen, Journalisten, Freunde und Familienmitglieder oder, je nach religiöser Überzeugung, Priester oder Mitglieder der Kirche. Die Verbreitung solcher Informationen erfolgte hauptsächlich über zwischenmenschliche Gespräche, Zeitungen oder einfach durch an Litfaßsäulen an öffentlichen Orten angebrachte Ankündigungen. Der Rundfunk befand sich noch in der Entwicklung, und es sollte noch mehrere Jahrzehnte dauern, bis die ersten Fernsehgeräte öffentlich verfügbar waren. Etwa 70 Jahre später dominiert das Internet die öffentliche Aufmerksamkeit und Nutzung – zusammen mit, was entscheidend ist, den sozialen Medien. Innerhalb von nur zwei Generationen unserer Gesellschaft hat dieser Wandel von persönlichen und physischen Medien zu Online- und digitalen Kanälen die Art und Weise verändert, wie wir Informationen aufnehmen, verarbeiten und interpretieren. Leider geschah dies viel schneller, als wir uns anpassen konnten, und wir kämpfen immer noch mit den Auswirkungen der Nutzung von Technologie zur Informationsübermittlung.

Dieses Phänomen nenne ich die „Asynchronie der Zeit". Damit will ich sagen, dass sich unsere Umgebung, insbesondere die Technologie, schneller entwickelt, als der menschliche Körper (vor allem das Gehirn) sich anpassen kann. Das einfachste Beispiel für diese Asynchronie lässt sich durch den kometenhaften Anstieg von Rückenschmerzen und anderen degenerativen Wirbelsäulenerkrankungen erklären, unter denen wir heute zu leiden haben. Dies ist größtenteils auf den plötzlichen Wechsel der Belastungen auf unseren Körper zurückzuführen, nämlich von jahrhundertelanger körperlicher Arbeit zur überwiegenden Zeit, die wir vor dem Computer sitzend verbringen. Praktisch über Nacht veränderte sich unsere gesamte Arbeitsumgebung dramatisch von aktiver, dynamischer körperlicher Arbeit zu stationärer Arbeit auf Stühlen. Unser Körperbau hat mit diesem Wandel sehr zu kämpfen, und die Vielzahl der Wirbelsäulenprobleme, die wir heute sehen, sind ein Indikator dieses Wandels. Dasselbe Phänomen lässt sich auch in unserem Gehirn beobachten, insbesondere in der Art und Weise, wie wir Informationen aufnehmen, in unseren Emotionen, unseren Instinkten und in der Art und Weise, wie wir auf unsere Umgebung reagieren. Die technologische Evolution verläuft viel schneller als die biologische Evolution. Sehr oft reagieren wir immer noch wie Höhlenmenschen in der Steinzeit mit unreflektierten emotionalen Reaktionen und Kampf-oder-Flucht-Aktionen auf selbst die kleinsten Bedrohungen, die wir im Laufe unseres Lebens wahrnehmen. Wir haben einfach noch nicht genügend Fähigkeiten entwickelt, um vernünftig zu denken, hinter den tieferen Sinn der Informationen zu blicken, die Ursachen der Herausforderungen, denen wir gegenüberstehen, zu prüfen und vernünftig und faktenbasiert zu handeln. Die Informationsflut, der wir in unserem täglichen Leben ausgesetzt sind, seien es positive oder negative (oder sogar einfach unwahre) Informationen, ist deutlich schneller gewachsen als die Fähigkeit unseres Gehirns, damit umzugehen.

Es ist für das Gehirn leichter, Informationen unter der Überschrift einer Ideologie zu vereinfachen, als die Details zu analysieren. Eine Ideologie ermöglicht es uns, einfach und schnell Partei zu ergreifen und uns einem Trend anzuschließen, was uns Befriedigung verschafft, die von den „guten Dingen" herrührt, die die jeweilige Ideologie repräsentiert. Wenn wir uns einem Trend oder einer Ideologie anschließen, gibt uns das sofort ein Gemeinschaftsgefühl und bietet uns ein soziales Umfeld gleichgesinnter „Freunde", ob diese nun physisch anwesend oder virtuell sind. Schließlich sind Menschen soziale Tiere und wir wollen zu einer Gruppe gehören. Die Zustimmung zu einer Ideologie ermöglicht es, sich der Gruppe anzuschließen, ohne dass ein Kampf erforderlich ist und ohne dass eine Hierarchie überwunden werden muss, um die Mitgliedschaft zu erlangen. Dies ist für unser Gehirn einfacher, als nach vernünftigen Fakten, Daten oder Plausibilitäten hinter den Informationen zu suchen. Die Analyse einer Ideologie würde viel Denken und Recherche erfordern, was für das Gehirn harte Arbeit ist. Sich naiv und schnell der Ideologie anzuschließen, ist aus energetischer Sicht einfach und weniger aufwändig.

Man würde annehmen, dass das Feld der Medizin aufgrund der unwiderlegbaren und objektiven Wissenschaft mit vielen unbestreitbaren Erkenntnissen, die auf Fakten, Daten, Studien, Analysen von Krankheiten und Therapien beruhen, frei von ideologischem Denken wäre. Im Gegenteil, Wissenschaft und Medizin sind sehr politisiert geworden. Allerdings ist noch nicht alles verloren: Eine Umfrage ergab, dass 95 % der Mitglieder aller Parteien immer noch ihrem Arzt vertrauen.

6.1 Das Internet als zweischneidiges Schwert

Ich kann mich noch daran erinnern, wie beeindruckt ich irgendwann in den 1990er-Jahren war, dass man mit dem Computer nicht nur Briefe schreiben und ausdrucken konnte, sondern auch direkt elektronisch mit anderen kommunizieren konnte. Zunächst waren das nur einfache Sätze an einen Kollegen, der im Büro mit demselben Netzwerk verbunden war. Dann zeigte mir ein anderer Kollege, wie er

AOL (auch bekannt als „America Online", für die Jüngeren) nicht nur zur Kommunikation nutzte, sondern auch, um Nachrichten zu lesen und Publikationen schneller zu durchstöbern, als es Radio oder Fernsehen je könnten, weil er sie nachschlagen konnte, wann immer er wollte, und nicht warten musste, bis die offiziellen Nachrichtensendungen (normalerweise abends) ausgestrahlt wurden. Der erste Vorteil, den ich bei diesen technologischen Fortschritten sah, war also die ständige Verfügbarkeit und Zugänglichkeit. Die Entscheidung, wann ich Informationen erhalten möchte, liegt bei mir und nicht bei irgendeinem Fernsehprogramm, was ein bedeutender Schritt in Richtung Demokratisierung ist. Anfangs wurden die Inhalte dieser Medien nie wirklich infrage gestellt. Wir vertrauten diesen professionellen Journalisten und gingen davon aus, dass sie ihrer Ausbildung und ihrem Ehrenkodex treu blieben. Wir gingen davon aus, dass das, was in der Zeitung stand oder im Fernsehen gesagt wurde, wahr sein musste. Für einige von uns war es sogar eine Ehre, wenn unser Name in der Zeitung erschien („*Haben Sie es gesehen? Sie wurden in der Zeitung erwähnt! Ich bin beeindruckt*"). Dieses blinde Vertrauen wurde dann auf das Internet in seinen Anfängen übertragen. Das Internet sagt es, also muss es wahr sein! Heute, 30 Jahre später, sind wir weit von diesen frühen Tagen entfernt und im Gegensatz zu damals müssen wir heute alles infrage stellen. Soziale Medien ermöglichen es jedem, alles öffentlich zu verbreiten, sogar unter einem Pseudonym, und das unabhängige Fernsehen wurde überwiegend durch politisch beeinflusste und finanziell abhängige private Kabelsender ersetzt. Wenn dies zu pessimistisch klingt und den üblichen Beschwerden einer älteren Generation ähnelt, die darüber klagt, dass früher alles besser war und jetzt alles schlimmer wird, lassen Sie mich das klarstellen: Das Internet hat unzählige Vorteile, und die Möglichkeit der Gesellschaft, sich virtuell zu vernetzen, hat viel Gutes bewirkt. Wir erhalten schnelle Informationen, wir erhalten sie, wenn wir sie brauchen, wir können die Quellen auswählen.

Noch nie war es so einfach, an Informationen zu kommen wie heute. Allerdings ist es auch viel schwieriger denn je, zu beurteilen, ob die Informationen korrekt sind oder nicht.

Allerdings müssen wir mit unserer neu gewonnenen Aufnahmebereitschaft klug umgehen und die Wahrheit von Lügen, Fehlinformationen oder Propaganda unterscheiden, da wir uns nicht mehr auf die automatische (und oft immer noch falsche) Annahme verlassen können, dass „es *wahr sein muss*, wenn es in den Nachrichten war". Diese Art der Unterscheidung erfordert Klugheit, Bildung und Wachsamkeit. Daher ist die Annahme, dass das Internet unser Leben einfacher gemacht hat, zumindest was Informationen und Fakten betrifft, falsch. Das Gegenteil ist der Fall: Wir müssen Zeit, Denken und Mühe investieren, wir müssen gebildete Bürger werden und bleiben. Da das Internet es uns ermöglicht, Informationen zu erhalten, wann immer wir wollen, müssen wir sie aktiv beschaffen, interpretieren, überprüfen, um emanzipierte Bürger und keine passiven Idioten zu sein. Soziale Medien haben die passive Haltung der breiten Öffentlichkeit gegenüber Nachrichten in eine Möglichkeit zur direkten Interaktion mit den konsumierten Inhalten verwandelt, und Nachrichtenkanäle erreichen heute in viel kürzerer Zeit ein größeres Publikum.

Im Jahr 2024 gab es weltweit schätzungsweise 5,45. Mrd. Internetnutzer und 5,17 Mrd. Nutzer sozialer Medien, wobei Facebook, YouTube und Instagram nach der Zahl der monatlich aktiven Nutzer führend sind.[1] Das Internet mit seinen Nachrichten und sozialen Medien hat eine enorme Macht, durch die Verbreitung von Unwahrheiten und Fehlinformationen Wahlergebnisse und die Politik zu beeinflussen. Ein Großteil der Wähler haben sich praktisch dauerhaft entschieden und wählen über viele Jahre hinweg dieselbe Partei. So werden Wahlen oft von einer kleinen Anzahl Wechselwähler entschieden, die ihr Wahlverhalten von einer Wahl zur nächsten ändern. Viele Menschen dieser Gruppe der Wechselwähler legen ihre Wahlpräferenz nach subjektiveren Maßstäben fest, indem sie Emotionen, Sympathien, Ideologien nutzen oder einen Kandidaten einfach aus unerklärlichen Gründen „mögen". Viele andere aus dieser Gruppe legen ihre Wahl tatsächlich auf der Grundlage objektiver Maßstäbe fest, wie ihrer Haltung zu politischen Maßnahmen, Fakten und Errungenschaften politischer Spitzenreiter. Dennoch ist ein Großteil des Wahlverhaltens dieser Gruppe weder vorhersehbar noch vernünftig, und nicht wenige Wähler ändern ihre Meinung noch Tage vor der Wahl. Falsche Informationen, die über das Internet, soziale Medien oder Kabelfernsehen verbreitet werden, können sich erheblich negativ auf die Wahl insgesamt auswirken.

6.2 Navigieren in Online-Gesundheitsinformationen

Die meisten Menschen würden ohne weiteres zustimmen, dass es heute viel einfacher ist, Informationen über Gesundheit zu erhalten als noch vor 30 Jahren. Vorbei sind die Zeiten, in denen wir nur unseren Hausarzt oder -ärztin als einzige professionelle Informationsquelle hatten und wenn er oder sie genug Zeit hatte, bekamen wir eine oberflächliche Erklärung über die Komplexität unserer neuen Krankheit und einen kurzen Vortrag über die Behandlungsmöglichkeiten, sodass wir so gut wie möglich eine fundierte Entscheidung über unsere Gesundheit treffen konnten. Manche Dinge konnten wir in dem berühmten Buch *Der Hausarzt* nachlesen. Vielleicht konnten wir, wenn wir das Privileg hatten, eine Zweitmeinung von einem anderen Arzt oder einer Person mit mehr Wissen als wir einholen. Gut gemeinte Ratschläge von Freunden und Familienmitgliedern wurden oft in unsere Recherchen eingebracht, manchmal hilfreich, manchmal verwirrend, manchmal auf Emotionen und Instinkten basierend statt auf echten Fakten und Daten. So limitiert war der Prozess, in dem Menschen etwas über ihre Gesundheit erfahren konnten.

Heute ist dieser Prozess völlig anders. Heutzutage gehen wir online und fragen auf einer beliebigen Anzahl von Websites (WebMD, Google, KI-Tools wie ChatGPT, Foren, persönliche YouTube-Kanäle von zugelassenen Medizinern oder alternativen Heilern) nach ihrer Meinung, die für Laien ohne medizinischen Hintergrund normalerweise sehr schwer zu verdauen und zu verstehen ist. Ja, es ist jetzt einfacher, an Informationen zu kommen, und wir erhalten sie schneller als je zuvor, aber diese Informationen sind oft fragwürdig und es bleibt oft abzuwarten, ob diese

---

[1] https://www.statista.com/statistics/617136/digital-population-worldwide/.

Informationen richtig sind oder nicht. Daher ist es noch wichtiger, Inhalte aus verschiedenen Quellen zu überprüfen, vorzugsweise aus professionellen Quellen wie WebMD, der Mayo Clinic, dem *New England Journal of Medicine*, *Lancet* oder anderen Organisationen, die wir als vertrauenswürdig erachten können. Jeder kann alles auf Social-Media-Plattformen wie TikTok oder X (früher Twitter) posten, und der Inhalt und die Richtigkeit dieser Posts werden nie von Experten überprüft (im Gegensatz zu den meisten wissenschaftlichen oder medizinischen Zeitschriften) und sind daher – wenn man sie überhaupt ernst nehmen will – meist individuelle Meinungen von normalerweise Laien. Wir können sie in unseren Denkprozess einbeziehen, aber Posts in sozialen Medien sollten nie die einzige Quelle sein, die wir für unsere Entscheidungsfindung heranziehen, insbesondere wenn es um Gesundheitsfragen geht. Was wir vor 30 Jahren als „zweite Meinung" eines anderen Arztes betrachteten, ist heute vielleicht die „fünfte oder zehnte Meinung" aus fünf oder zehn verschiedenen Online-Quellen.

In vielen Fällen wissen Patienten heute mehr Details über ihre eigene Krankheit als Ärzte! Dies könnte einigen Ärzten Unbehagen bereiten, und diese Tatsache ist nicht unproblematisch (die Qualität der Informationen, auf die sich Patienten verlassen, kann zweifelhaft oder einfach falsch sein); zur Verteidigung der Ärzte müssen wir aber bedenken, dass Ärzte ihr Wissen über den großen Gesamtbereich der Medizin aufrechterhalten müssen und manchmal nicht jedes kleine Detail kennen, das ein Patient durch seine Suche im Internet herausgefunden hat, auf Seiten, die fast täglich aktualisiert werden. Während die riesige Menge an verfügbaren Online-Informationen heutzutage als Demokratisierung der Wissenschaft betrachtet werden kann, kommt die Verfügbarkeit von Informationen nicht ohne Verantwortung. Wissen über Medizin, medizinische Risikofaktoren, gesunde oder ungesunde Lebensführung und mögliche Behandlungsoptionen ist kein Monopol mehr der Ärzte. Patienten sind emanzipiert und haben nun selbst Zugang zu diesen Informationen. Dies verlagert jedoch auch die Verantwortung für angemessenes Verhalten und vernünftige Entscheidungen in Richtung des Patienten. Es gibt keine Demokratisierung ohne daraus folgende Verantwortung, und dazu gehört auch die Unterscheidung, ob Online-Informationen über Gesundheit richtig oder falsch sind.

Als Faustregel kann man sagen, dass der Weg zur Originalquelle der sicherste Weg zu einer Information ist, die mit höherer Wahrscheinlichkeit wahr ist. „Sekundäre" Quellen wie soziale Medien, Zeitungen, Fernsehsender beziehen ihre Informationen immer aus einer „primären" Quelle, wie einem Wissenschaftler, Arzt oder einer wissenschaftlichen Zeitschrift. Selbst große Sprachlernmodelle (LLM) wie ChatGPT können nicht als primäre Quelle betrachtet werden, aber diese Tools können uns dabei helfen, die Quelle zu finden. Wenn Tools wie ChatGPT die primäre Quelle nicht in ihre Antwort auf Ihre Anfrage aufnehmen, wird eine Folgefrage wie „Quelle?" oft verraten, woher ChatGPT sein Wissen hat. Wissenschaftliche Zeitschriften, insbesondere wenn sie einem Peer-Review-Verfahren unterzogen werden, sind nach wie vor die beste und objektivste Quelle. Da dort die Begutachtung jedoch von Menschen durchgeführt wird, sind sie nach wie vor anfällig für Neid und Konkurrenz in der Wissenschaftswelt und durch Universitäten, die oft nicht politisch neutral sind. Die Qualität wissenschaftlicher Zeitschriften wird mit dem Journal Citation Report (JCR) von Clarivate Analytics gemessen.[2] Neben dem Impact Factor (IF) umfasst der JCR weitere bibliometrische Kennzahlen von mehr als 20.000 peer-reviewten wissenschaftlichen Zeitschriften aus rund 250 Fachgebieten. Diese reichen von Physik über Medizin bis hin zu Geisteswissenschaften. Obwohl der IF seit Jahrzehnten in der Kritik steht, ist er nach wie vor das wichtigste Maß für die Publikationsqualität, ausgedrückt durch die Anzahl der Zitierungen als indirektes Maß für die Vertrauenswürdigkeit, unter Autoren und Zeitschriften sowie in der akademischen Welt. Im Jahr 2024 waren die zehn besten medizinischen Zeitschriften nach Impact Factor:

- *CA: A Cancer Journal for Clinicians*
- *Nature Reviews Drug Discovery*
- *The Lancet*
- *New England Journal of Medicine*
- *British Medical Journal*
- *Nature Reviews Molecular Cell Biology*
- *Nature Reviews Clinical Oncology*
- *Nature Reviews Materials*
- *Nature Reviews Disease Primers*
- *Nature Reviews Cancer*

Meine beste Empfehlung für alle, die im Internet nach Gesundheitsinformationen suchen, ist einfach: Gehen Sie immer der Frage nach, ob die Informationen aus einer vertrauenswürdigen Quelle stammen. Wenn dies nicht der Fall ist (z. B. ein ominöser Social-Media-Beitrag, eine Webseite mit kommerziellen oder radikalen politischen Interessen), suchen Sie nach der Primärquelle. Selbst Google oder ChatGPT sind keine Primärquellen, aber sie können Ihnen vielleicht dabei helfen, die Primärquelle zu finden. Obwohl es auch gelegentlich Zweifel an der Verlässlichkeit des Peer-Review-Verfahrens gibt,[3] sind wissenschaftliche Zeitschriften wohl immer noch die zuverlässigsten Quellen. In der Welt der Wissenschaft sind Peer-Review-Zeitschriften mit hohem Impact Factor (z. B. > 50) sehr wahrscheinlich vertrauenswürdig.

Die meisten medizinischen Zeitschriften stellen im Internet Abstracts kostenlos zur Verfügung, daher ist kein Abonnement erforderlich. Einzelne vollständige Artikel können oft für eine Gebühr von 30 bis 40 US-Dollar herunter geladen werden, was für die Gewährleistung von Qualität und vertrauenswürdigen Informationen ein wahrhaft bescheidener Preis ist.

Für diejenigen, die gesundheitsbezogene Daten selbst analysieren möchten, bieten die Centers of Disease Control and Prevention (CDC) Online-Datenbanken und ein umfangreiches Ad-hoc-Abfragesystem zur Analyse von öffentlichen

---

[2] Gurav, Ranjit. 21.06.2024, – Journal Citation Reports (JCR): Impact Factor 2024. DO – https://doi.org/10.13140/RG.2.2.34797.60640.

[3] Oviedo-García, M.Á. The review mills, not just (self-)plagiarism in review reports, but a step further. Scientometrics 129, 5805–5813 (2024). https://doi.org/10.1007/s11192-024-05125-w.

6.2 Navigieren in Online-Gesundheitsinformationen

Gesundheitsdaten.[4] Anfangs braucht es ein wenig Übung, um eine korrekte Abfrage zu erstellen, die das gewünschte Ergebnis definiert, aber mit der Zeit ist die Fülle der Daten beeindruckend.

Das oben Gesagte gilt sinngemäß auch für andere Bereiche, also nicht nur für gesundheitsbezogene Informationen. Jedes Thema, insbesondere in den Wissenschaften, der Wirtschaft oder anderen Bereichen, in denen es um Fakten und Zahlen geht, lässt sich sehr gut online recherchieren. Um nur zwei Quellen für zwei Bereiche zu nennen, die häufig heftig diskutiert werden: Auf der Webseite des US Bureau of Labor Statistics (BLS) finden Sie eine Fülle von Statistiken zur Beschäftigung. Tausende von Tabellen über Menschen, das Soziale und die Wirtschaft sind online beim US Census Bureau verfügbar. Diese Daten stammen in der Regel aus gezielten Befragungen, die durch persönliche Besuche, Telefon, Internet oder per Post durchgeführt werden. BLS-Umfragen sind größtenteils freiwillig. Wir müssen jedoch beachten, dass sie die „reale Welt" nicht zu 100 % abbilden, da sie einer geringeren Repräsentativität, einem Non-Response-Bias oder einer Fragebogenmüdigkeit unterliegen. Tatsächlich sinken die Antwortraten bei BLS-Umfragen seit 2014 kontinuierlich, was die Qualität der jeweiligen Daten infrage stellen kann.[5]

Schauen wir uns ein praktisches Beispiel für Desinformation im Gesundheitsbereich an. Es ist so ungeheuerlich falsch, dass es lächerlich wirkt; für die Zwecke dieses Buches ist es jedoch einfach genug, ein paar Schritte zu zeigen, wie man gesundheitsbezogene Informationen im Internet auf Fakten überprüft, indem man schnell verdächtige Zeichen entdeckt. Am 7. September 2024 veröffentlichte ein Newsletter namens „Hometalk DIY-Ideen" zusammen mit *Woman's Health Journal* eine Überschrift und einen Link zu einer Seite mit dem Text „Ein Teelöffel auf nüchternen Magen kann 12 Pfund Fett pro Woche verbrennen (das ist genial!)". In kleinen Buchstaben konnte man unten auf dem zugehörigen Bild lesen: „gesponserter Inhalt", also das erste verdächtige Zeichen: kommerzielles Interesse!

Die entsprechende Seite, auf die verwiesen wurde, imitierte dann das Aussehen des Nachrichtenmagazins *Today*[6] und die Überschrift lautete: „LEBENSVERÄNDERND: Medizinstudent der Harvard University entdeckt ein geheimes Mineral, mit dem Sie in 28 Tagen 52 Pfund abnehmen können." Dies ist das zweite verdächtige Zeichen, da diese Aussage nicht einmal einer einfachen Plausibilitätsprüfung standhält: Ist es überhaupt möglich, fast zwei Pfund (oder 7000 Kalorien) Fett pro Tag zu verlieren? Dies entspricht etwa drei Marathonläufen pro Tag oder einer Fahrradetappe der Tour de France in den Bergen. Ein normaler menschlicher Körper wäre nicht in der Lage, diese Menge an Bewegung täglich zu bewältigen. Selbst wenn man davon ausgeht, dass das Fett durch nicht mit Bewegung verbundene Mechanismen verstoffwechselt würde, ist es fraglich, ob ein Körper die riesige Menge an Metaboliten (CO_2 und Wasser) ohne schwerwiegende Auswirkungen auf Atmung, Nieren und Elektrolythaushalt verarbeiten könnte. Der Artikel verwendet den Namen „University of Harvard" und zitiert „Professoren" allge-

---

[4] https://wonder.cdc.gov/.
[5] https://www.nytimes.com/2024/07/09/business/economy/economic-data-response-rates.html.
[6] https://fitnesslifetoday.com/HEALTH/Newsmax/Belly-Flab/Today3/fusion/.

mein, ohne sie speziell zu nennen. Darüber hinaus zeigt der Artikel Grafiken, die Gewichtsverluste vergleichen und wie Studienergebnisse aussehen, nennt aber keine Referenzen. Dies ist natürlich ein drittes verdächtiges Zeichen: keine überprüfbaren Quellen. Es werden mehrere Vorher-nachher-Bilder von Prominenten gezeigt, darunter Melissa McCarthy. Eine schnelle Recherche in den echten „Today"-Nachrichten ergab, dass die Schauspielerin über 5 Jahre hinweg allmählich abgenommen hat, aber nicht innerhalb eines Monats.[7] Dies ist ein viertes verdächtiges Zeichen: Verwendung von Prominenten, offensichtlich gefälschte Bilder. Der Artikel behauptet dann, dass die Investoren der Fernsehserie „Shark Tank" 50 Mio. Dollar in die Mineral-Gewichtsverlustpille investiert hätten und zeigt ein Bild einer Frau, die ein Produkt an die Juroren verteilt. Dies ist ein fünftes verdächtiges Zeichen: offensichtlich ein Betrug und eine Fälschung. Die Investoren von Shark Tank investieren niemals so hohe Beträge und sie befürworten keine Gewichtsverlustpillen.

> Es gibt keine Demokratisierung ohne entsprechende Verantwortung, und dazu gehört auch die Unterscheidung, ob Online-Informationen richtig oder falsch sind.

Dieses Beispiel mag wie ein leicht zu fälschender Betrug aussehen, aber entsprechende Posts auf Facebook erhielten über 100.000 Aufrufe, wurden sicherlich mehrfach weitergeleitet, und Millionen anfälliger Amerikaner fallen jedes Jahr auf solche Desinformation herein. Leider gibt es in den USA keine behördliche Aufsicht für solche Scharlatanerie. Laut Gesetz unterliegen Nahrungsergänzungsmittel nicht der FDA-Zulassung. Die FDA kann nur tätig werden, wenn sich ein Produkt als unsicher erweist oder wenn seine Kommunikation irreführend ist, insbesondere wenn ein Produkt ohne wissenschaftliche Beweise behauptet, Krankheiten zu behandeln, zu heilen oder zu verhindern. Im Vergleich zur mächtigen Nahrungsergänzungsmittelindustrie mit Tausenden von Produkten sind die Ressourcen der FDA jedoch relativ gering.

Dank des Internets war es noch nie so einfach, an Informationen zu kommen wie heute. Allerdings ist es auch so schwierig wie nie zuvor, die Richtigkeit einer Information zu beurteilen.

6.3 Digitale Epidemiologie und öffentliche Gesundheit

Da RWD es uns ermöglichen, die Wirkung von Medikamenten zu erforschen, wenn sie im wirklichen Leben, außerhalb einer experimentellen Studie, eingenommen werden und wenn diese Daten mit Verschreibungs- und Kostenträgerdaten kombiniert („verknüpft") werden können, haben wir eine gute Grundlage für die Erforschung nicht nur der medizinischen Wirksamkeit, sondern auch der finanziellen Auswirkungen auf das Gesundheitssystem als Ganzes. Die besten Medikamente sind wertlos, wenn Patienten aufhören, sie einzunehmen. In klinischen Studien er-

---

[7] https://www.today.com/health/health/melissa-mccarthy-weight-loss-rcna151625.

halten Patienten die jeweiligen Studienmedikamente oft kostenlos und nehmen sie daher normalerweise weiter ein. In der realen Welt lässt die Einhaltung der Verschreibung jedoch mit der Zeit nach. Dies kann daran liegen, dass der Rat eines Arztes nicht befolgt wird, oder es liegt an finanziellen Einschränkungen wegen einer eventuellen Zuzahlung oder einfach an einer geringeren Verfügbarkeit oder Problemen in der Lieferkette des Medikaments selbst. Es ist nicht sinnvoll, in ein teures Medikament zu investieren, das möglicherweise langfristige Vorteile hat, wenn ein Patient die Einnahme nach einigen Wochen beendet. In finanzieller Hinsicht ist die anfängliche Investition verloren. Der Hype um GLP-1-Agonisten (Semaglutid oder Liraglutid und andere) ist ein solches Beispiel. Während ihre langfristigen Vorteile in Bezug auf Gewichtsverlust und Verringerung des kardiovaskulären Risikos wiederholt in klinischen Studien nachgewiesen wurden, ergab eine Studie in der Praxis, dass nach einem Jahr von 4066 Personen nur eine von drei die GLP-1-Einnahme beibehielt und nur knapp 27 % ihre Medikamente wie vorgesehen einnahmen. Diese Erkenntnisse hinsichtlich mangelnder Beständigkeit und Therapietreue werden bei der Bewertung der langfristigen Kosteneffizienz dieser Produkte, der Kostenentwicklung und bei der Aushandlung wertorientierter GLP-1-Preise helfen.[8]

Die Chancen, die elektronische Gesundheitsdaten (RWD) im Zusammenspiel mit künstlicher Intelligenz (KI) bieten, werden noch immer weitgehend unterschätzt. Berichte über technische Probleme, verletzte Privatsphäre, „halluzinierende" KI-Systeme und Bedenken hinsichtlich eines angemessenen Datenschutzes dominieren die Diskussion und überschatten die Chancen.

Stellen wir uns vor, wir suchen Rat bei einer Handvoll Kollegen und einigen sehr erfahrenen Onkologen und möchten sie bitten, uns aufgrund ihrer Erfahrungen Tipps zu geben, wie man Krebs möglichst früh diagnostizieren kann. Wir hoffen, dass einige unserer Kollegen von Patienten mit einer bestimmten Symptomkonstellation oder Laborwerten berichten können, aufgrund deren man eine bösartige Erkrankung besonders früh erkennen kann, sodass die Patienten noch kurativ behandelt werden können, oder zumindest, dass unsere Kollegen uns mitteilen können, wie man Hochrisikopatienten früh und sicher erkennen kann. Für einen solchen Rat und den großen Erfahrungsschatz, der dahintersteckt, wären wir sicherlich dankbar. Was wäre nun, wenn wir Tausende von Kollegen fragen könnten, die Erfahrungen mit Millionen von Patienten haben? Genau das hat ein Team unter der Leitung des Computer Science and Artificial Intelligence Laboratory (CSAIL) des Massachusetts Institute of Technology (MIT) getan, gemeinsam mit der Abteilung für Strahlenonkologie am Beth Israel Deaconess Medical Center in Boston und mit TriNetX, dem globalen RWD-Forschungsnetzwerk. Die Forscher fütterten KI-Modelle mit anonymisierten Daten aus 6 Mio. elektronischen Gesundheitsakten von 55 Gesundheitsdienstleistern in den USA, darunter 35.387 Fälle von duktalem Pankreasadenokarzinom (PDAC).[9] Das von den Forschern verwendete System heißt

---

[8] Gleason et al. Journal of Managed Care & Specialty Pharmacy, Band 30, Nummer 8. https://doi.org/10.18553/jmcp.2024.23332.
[9] Kai Jia, Appelbaum Limor, et al. eBioMedicine 2023;98: 104888.

PRISM und bestand aus zwei KI-Modellen. Die erste KI verwendete künstliche neuronale Netzwerke, um Muster in den Daten zu erkennen. Anschließend wurde für einzelne Patienten ein Risikowert berechnet. Das zweite KI-Modell wurde dann mit denselben Daten gefüttert, um einen Wert zu generieren, mit dem alle 90 Tage das PDAC-Risiko der Patienten bewertet wurde. Sie beobachteten alle Patienten bis zu 18 Monate nach ihrer letzten Risikobewertung, um zu sehen, ob in diesem Zeitraum ein PDAC diagnostiziert wurde. Das neuronale Netzwerk war in der Lage, 35 % aller Patienten, die Bauchspeicheldrüsenkrebs entwickelten, bis zu 18 Monate *vor ihrer Diagnose* zu identifizieren, und konnte sie als Hochrisikopatienten kennzeichnen, was den Autoren zufolge eine erhebliche Verbesserung gegenüber derzeitigen Screeningsystemen darstellt.

Diese Ergebnisse klingen sehr vielversprechend. Auch wenn das System noch nicht bereit ist, die gezielte Diagnostik zu ersetzen, könnte es zumindest Wahrscheinlichkeitsmetriken zur Vorabklärung des Krebsrisikos erhöhen und so eine aussagekräftigere, gezieltere und kostengünstigere Vorsorge ermöglichen. Es gibt viele solcher Modelle für verschiedene Krebsarten, aber die meisten haben es noch nicht über das Stadium der Veröffentlichung in der Literatur in die Praxis geschafft. Die Chancen, die solche Systeme bieten, sind enorm. Bestimmte Signalkonstellationen, die nur KI erkennen kann, könnten die Vorhersage, das Screening und die Diagnose von Krebserkrankungen deutlich verbessern. So wie ein Mensch mit mehr verfügbaren Informationen fundiertere Aussagen treffen kann, benötigt auch KI eine große Menge an Daten und Erkenntnissen. Dank der Digitalisierung des Gesundheitssystems sind diese heute viel einfacher zugänglich als noch vor einem Jahrzehnt. Daten, die für die Analyse potenzieller Signalkonstellationen nützlich sein könnten, werden im Laufe des Lebens eines Patienten routinemäßig aus den unterschiedlichsten Gründen gesammelt (etwa wenn Patienten ihren Hausarzt aufsuchen oder mit einem gebrochenen Knöchel in die Notaufnahme kommen). Zusammengenommen sind dies Signale und Muster, die das Risiko bestimmter Erkrankungen (in diesem Fall Bauchspeicheldrüsenkrebs) vorhersagen können, bevor die Krankheit tatsächlich diagnostiziert wird.

Daten aus Gesundheitsdatenbanken ermöglichen nicht nur Risikovorhersagen für viele Krebsarten. Auch das Risiko für mehr als 1000 Krankheiten aus anderen Fachgebieten konnte mittels einer trainierten künstlichen Intelligenz (KI) gelingen. Ein vom Deutschen Krebsforschungszentrum (DKFZ) in Heidelberg entwickelte Modell namens Delphi konnte jede sechste Erkrankung im ersten Jahr und jede siebte in den 20 nachfolgenden Jahren vorhersagen.[10] Es ist bemerkenswert, dass mangels deutscher Daten das deutsche Institut auf Daten von 0,4 Mio. Teilnehmern der britischen Biobank und Daten von 1,9 Mio. Dänen zurückgreifen musste.[11] Es zeigt, wie sich die zögerliche Einführung der elektronischen Patientenakte in Deutschland negativ auf den Forschungsstandort auswirken kann. Auch die Anwendbarkeit und damit der Benefit für die Medizin in Deutschland kann durch die

---

[10] Deutsches Ärzteblatt. KI-Modell kann jede 6. Erkrankung vorhersagen. 12. Februar 2025.
[11] doi: https://doi.org/10.1101/2024.06.07.24308553.

Verwendung ausländischer Daten limitiert sein, da soziale und geografische Einflussfaktoren oder Versorgungsstrukturkomponenten unterschiedlich sein können.

Ein weiteres Beispiel für den Nutzen von RWD: Jeder Arzt weiß, dass bestimmte Medikamente eine Herausforderung, im schlimmsten Fall sogar eine Gefahr für die Leberfunktion darstellen können. Bisher stammt dieses Wissen aus Arzt- und Patienteninformationen, die jedem Medikament beiliegen (Indikation, Kontraindikation, Sicherheitshinweise usw.), die meist aus klinischen Studien stammen oder aus Sicherheitsberichten zu einem einzelnen Medikament, die bei der Zulassungsbehörde eingereicht oder auf der LiverTox-Website des NIH (National Institutes of Health) veröffentlicht wurden. Kürzlich analysierte ein Forscherteam der University of Pennsylvania RWD aus den Jahren 1991 bis 2021 aus den elektronischen Gesundheitsakten von US-Veteranen. Die Kohorte bestand aus fast 8 Mio. Patienten, die auf der Grundlage von Studiendaten oder Einzelberichten mit mindestens einem von 220 Medikamenten behandelt wurden, die bisher als lebertoxisch galten. Die Patienten hatten keine Lebererkrankungen in der Vorgeschichte und ihre Leberenzyme (Alanin-Aminotransferase, ALT, und alkalische Phosphatase, AP) waren im Jahr vor Beginn der Behandlung normal. Anhand dieser RWD konnten die Forscher die Risiken von Leberschäden besser quantifizieren: Von den fast 8 Mio. Patienten wurden 1739 (0,02 %) wegen schwerer akuter Leberschäden ins Krankenhaus eingeliefert, 5 Patienten mussten sich einer Lebertransplantation unterziehen und 473 starben innerhalb von 180 Tagen. Die Forscher konnten auch die derzeit verdächtigen Medikamente auf eine Liste von etwa einem Dutzend Medikamenten mit dem höchsten Potenzial, Leberschäden zu verursachen, eingrenzen. Die höchste Inzidenz von 86 Lebertoxizitätsereignissen pro 10.000 Personenjahren zeigte ein Reverse-Transkriptase-Hemmer zur Behandlung von HIV.[12] Dies zeigt, dass Realweltdaten, insbesondere wenn sie aus verschiedenen, unterschiedlichen Quellen stammen und über einen längeren Zeitraum gesammelt wurden, die Arzneimittelsicherheit deutlich verbessern können, indem sie uns präzisere Informationen über die tatsächlichen Risiken des Medikaments liefern.

6.4 Ethische Überlegungen zu digitalen Daten

Selbstverständlich müssen solche Überlegungen auch aus ethischer Sicht betrachtet werden. Es geht um individuelle Rechte versus legitime Zwecke zum Wohle der Gesellschaft und des öffentlichen Interesses. Wie weit muss also das Individuum zum Wohle der Gemeinschaft einzelne Rechte aufgeben?

Wir sind es gewohnt, Steuern zahlen zu müssen (was den wenigsten von uns gefällt), und wir verstehen, warum wir einen Teil unseres hart verdienten Geldes mit dem Staat teilen müssen, auch wenn wir wissen, dass die Regierung das Geld nicht immer auf die klügste und effizienteste Weise ausgibt. Warum sollten wir also Ein-

---

[12] Torgersen J, Mezochow AK, Newcomb CW, et al. Severe Acute Liver Injury After Hepatotoxic Medication Initiation in Real-World Data. JAMA Intern Med. Published online June 24, 2024. doi: https://doi.org/10.1001/jamainternmed.2024.1836

wände gegen die Verwendung unserer anonymisierten, gesammelten Gesundheitsdaten haben, wenn wir dadurch mehr Menschen helfen und das Leben aller um uns herum verbessern können, und sei es nur in geringem Maße, selbst wenn die Art und Weise der Datenverwendung rationalisierter und effizienter sein könnte? Laut TMF (Technologie- und Methodenplattform für die vernetzte medizinische Forschung e.V.) wären mehr als 86 % der Deutschen dafür, dass der Staat ihre Gesundheitsdaten in Zukunft für öffentlich finanzierte medizinische Forschung verwendet, auch ohne die Zustimmung der Betroffenen. Dies würde jedoch erfordern, dass die Datenverwendung und der Datenzugriff gesetzlich geregelt und angemessen kontrolliert werden. Dass die notorisch datenschutzbesessene deutsche Gesellschaft der Verwendung ihrer Gesundheitsdaten für die Wissenschaft aufgeschlossen gegenübersteht, überrascht mich, ist aber ein gutes Zeichen.

Wenn es um Datenschutz und Eigentum geht, müssen wir zwischen Daten (also Informationen) und Bioproben (wie Biopsieproben, also Körperteilen) unterscheiden. Unternehmen, die an der Sammlung, dem Handel oder der Analyse von Gesundheitsdaten beteiligt sind, müssen sicherstellen, dass die Diskussion über Datenschutz nicht durch Konflikte zwischen Wissenschaftlern und Gemeinschaften über den langfristigen Besitz von Bioproben getrübt wird. Auslöser war der bekannte Fall von Henrietta Lacks, deren Zellen aus ihrem Tumor ohne ihre Zustimmung entnommen und noch mehr als 70 Jahre später für Forschung und Profit verwendet wurden, beispielsweise, um von der Pharmaindustrie Plattformen zur Bereitstellung von genetischem Material zu entwickeln. In der RWD/RWE-Forschung haben wir es mit *Daten* zu tun, nicht mit *Zellen*, die DNA tragen und ein Eigenleben führen können. Dennoch können Diskussionen über den Besitz von Daten aufkommen und müssen berücksichtigt werden. Allerdings gibt es nach den strengen Datenschutzvorschriften der USA und Europa eigentlich keinen guten Grund für das Gesundheitssystem, private Gesundheitsdaten (natürlich anonymisiert und aggregiert) nicht für die medizinische Weiterentwicklung zu verwenden. Es wäre schwer zu begründen, dass eine solche Arbeit für das Gemeinwohl, also für den medizinischen Fortschritt, als unmoralisch oder unethisch angesehen werden könnte.

Wie bereits erwähnt, gelten im Gesundheitswesen viel strengere Datenschutzbestimmungen als im Verbrauchergeschäft. Dies beginnt mit einem viel komplexeren Prozess rund um die Einwilligung und setzt sich mit strengen Anonymisierungstechniken für Gesundheitsdaten fort. Es gibt mehrere Schritte, mit denen sichergestellt werden kann, dass der Datenschutz gewahrt wird. Damit können Patienten darauf vertrauen, dass ihre Gesundheitsinformationen, während sie zur weiteren Forschung zum Wohle zukünftiger Patienten beitragen, anonym und von identifizierbaren persönlichen Daten getrennt bleiben.

Der erste Schritt, um dieses Vertrauen zu gewinnen, betrifft die Speicherung und den Zugriff auf die Daten. Der intelligenteste Weg, elektronische Krankenakten für die Forschung zu verwenden und dabei Datenschutzgesetze bestmöglich einzuhalten, ist eine „föderierte Datenbank". In einem föderierten Datennetzwerk bleiben die Daten aller teilnehmenden Zentren/Kliniken hinter der institutionellen Firewall, werden jedoch gemäß einem gemeinsamen Standard strukturiert. Dadurch können Abfragen und Ergebnisse anstelle von Rohdaten zwischen den Standorten ausgetauscht

6.4 Ethische Überlegungen zu digitalen Daten

werden.[13] Was bedeutet das? Die eigentlichen Daten verlassen das Krankenhaus grundsätzlich nicht. Die Daten verbleiben im EMR-System des Krankenhauses und werden lokal entsprechend der gestellten Forschungsfrage analysiert. Ein Netzwerk aus Krankenhäusern oder anderen Gesundheitsdienstleistern ermöglicht die Verwendung all ihrer Daten und erhöht so die Stichprobengröße und macht die statistische Analyse wesentlich robuster. Ein solches Netzwerk wird zentral koordiniert und verwaltet, ohne jemals individuelle Daten zu erhalten. Wenn ein Forscher beispielsweise die Demografie, die Medikamente und bestimmte Laborwerte von Patienten mit Diabetes Typ 2 wissen möchte, die Insulin erhalten, wird diese Frage als Abfrage an die einzelnen EMR-Datenbanken aller Netzwerkmitglieder gesendet, analysiert, anonymisiert, lokal aggregiert, und die Ergebnisse werden dann an das Koordinierungszentrum zurückgesendet. In diesem Zentrum werden alle aggregierten, zusammengefassten Ergebnisse gesammelt, erneut analysiert und im gesamten Netzwerk für die epidemiologischen Forschungsergebnisse für die gesamte Bevölkerung im Netzwerk kumuliert. Eine solche föderierte Datenstruktur ist zwar die beste Möglichkeit, die Datensicherheit zu gewährleisten, kann jedoch in Situationen, in denen Aufsichtsbehörden Zugriff auf die Originaldaten anfordern, um deren Genauigkeit und Rückverfolgbarkeit zu testen, eine Herausforderung darstellen.

Ein zweiter Schritt zum Schutz der persönlichen Daten umfasst Vorkehrungen für den Fall, dass extrem spezifische Suchkriterien das Ergebnis auf eine so kleine Zahl reduzieren, dass Forscher möglicherweise einzelne Personen finden, insbesondere in Verbindung mit einer anderen Quelle. Es wurde nachgewiesen, dass 87 % aller Amerikaner anhand von nur drei Informationen eindeutig identifiziert werden konnten: Postleitzahl, Geburtsdatum und Geschlecht.[14] Die Autorin des Papiers, eine Informatikerin am MIT (Massachusetts Institute of Technology), konnte die Aufzeichnungen des ehemaligen Gouverneurs von Massachusetts, William Weld, identifizieren. Ihre Arbeit wurde wie folgt beschrieben:[15]

> „Die damalige Doktorandin Latanya Sweeney machte sich in den Daten der Massachusetts Group Insurance Commission (GIC) auf die Suche nach den Krankenhausunterlagen des Gouverneurs. Sie wusste, dass Gouverneur Weld in Cambridge, Massachusetts, wohnte, einer Stadt mit 54.000 Einwohnern und sieben Postleitzahlengebieten. Für zwanzig Dollar kaufte sie von der Stadt Cambridge die vollständigen Wählerlisten, eine Datenbank, die unter anderem Name, Adresse, Postleitzahl, Geburtsdatum und Geschlecht jedes Wählers enthielt. Indem sie diese Daten mit den Unterlagen der GIC kombinierte, fand Sweeney Gouverneur Weld mit Leichtigkeit. In Cambridge hatten nur sechs Menschen dasselbe Geburtsdatum, nur drei davon waren Männer, und von diesen wohnte nur er in seinem Postleitzahlengebiet. Mit einer theatralischen Geste schickte Dr. Sweeney die Krankenakten des Gouverneurs (die Diagnosen und Rezepte enthielten) an sein Büro."

---

[13] Pfaff ER et al. Synergies between centralized and federated approaches to data quality: a report from the national COVID cohort collaborative, Journal of the American Medical Informatics Association, Volume 29, Issue 4, April 2022, Pages 609–618, https://doi.org/10.1093/jamia/ocab217.

[14] Sweeney, Latanya. "Simple Demographics Often Identify People Uniquely." Data Privacy Working Paper 3, Carnegie Mellon University, 2000.

[15] Ohm, Paul. "Broken Promises of Privacy: Responding to the Surprising Failure of Anonymization." UCLA Law Review, vol. 57, 2010, pp. 1701–1777.

Es besteht eine gewisse Wahrscheinlichkeit, dass bei einer Suche mit komplexen und detaillierten Kriterien die Ergebnisse eine ausreichend kleine Gruppe ergeben, die es Forschern (oder eigentlich jedem) ermöglichen könnte, Personen anhand einer anderen leicht zugänglichen Quelle (z. B. Wählerregistrierung) genau zu identifizieren. Daher stellt heutzutage eine häufig verwendete Vorsichtsmaßnahme sicher, dass Suchvorgänge in föderierten Datenbanken kein Ergebnis liefern, wenn das Ergebnis weniger als zehn Personen umfasst. Obwohl diese Einschränkung die Forschung im Bereich seltener Krankheiten behindern kann, wird sie dennoch respektiert, um einen ausreichenden Schutz der individuellen Daten zu gewährleisten. Zusammenfassend sollten Daten für die medizinische Forschung nur anonym und über eine bestimmte definierte Gruppe von Personen aggregiert verwendet werden. Im Gegensatz zur kommerziellen Verwendung von „Big Data" interessiert sich die medizinische Forschung nicht für Einzelpersonen und ihr Verhalten, sondern für Populationen und ihre Krankheiten, Risikofaktoren oder Behandlungen.

Die wichtigsten Erkenntnisse dieses Kapitels

- **Durch die digitale Transformation** werden wir Informationen immer schneller verarbeiten. Es ist für das Gehirn einfacher, Informationen unter der Überschrift einer schlichten Ideologie zu vereinfachen, als die Einzelheiten zu analysieren und zu überprüfen.
- **Das Internet** macht es einfacher, an Informationen zu kommen, und zwar schneller als je zuvor. Allerdings sind diese Informationen oft fragwürdig und müssen auf ihre Richtigkeit überprüft werden. Die große Menge an verfügbaren Online-Informationen kann heutzutage als Demokratisierung der Wissenschaft angesehen werden, doch die Verfügbarkeit von Informationen geht nicht ohne die Verantwortung einher, diese auf ihren Wahrheitsgehalt zu überprüfen.
- **Gesundheitsinformationen:** Patienten wissen oft mehr Details über ihre eigene Krankheit als Ärzte. Die vertrauenswürdigsten Quellen für Gesundheitsinformationen sind nach wie vor von Experten begutachtete medizinische Fachzeitschriften mit hohem Impact Factor.
- **Bei ethischen Überlegungen** muss zwischen den Rechten des Einzelnen und den legitimen Zwecken zum Wohle der Gesellschaft und des öffentlichen Interesses abgewogen werden. Zudem gelten im Gesundheitsbereich viel strengere Datenschutzbestimmungen als im Verbrauchergeschäft.

Soziale Medien: Segen oder Fluch? 7

Heutzutage beziehen mehr Menschen ihre Nachrichten aus sozialen Medien als aus fast jeder anderen Quelle. Das ist ziemlich beunruhigend, da soziale Medien dafür bekannt sind, dass sie häufig ein Sammelbecken von Fehlinformationen, ungeprüften Meinungen und widersprüchlichen „Fakten" sind. Im Jahr 2023 berichtete das Pew Research Center, dass 26 % der Amerikaner ihre Nachrichten regelmäßig von YouTube bezogen.[1] Da die Suchergebnisse von YouTube vom Wiedergabeverlauf eines Benutzers beeinflusst werden, stoßen Benutzer wahrscheinlich auf Fehlinformationen, ob unbeabsichtigt oder absichtlich. Das liegt daran, dass Plattformen wie YouTube in erster Linie darauf ausgerichtet sind, ihre Inhalte zu monetarisieren und Werbetreibende zufriedenzustellen, und nicht darauf, möglichst viele verifizierte Informationen zu präsentieren. Das bedeutet auch, dass YouTube und andere soziale Medienplattformen ihre Benutzer normalerweise in „Schubladen" ihrer eigenen Meinungen isolieren. Es ist vermutlich keine Überraschung, dass die wenigsten sozialen Nutzer es schätzen würden, wenn ihnen von Leuten auf der „anderen" Seite des politischen Spektrums gezeigt würde, wie falsch ihre Meinungen sind. Wenn beispielsweise ein YouTube-Nutzer der Plattform sehr an konservativen Inhalten interessiert ist und sich für konservative Werte und Prinzipien einsetzt und diese unterstützt, wird der YouTube-Algorithmus dieser Person wahrscheinlich mehr von diesen Inhalten zeigen, da es sich dabei um die Inhalte handelt, die der Nutzer ansieht. Mit der Zeit kann auf Plattformen wie YouTube ein sehr spezifisches und voreingenommenes Profil für die Vorlieben dieser Art von Nutzern entwickelt werden. Das Ergebnis ist eine sehr abgeschottete, eintönige Erfahrung für diese Person, die kontinuierlich und fast ausschließlich Inhalten ausgesetzt ist, die mit ihren bestehenden Überzeugungen übereinstimmen.

---

[1] https://www.pewresearch.org/journalism/2020/09/28/many-americans-get-news-on-youtube-where-news-organizations-and-independent-producers-thrive-side-by-side/.

Im Gegensatz zu YouTube hat X (ehemals Twitter) in seinem Bereich „Community Notes" Folgendes geschrieben: „eine besser informierte Welt zu schaffen, indem Menschen auf X die Möglichkeit gegeben wird, gemeinsam potenziell irreführenden Posts Kontext zu verleihen."[2] Kurz gesagt funktioniert es so: Beitragende hinterlassen eine Notiz zu einem Beitrag, und wenn genügend Beitragende mit anderen Ansichten diese Notiz als hilfreich bewerten, wird sie öffentlich angezeigt. (Bei den Community-Notes-Mitwirkenden handelt es sich um X-Benutzer, die sich anmelden, um Notizen zu schreiben und zu bewerten – je mehr es sind, desto effektiver ist das Programm.) Auf diese Weise versuchen diese Arten von Social-Media-Plattformen, Meinungen und Beiträge zu verifizieren und Fehlinformationen zu reduzieren, während sie den Benutzern gleichzeitig ein positives Erlebnis bieten, und es scheint in vielen Fällen zu funktionieren.

Trotzdem sind Social Media nicht nur ein Sammelbecken vertrauens-unwürdigen Mülls. Wie in einem Positionspapier der Klinik für Kardiologie und Angiologie der Medizinischen Hochschule Hannover festgestellt wird, haben Social Media auch positive Aspekte.[3] So ist die wissenschaftliche Kommunikation beispielsweise viel schlanker und überprüfbarer geworden: Soziale Medien haben eine besondere Bedeutung, insbesondere in der Arzt-Patienten-Kommunikation, im interdisziplinären Austausch und bei Informationskampagnen, und helfen, die Dinge zwischen den Benutzern vertraulich und zeitnah zu halten. Im Gegensatz zu medizinischen Fachzeitschriften mit Peer-Review oder eingeladenen Vorträgen werden potenzielle Interessenkonflikte mit Sponsorenunternehmen, zum Beispiel der Medizinprodukte- oder Pharmaindustrie, in Social Media nicht öffentlich preisgegeben, sodass es für Leser schwierig sein kann, Wissenschaft von Werbung zu unterscheiden. Schlimmer noch: Soziale Medien können Falschinformationen multiplizieren, die sonst verschwinden würden, bevor sie sich verbreiten könnten. Wir haben dies im medizinischen Bereich während der COVID-19-Pandemie gesehen, besonders im Zusammenhang mit Masken und Impfungen. Die Social-Media-Unternehmen griffen auf Zensur und „Shadowbanning" zurück (Beschränkung der Verbreitung von Inhalten bestimmter gekennzeichneter Benutzer, ohne die Benutzer darüber zu informieren) und versahen problematische Inhalte mit Warnhinweisen. Diese Plattformen veröffentlichen nicht, wie solche Algorithmen funktionieren und wie effektiv sie sind, und die Bestimmung der Wirksamkeit dieser Strategien ist in der Tat unklar geblieben.

Um das herauszufinden, haben Forscher an der University of California in San Diego über 200 Community Notes zu Posts auf X, in denen die COVID-Impfung erwähnt wurde, zufällig ausgewählt und festgestellt, dass 97 % davon völlig zutreffend, 2 % teilweise zutreffend und 0,5 % ungenau waren.[4] Im Durchschnitt wurde

---

[2] https://help.x.com/en/using-x/community-notes#:~:text=Community%20Notes%20aim%20to%20create,publicly%20shown%20on%20a%20post.

[3] https://leitlinien.dgk.org/files/2023_positionspapier_umgang_mit_sozialen_medien_in_kardiologie.pdf.

[4] Allen MR, Desai N, Namazi A, et al. Characteristics of X (Formerly Twitter) Community Notes Addressing COVID-19 Vaccine Misinformation. JAMA. 2024;331(19):1670–1672. doi: https://doi.org/10.1001/jama.2024.4800.

jeder Post mit einer Community Note mehr als eine Million Mal aufgerufen. Allerdings wurden Posts mit Falschinformationen zu Impfstoffen viel häufiger aufgerufen, Hunderte Millionen Mal. Es ist unmöglich festzustellen, wie relevant und wahrheitsgetreu die Benutzer selbst diese Inhalte fanden; einige anspruchsvollere Benutzer haben diese Beiträge möglicherweise mit Vorsicht genossen, während andere leicht dazu verleitet werden konnten, an die absolute Wahrheit dieser Beiträge zu glauben. Letzten Endes ist es egal, welche Sicherheitsvorkehrungen und Schlichtungsmaßnahmen die Social-Media-Unternehmen auf ihren Plattformen zu treffen versuchen, um Fehlinformationen einzuschränken und zu eliminieren. Diese gigantische Aufgabe ist einfach zu groß, um sie jemals effektiv bekämpfen zu können. Bei Benutzerzahlen im zweistelligen oder sogar dreistelligen Millionenbereich, die jeweils unzählige Beiträge pro Minute posten, ist die Verbreitung von Fehlinformationen auf diesen Plattformen nur allzu real und wird es in absehbarer Zukunft wohl auch bleiben. Noch einmal – es ist (gelinde gesagt!) alarmierend, dass so viele Menschen diese Social-Media-Plattformen immer noch als *primäre* Nachrichtenquelle nutzen, obwohl sie die Risiken und inhärenten Gefahren kennen, die diese Plattformen bergen.

7.1 Der Einfluss sozialer Medien auf die öffentliche Meinung

Insbesondere im Bereich des Gesundheitswesens und der klinischen Forschung haben die sozialen Medien und die Kommunikation, der Diskurs und die Aktivitäten meiner Kollegen auf diesen Plattformen die öffentliche Meinung darüber, was wir tun und wer wir sind, erheblich geprägt. In der Vergangenheit waren Berufe wie Ärzte und Forscher im Allgemeinen ebenso prestigeträchtig wie mystisch. Ärzte konnten Patienten Lösungen, Behandlungen und Medikamente verschreiben und das war's. Ihr Wort wurde für bare Münze genommen und es war unüblich, ihren Erkenntnissen und Meinungen zu widersprechen.

Heute haben die sozialen Medien das Spielfeld zwischen Ärzten, Patienten und Forschern völlig angeglichen. Es gibt unzählige prominente Ärzte, Forscher und Experten, die zusätzlich zu ihrem offiziellen Beruf sogar ganze Social-Media-Kanäle auf der Grundlage ihrer Persönlichkeit erstellt haben, die im Allgemeinen Hunderttausende von Followern haben. Das bedeutet, dass unzählige Menschen in der Allgemeinbevölkerung Zugang zu unzähligen Experten im medizinischen Fach haben und ihnen die mundgerechtesten, kürzesten Videoclips zur Verfügung stehen, die alles und jedes über den Bereich des Gesundheitswesens und der klinischen Forschung erklären. Dabei handelt es sich um geprüfte, zugelassene Experten mit allen erforderlichen Abschlüssen und Zertifikaten, und die Menschen müssen sich keine teuren Gesundheitsversorgungsoptionen mehr leisten oder Informationen zu Forschungsstudien auf Postgraduiertenniveau verstehen können. Diese Informationen werden dank der sozialen Medien weit und frei verbreitet.

Wie Sie sich sicher vorstellen können, kann dies zu enormen Spaltungen, gegensätzlichen Meinungen und sogar erbitterten Online-Debatten zwischen Leuten führen, die ihre bevorzugten Fakten zur Untermauerung ihrer Position verwenden. Jetzt, da eine große Menge an Informationen leicht online verfügbar ist, kann jeder eine Meinung zu einer beliebigen Anzahl von Gesundheitsthemen haben und echte oder vermutliche Experten als Untermauerung seiner Argumente heranziehen. Ob gut oder schlecht, die sozialen Medien haben die Konversation, das Verständnis und die Aktivität rund um das Gesundheitswesen und die klinische Forschung verbessert und einen enormen Einfluss auf die öffentliche Meinung unseres Fachgebiets gehabt. Die sozialen Medien sind für Ärzte, Krankenhäuser und andere Gesundheitsorganisationen zu einem wichtigen Mittel geworden, um ihre Patienten und die Bürger im Allgemeinen zu informieren und aufzuklären. Damit lässt sich auch überwachen, was in der Öffentlichkeit ankommt und welche Themen am heftigsten diskutiert werden. So erhalten wir als Gesundheitsexperten tiefere Einblicke in die Themen, die unseren Patienten am wichtigsten sind, und erfahren, was ihre größten Bedürfnisse sind, da sich diese im Lauf der Zeit ändern.

Das wohl auffälligste und folgenreichste Beispiel dafür, wie soziale Medien die öffentliche Meinung und wissenschaftliche Themen beeinflusst haben, ist das Thema Impfungen. Geschichten über vermeintliche schädliche Nebenwirkungen bestimmter Impfstoffe, sogar Verschwörungstheorien, die nichts mit der Wahrheit zu tun haben, vermehren sich in den sozialen Medien ständig und sind häufig mit emotionalen Äußerungen vermischt. Wir wissen, dass ein winziger Prozentsatz einer Population von Geimpften eine negative Nebenwirkung eines ansonsten sicheren und nützlichen Impfstoffs erfahren kann. Da solche Nebenwirkungen für den einzelnen Menschen sehr einschneidende Erfahrungen sein können, ist es verständlich, dass dieser kleine Prozentsatz in die sozialen Medien geht und über seine negativen Erfahrungen mit der Impfung postet. Da die meisten Leute auf diesen Plattformen keine Experten für klinische Forschung sind (und alle von ihnen die Möglichkeit haben, so ziemlich alles zu posten, ohne es überprüfen zu müssen), ist es nicht schwer, sich eine Welt vorzustellen, in der jemand eine Behauptung über seine negativen Erfahrungen mit einem Impfstoff posten und behaupten kann, dass dieser Impfstoff schädlich ist. Natürlich kann jeder einzelne Fall eines unerwarteten Symptoms, einer Neuerkrankung oder einer neuen Diagnose nach der Applikation eines Impfstoffs lebensverändernd und ein dramatisches Ereignis für die betroffene Person sein. Aber im Fall von Impfstoffen sind viele der negativen Posts in den sozialen Medien individuelle Einzelfälle (vorausgesetzt, sie sind überhaupt wahr – auch hier gibt es kaum oder gar keine Überprüfung für Posts in den sozialen Medien), die ein Schwarz-Weiß-Bild des Medikaments zeichnen können. Umgekehrt werden positiven Auswirkungen und gute Nachrichten über eine Impfung normalerweise nicht in den sozialen Medien gepostet. Dieses Phänomen, dass eine winzige Minderheit öffentlich über ihre seltenen negativen Nebenwirkungen berichtet, während die große Mehrheit positive Auswirkungen erlebt und nicht darüber schreibt, kann leicht den Eindruck erwecken, dass ein Impfstoff überwiegend schädlich ist. Diskussionen über Impfungen sind daher per Definition negativ ausgerichtet (Reporting Bias).

Es gibt noch einen weiteren Aspekt, der Falschinformationen in sozialen Medien Sonderstellung verleiht: Sie vermitteln den Teilnehmern ein Gemeinschaftsgefühl. Nehmen wir an, jemand lebt isoliert oder konnte in seiner örtlichen Gemeinschaft keine anderen Personen finden, die seine Meinung teilen. Dann wird er im Internet suchen und in sozialen Medien, Foren und Online-Communitys eine Anzahl von Mitmenschen finden, die sich mit seinen Gefühlen und Erfahrungen identifizieren, sie nachvollziehen können und ihn unterstützen. Dadurch hat der Benutzer das Gefühl, dass er mit seiner Meinung, seinen Gefühlen oder seiner berechtigten Wut nicht allein ist. Dieses virtuelle Gemeinschaftsgefühl schürt oft die Flammen der Menschen, die ihre (manchmal verzerrten) Meinungen sonst für sich behalten würden, und verstärkt die Verbreitung von Informationen, die sich als destructive erweisen und eine ganz andere Version suggerieren als die Wahrheit, und dies gilt insbesondere für die junge Generation. Untersuchungen haben gezeigt, dass Jugendliche sensibler auf soziales Feedback reagieren als Erwachsene. Und die Stimmung von Jugendlichen wird stärker durch einen Rückgang der „Likes" beeinflusst als die von Erwachsenen. Dies wurde in einem großen Instagram-Trace-Datensatz mit mehr als 1,6 Mio. Posts und in einer Neuroimaging-Studie gezeigt.[5] Diese Ergebnisse unterstreichen die Notwendigkeit digitaler Kompetenzprogramme, die Jugendlichen helfen, mit dem ständigen Feedback umzugehen, dem sie auf Social-Media-Plattformen ausgesetzt sind.

7.2 Identifizierung glaubwürdiger Quellen

Autoren digitaler Inhalte sind zu einer wichtigen Informationsquelle für Online-Nutzer geworden. Eine UNESCO-Umfrage,[6] zeigte dass 62 % der Befragten keine gründliche und systematische Überprüfung der Fakten von Informationen durchführen, bevor sie diese weitergeben („sharen"). Die Umfrage stellte außerdem dar, dass es den Nutzern schwerfällt, die besten Kriterien für die Bewertung der Glaubwürdigkeit von Informationen zu finden, die sie online finden. 42 % der Befragten gaben an, dass sie die Anzahl der ‚Likes' und ‚Shares', die ein Beitrag in sozialen Medien erhalten hat, als Hauptindikator verwenden. 21 % teilten Inhalte gerne mit ihrem Publikum, wenn diese ihnen „von Freunden, denen sie vertrauen", mitgeteilt wurden, und nur 19 % gaben an, dass sie sich „auf den Ruf" des ursprünglichen Autors oder die Quelle von Inhalten verlassen.

Nach diesem – zugegebenermaßen kritischen – Blick auf die sozialen Medien ist es verständlich, dass die Frage auftaucht, wie Menschen glaubwürdige Quellen effektiv identifizieren und Wahrheit von Fehlinformationen unterscheiden können. Dies ist eine unglaublich wichtige Frage, die sich jeder beim Surfen in den sozialen Medien und im Internet immer stellen sollte.

---

[5] Ana da Silva Pinho et al., Youths' sensitivity to social media feedback: A computational account. Sci. Adv. 10, eadp8775 (2024). Sci. Adv. 10, eadp8775 (2024). DOI: https://doi.org/10.1126/sciadv.adp8775.
[6] https://unesdoc.unesco.org/ark:/48223/pf0000392006.

Zunächst müssen wir einige Definitionen besprechen. Theoretisch gibt es einen Unterschied zwischen Fehlinformationen und Desinformationen. Fehlinformationen beziehen sich auf Informationen, die *im Allgemeinen* falsch, ungenau oder irreführend sind, aber nicht in böser Absicht erstellt werden. Vielleicht glaubt jemand in den sozialen Medien fälschlicherweise, dass eine Berühmtheit gestorben ist, und veröffentlicht seine Gedanken zum Tod der Person (selbst wenn diese Person gesund und munter ist und irgendwo in ihrer Hollywood-Villa ein Nickerchen macht!). Oder ein Wetterkanal erklärt, dass es in den nächsten Tagen einen Sturm geben wird, ist aber aufgrund eines Meteorologen, der seine Wetterdaten versehentlich falsch gelesen hat zu einer falschen Schlussfolgerung gelangt (oder das Wetter hat sich einfach geändert und der Sturm hat sich aufgelöst, bevor er überhaupt angekommen ist). Falsche oder ungenaue Informationen, die *ohne* die Absicht der Täuschung verbreitet werden, sind Fehlinformationen. Sie werden oft unwissentlich oder unbeabsichtigt weitergegeben, und zwar im Glauben, dass die Informationen wahr sind. Desinformation dagegen ist heimtückischer und absichtlicher. Die Absicht hinter der Desinformation ist böswillig und wird von jemandem geschaffen, der versucht, falsche Informationen zu verbreiten, obwohl er weiß, dass sie nicht wahr sind, und der in der Regel eine böswillige Strategie verfolgt. Vielleicht erstellt und verbreitet eine ausländische Regierung absichtlich gefälschte Nachrichtenartikel (Fake News) in sozialen Medien, um eine Wahl in einem anderen Land zu beeinflussen, indem sie falsche Behauptungen über die kriminellen Aktivitäten oder Verbindungen eines Kandidaten verbreitet.

> „Es ist dumm, sich *ohne* Beweise überzeugen zu lassen, aber es ist ebenso dumm, sich *nicht* durch echte Beweise überzeugen zu lassen."
> (Upton Sinclair, 1878–1968, amerikanischer Schriftsteller und Sozialaktivist, bekannt für die Aufdeckung sozialer Ungerechtigkeiten)

Ein weiteres Beispiel aus dem wirklichen Leben ist, wenn eine Gruppe, deren Mitglieder sich als einer bestimmten Gemeinschaft zugehörig ausgeben, gefälschte Social-Media-Profile erstellt, um aufrührerische oder spaltende Botschaften zu verbreiten, mit dem Ziel, Zwietracht zu säen und die öffentliche Meinung zu manipulieren.

Es kann allgemeine Fehlinformationen geben (z. B. über Krankheiten, Nebenwirkungen von Impfstoffen oder „gesunde" versus „ungesunde" Lebensmittel). Solche Informationen müssen einer Faktenprüfung standhalten, was oft eine Herausforderung darstellt. Zudem erzielen Social-Media-Beiträge, die von Werbung Dritter, kommerziellen Aktivitäten oder Produkten im Zusammenhang mit der medizinischen Praxis beeinflusst sind, oft Millionen von Aufrufen, auch wenn derartige Beiträge in vielen Ländern sogar illegal sind. Ein solcher Verstoß kann bereits vorliegen, wenn in einem beruflichen Kontext in sozialen Medien die Eigennamen bestimmter Produkte eines Unternehmens erwähnt werden „oder ein entsprechender Bezug auf den Namen eines bestimmten Unternehmens hergestellt wird".

Eine Online-Ressource zum Erkennen von Falschinformationen ist das News Literacy Project, eine gemeinnützige Organisation, die 2008 von Alan C. Miller gegründet wurde, um Nachrichtenkompetenz zu vermitteln.[7]

In der Praxis ist es frustrierend schwierig, den Unterschied zwischen Fehlinformationen und Desinformationen zu erkennen. Die glaubwürdigsten Nachrichtenquellen können Fehlinformationen verbreiten, ohne die Absicht zu haben, die Nutzer in die Irre zu führen, aber sie tun es trotzdem. Der erste Schritt zur Feststellung, ob Inhalte wahr oder falsch sind, besteht immer darin, herauszufinden, woher diese Informationen stammen. Wer ist diese Person, die etwas auf X, TikTok oder Instagram postet? Kennen Sie sie? Kennen andere Leute sie? Hat sie in der Vergangenheit wahrheitsgemäße oder unwahre Inhalte gepostet? Hat sie überhaupt eine solche Vorgeschichte oder ist sie ein relativ Fremder mit wenig bis gar keinem Internetverhalten? Das Aufkommen der KI und die immer größeren Fortschritte, die diese Technologie macht, haben tiefgreifende Auswirkungen darauf, was unsere Gesellschaft als „echt" verifizieren kann. Künstliche Intelligenz kann immer besser extrem realistisch aussehende Inhalte erstellen, die komplett gefälscht sind – das kann ein Video von Prominenten oder Politikern sein, die in der Öffentlichkeit unangemessene oder verwirrende Verhaltensweisen an den Tag legen, ein Audioclip einer Persönlichkeit des öffentlichen Lebens mit manipulierten Aussagen oder Fotos, die eine berühmte Person scheinbar bei einer schockierenden Handlung zeigen. Diese Tools werden immer besser darin, realistisch aussehende Bilder, Videos und Töne zu erstellen, und wir müssen uns von dem Luxus entfernen, diesen Medien vollkommen zu vertrauen. Stattdessen müssen wir mehr darauf achten, *wer* diese Inhalte veröffentlicht und ob diese Person vertrauenswürdig ist.

In der realen Welt sollten Redner oder Berater, die offizielle Empfehlungen schreiben oder Vorträge halten, immer über anerkannte Fachkenntnisse in dem Bereich verfügen, zu dem sie Kommentare abgeben oder ihre Rede/ihren Vortrag halten. Aber wenn es um soziale Medien geht, sind die meisten „Influencer" in sozialen Medien überhaupt keine Experten, insbesondere wenn sie keine verifizierte und glaubwürdige Informationsquellen angeben können. Viele von ihnen gründen ihre „Autorität" auf einen medizinischen Titel (Arzt, Apotheker, Krankenschwester), verfügen aber ansonsten über keine besondere oder nur geringe Kompetenz und haben keine Forschungsergebnisse zu dem Thema veröffentlicht, über das sie posten. Natürlich wissen oder interessieren sich die meisten ihrer Follower nicht für deren Kompetenz, und oft sind es die Persönlichkeit, der Charme und das Charisma dieser Influencer, die ihnen zu ihrer enormen Fangemeinde verhelfen.

7.3 Bekämpfung von Fehlinformationen im Internet

Glücklicherweise gibt es viele Möglichkeiten, vertrauenswürdige Quellen zu identifizieren und Fehl- oder Desinformationen im Internet zu bekämpfen. Fake News sind keine Erfindung des Zeitalters der sozialen Medien. Gerüchte, Legenden oder

---

[7] https://newslit.org.

sogar schlichte Lügen begleiten die Menschheit seit ihrer Existenz und werden oft zu einem bestimmten Zweck erzeugt, zum Beispiel, um andere zu beherrschen oder zu bedrohen. Wann immer Geschichten von Menschen gehört oder gelesen werden, wann immer sie interpretiert und unvermeidlich durch die voreingenommene Meinung und das Urteil einer Person gefiltert werden, können sich die Fakten ändern (manchmal subtil, manchmal erheblich), einige Inhalte können verloren gehen (absichtlich oder unabsichtlich) und andere Teile können hinzugefügt werden (relevant oder irrelevant). Beispielsweise ist die Kleinstadt Salem in Massachusetts für ihre Hexenprozesse im 16. Jahrhundert bekannt, und der Tourismus dort floriert jedes Jahr um Halloween herum. Während der Hexenprozesse in Salem, MA, wurden jedoch nie Hexen auf dem Scheiterhaufen verbrannt, obwohl diese Geschichte heute weit verbreitet ist; als Kolonie Englands wurde Hexerei vor Strafgerichten verhandelt, wo die Strafe tatsächlich durch den Strang verhängt wurde. Dies steht im Gegensatz zu den kirchlichen Gerichten in Europa, die Hexerei als Ketzerei betrachteten und mit der Verbrennung (zur Reinigung der Seele) bestraften.[8] Diese sachliche Ungenauigkeit inspirierte vermutlich den Mythos der Hexenverbrennungen bei den Hexenprozessen von Salem, und dieser Irrtum wurde wieder und wieder erzählt und veröffentlicht.

Einer der größten Fälle von Fake News in der Geschichte ereignete sich 1835, als die *New York Sun* einen Artikel über Kreaturen veröffentlichte, die auf dem Mond lebten. Die *Sun* behauptete, der berühmte Astronom Johannes Herschel habe ein leistungsstarkes Teleskop gebaut, durch das er riesige Männer auf dem Mond vor einem Tempel aus geschliffenem Saphir laufen sah. Unnötig zu erwähnen, dass die Verkaufszahlen der *New York Sun* in die Höhe schossen. Aber in Wahrheit handelte es sich um Fake News, die vom Herausgeber der *Sun*, Richard Adams Locke, erfunden worden waren.[9]

Aber Wiederholung, Vervielfältigung und Tausende (sogar Millionen) von „Likes" für einen Social-Media-Beitrag machen eine Geschichte noch nicht wahr. Falschinformationen verbreiten sich extrem schnell, schneller, als ein Mensch die Gültigkeit des Beitrags überprüfen kann. Daher ist es wichtig, dass wir als kritische Denker eine mentale Liste von Schritten entwickeln, die zu ergreifen sind, wenn wir auf potenzielle Falschinformationen stoßen. Wir können und sollten uns nicht darauf verlassen, dass die Social-Media-Plattformen selbst Falschinformationen regulieren oder verhindern, da die unglaubliche Menge an Inhalten, die überprüft werden muss, außerordentlich groß ist und diese Maßnahme sogar einen verfassungswidrigen Eingriff in die freie Meinungsäußerung im Allgemeinen darstellen kann. In letzter Zeit hat die akademische Welt konzertierte Anstrengungen unternommen, um zu erforschen, wie das Internet und die sozialen Medien die Verbreitung von Unwahrheiten erleichtern und für politische und finanzielle Zwecke manipuliert wer-

---

[8] E. Baker. "A Storm of Witchcraft: The Salem Trials and the American Experience", Oxford University Press, 2014.
[9] Matthias, Meg. "The Great Moon Hoax of 1835 Was Sci-Fi Passed Off as News". Encyclopedia Britannica, 22 Jul. 2021, https://www.britannica.com/story/the-great-moon-hoax-of-1835-was-sci-fi-passed-off-as-news. Abgerufen am 26. Oktober 2024.

7.3 Bekämpfung von Fehlinformationen im Internet

den. Diese Bemühungen haben zu einem Forschungsgebiet geführt, das darauf abzielt, Technologien wie soziale Medien und künstliche Intelligenz besser zu verstehen und gleichzeitig die Verbreitung von Falschinformationen über Wahlen, globale Konflikte, die Umwelt und die Gesundheit zu dokumentieren. Ideologen argumentieren, dass die Realität eine soziale Konstruktion ist und es keine „Fakten" gibt. Basierend auf der postmodernen Philosophie von Michel Foucault (1926–1984) sind Wissen und Wahrheit nicht als neutral und objektiv anzusehen, sondern als integrale Bestandteile von Macht und Herrschaft.[10] Sie argumentieren, dass, egal wie gründlich oder fundiert akademische Forschungen zum Klimawandel, zur Impfstoffsicherheit oder zu Fehlinformationen sind, diese Forschungen und Daten nur ein weiteres parteipolitisches Manöver darstellen.[11] Nach dieser Theorie gibt es also keine absolute Wahrheit. Sie wird lediglich von gesellschaftlichen Theorien oder Normen definiert. Komplizierte Philosophie, nicht wahr? Schauen wir uns hierzu wieder einmal ein Beispiel an: Wir alle würden Schnee, der frisch gefallen ist, als weiß bezeichnen (zumindest bevor er taut und mit Straßendreck vermischt wird). Aber, Schnee selbst ist nicht wirklich weiß. Er ist durchscheinend, d. h., Licht kann durch ihn hindurchdringen. Doch die Art und Weise, wie das Licht von den vielen Facetten einer Schneeflocke reflektiert wird, lässt Schnee in unseren Augen weiß erscheinen. Im Wesentlichen streut Schnee alle Farben des Lichtspektrums gleichmäßig, was zur Wahrnehmung von Weiß führt. Die Farbe des Schnees wird also durch unsere Wahrnehmung als weiß definiert. Tatsächlich aber gibt es kein weißes Pigment. Die Farbe Weiß in der Natur ist das Ergebnis von Lichtreflexion, Streuung oder dem Fehlen von Pigmenten. Dies ist ein Extrembeispiel, wie unsere Wahrnehmung die Definition von Fakten beeinflussen kann.

Zurück zum Thema Fakten, Meinungsfreiheit und Fehlinformationen. Kann hier der Gesetzgeber helfen? Ein Urteil des Obersten Gerichtshofs der USA vom Juni 2024 zu einer Klage der Republikaner forderte eine klare „Trennmauer" zwischen Regierung und Technologieunternehmen und verbot der Regierung in Washington Social-Media-Plattformen beeinflussend zu regeln, selbst wenn es nur darum ging, Fehlinformationen zu bekämpfen. Hintergrund ist die große Bedeutung der Meinungsfreiheit und die Unabhängigkeit von Einflüssen der Politik und der Regierenden („wehret den Anfängen einer Meinungsdiktatur"). Damit geht die Meinungsfreiheit in den USA so weit wie wohl kaum in einem anderen Land. Auch extrem kontroverse, hetzerische oder falsche Aussagen sind geschützt (z. B. Holocaust-Leugnung, Hate Speech, Fake News).

In Deutschland wird dies etwas enger gesehen, und es gibt spezifische gesetzlich geregelte Grenzen und Einschränkungen, die strafrechtlich relevant sind, zum Beispiel wenn sie die öffentliche Sicherheit gefährden. Die bekanntesten Tatbestände sind wohl die Volksverhetzung, das Leugnen des Holocaust und das Verwenden nationalsozialistischer Symbole. Auch Verleumdung, Beleidigung, üble Nachrede

---

[10] Steven Best, Douglas Kellner, Postmodern Theory, Critical Interrogations, Chapter 2, Textbook © 1991, Springer Link.

[11] Calo R. American academic freedom is in peril. SCIENCE, 4. Juli 2024, Band 385, Ausgabe 6704, S. 7, DOI: https://doi.org/10.1126/science.adr3820.

und die Verbreitung falscher Gesundheitsinformationen können ebenso strafrechtlich relevant werden wie Störung des öffentlichen Friedens (z. B. Falschmeldungen über Terroranschläge) und sogenannte staatsgefährdende Lügen, zum Beispiel mit dem Ziel, Wahlen zu manipulieren.[12] Damit hat die Meinungsfreiheit in Deutschland mehr gesetzliche Grenzen als in den USA. Auch die EU hat entsprechende Regelungen erlassen.[13] Kritiker sagen, dass Europa eine „Zensur-Kultur" fördert, was auch durch die Reaktionen auf die Rede des US Vizepräsidenten JD Vance auf der Münchner Sicherheitskonferenz 2025 deutlich wurde.[14]

Da wir die Meinungsfreiheit weiter genießen wollen, obliegt es *uns*, den Nutzern sozialer Medien und des Internets, unsere Fähigkeiten entsprechend zu entwickeln, um die Verbreitung von Fake News und Fehlinformationen wirksam zu identifizieren und zu bekämpfen, bevor der Staat weiter regulierend einschreitet. Der wichtigste Schritt, den wir alle unternehmen müssen, besteht darin, zu überprüfen, woher die Informationen stammen, d. h. ihre Quelle kritisch beleuchten. Dies kann mehrere Schritte erfordern, da sich Falschinformationen (vor allem in den sozialen Medien) sehr schnell verbreiten und im Gegensatz zu wissenschaftlichen Veröffentlichungen in der Regel keine Referenzen und Quellen angegeben werden.

Eine weitere Methode, um der Wahrheit auf die Spur zu kommen, ist die direkte Konfrontation. Natürlich ist dies in einer persönlichen Diskussion einfacher als auf einer Social-Media-Plattform. In den sozialen Medien sind diese Diskussionen jedoch öffentlich und unser faktenprüfender Standpunkt kann von anderen unterstützt werden, was den Prozess erheblich erleichtern kann. Wenn wir mit gegensätzlichen Standpunkten konfrontiert werden, neigen wir leider dazu, uns auf unsere eigene Meinung zu konzentrieren und versuchen verzweifelt, *unsere* Sichtweise zu stärken. Eine erfolgreichere Strategie besteht darin, den Standpunkt des *Kontrahenten* wiederholt infrage zu stellen und schließlich herauszufordern.

Eine ziemlich nervige Methode (für das Gegenüber) besteht darin, wiederholt „Warum"-Fragen zu stellen. Nehmen wir das bekannte und immer noch häufig verbreitete Beispiel, dass die Mondlandung gefälscht war und die zahlreichen Foto- und Videodokumente in einem großen Studio erstellt wurden, um die Welt glauben zu machen, dass dies wahr sei. Einer der Ursprünge dieses Gerüchts ist ein Bild, das eine Gruppe von Astronauten in Raumanzügen zeigt, die neben der Mondfähre stehen, aber keine Helme tragen. Seit Jahren kursieren in den sozialen Medien Behauptungen, dass dieses Foto die drei Astronauten angeblich im Weltraum zeigen soll (wo sie ohne Helme aber aufgrund des Vakuums tatsächlich getötet würden) und somit beweise, dass die Mondlandung inszeniert war. Erst kürzlich zeigte ein TikTok-Post im Mai 2024 das fragliche Foto und behauptete, die Astronauten hätten frische Luft geatmet, was angeblich beweist, dass die Mondlandung eine Fälschung war. In Wahrheit *war* das Foto tatsächlich echt – aber nicht in der Weise, wie die

---

[12] §§ 75, 100a, 126, 130, 185–187 StGB.
[13] Regulation (EU) 2022/2065 (Digital Services Act). Document 32022R2065.
[14] CHARLIE SPIERING, JD Vance tears into 'Orwellian' free speech criminalization. Daily Mail, 17 February 2025. https://www.dailymail.co.uk/news/article-14406205/JD-Vance-germany-free-speech-cbs-60-minutes.html.

Verschwörungstheoretiker gehofft hatten. Es wurde aufgenommen, als die Apollo-16-Astronauten, darunter Kommandant John Young, Mondlandemodulpilot Charles Duke und Kommandomodulpilot Ken Mattingly, eine Trainingsübung in der Wüste von Arizona zur Vorbereitung auf die Mondlandemission im Jahr 1972 abhielten, was zweifelsfrei bewiesen und bestätigt wurde. Wie könnten wir nun jemanden widerlegen, der darauf besteht, dass dieses Foto der Beweis dafür ist, dass die Mondlandung eine Fälschung war? Wir könnten versuchen, unsere Aussage zu untermauern, indem wir darlegen, dass die Mondlandung tatsächlich stattgefunden hat, und zwar nicht nur einmal, sondern mehrmals, wie zahlreiche Fotos und Videos zeigen, und dass sogar viele Kilo Mondgestein zur Erde gebracht wurden. Höchstwahrscheinlich würde unser Gegenüber wiederholt alles abstreiten. Daher ist es möglicherweise effektiver, die Position des Gegenübers mit einer Reihe von „Warum?"-Fragen herauszufordern:

„Warum glauben Sie, dass dieses Foto beweist, dass die Mondlandung eine Fälschung war?"
„Weil sie ihre Helme nicht aufhatten und wenn die Mondlandung auf dem Mond stattgefunden hätte, wären sie gestorben."
„Warum hatten sie ihre Helme nicht auf?"
„Weil sie auf der Erde waren und nicht auf dem Mond."
„Warum waren sie mit ihren Raumanzügen auf der Erde?"
„Weil sie die Mondlandung vortäuschen wollten."
„Warum würden sie Fotos ohne Helme machen, wenn sie vortäuschen wollten, dass sie auf dem Mond sind?"

Und so weiter. Diese wiederholten „Warum"-Fragen erinnern mich an Gespräche mit einem dreijährigen Kleinkind, das alles wissen wollte, mich ständig mit „Warum"-Fragen bombardierte und mich schließlich erschöpfte. Verbreiter von Fehlinformationen haben oft nicht die notwendigen „Fakten", um ihre Unwahrheiten zu untermauern, und werden früher oder später ebenso erschöpft sein, aufgeben oder einfach gehen. Sie nennen Sie vielleicht sogar ein A......ch, aber die Wahrscheinlichkeit ist groß, dass sie ihre Fehlinformationen weniger wahrscheinlich weiterverbreiten, wenn sie damit konfrontiert werden. Oft geht es nicht unbedingt um die Stärke *meiner* Argumente, sondern um die Schwäche *ihrer*. Locken Sie die Leute aus ihrer Reserve, und schließlich wird die Person mit mehr Fakten, mehr Wissen und mehr Ausdauer gewinnen.

Die Verschwörung um die Mondlandung mag ein etwas weit hergeholtes Beispiel gewesen sein, aber diese Art von Fehlinformationen gibt es tatsächlich und sie werden tatsächlich gedankenlos verbreitet. Wie kann jemand so dumm sein und annehmen, dass ein Foto von Astronauten ohne Helmschutz ernsthaft als Beweis dafür verwendet werden könnte, dass die Mondlandung gefälscht ist? Warum sollte die NASA ein solches Foto veröffentlichen, wenn es Astronauten zeigt, die so tun, als wären sie auf dem Mond? Warum ist Training in der Wüste auf der Erde nicht die logischste Erklärung? Die Antworten liegen in der Psychologie der Menschen, die Fehlinformationen erstellen oder daran glauben, und in den kognitiven, emotionalen und sozialen Faktoren, die hinter ihrem Verstand stehen. Manche Menschen sind nicht nur dumm stur, sondern verwenden in sozialen Medien auch Ausdrücke, die sie in einer realen Situation von Angesicht zu Angesicht niemals verwenden würden – und das ist keine Frage des Intellekts oder der Bildung. Ich habe sogar in Diskussionsforen für Ärzte sinnlose und aggressive Kommentare gesehen. Die Möglichkeit, sich hinter einem Smartphone oder einer Computertastatur und einem Pseudonym zu verstecken, ohne einem Gegner direkt gegenüberstehen zu müssen, gibt diesen Menschen das Gefühl der Sicherheit in Situationen, die sonst in einer Schlägerei enden könnten.

Trotz all dieser Fehlinformationen und Desinformationen gibt es tatsächlich Möglichkeiten, wie soziale Medien positive Erfahrungen in Bezug auf die Verbreitung genauer und wissenschaftlicher Informationen ermöglichen können. Wenn man versteht, wie das funktioniert, kann man die Wirkung von Wahrheitsverkündern und Verbreitern kritischer Informationen erheblich verstärken und so das öffentliche Verständnis wissenschaftlicher Themen positiv beeinflussen.

Die gezielte und strukturierte Analyse von sozialen Medien und die Überwachung sozialer Medien (social media monitoring SSM) wurden bereits in den frühen Phasen des Internets von der Pharmaindustrie durchgeführt, zunächst zu Marktforschungszwecken, um herauszufinden, was die Menschen über ihre Krankheiten, ihre Symptome und Behandlungen veröffentlichen. Die Pharmaunternehmen handelten dabei nicht so sehr aus altruistischen Motiven, sondern wollten sich vielmehr Marktforschung sichern, um ihre Gewinne zu steigern! Später kam die Pharmakovigilanz hinzu (laut WHO „die Wissenschaft über Aktivitäten im Zusammenhang mit der Erkennung, Bewertung, dem Verständnis und der Vorbeugung von Nebenwirkungen oder anderen Problemen im Zusammenhang mit Medikamenten/Impfstoffen"), um es den Unternehmen zu ermöglichen, Informationen über meldepflichtige Nebenwirkungen und Verträglichkeitsprobleme zu sammeln. Während diese Unternehmen versuchten, ihre Gewinne durch die Analyse öffentlicher Gesundheitsdaten zu verbessern und zu steigern, gibt es tatsächlich Möglichkeiten, wie diese Informationen im positiven Sinne genutzt werden können, um Fachleuten dabei zu helfen, wichtige Informationen über Krankheiten, Behandlungen und Lösungen für Gesundheitsprobleme zu finden. SSM sollte auch ein Instrument für Organisationen und Behörden des öffentlichen Gesundheitswesens werden. Ziel sollte es sein, eine ungefähre Vorstellung davon zu bekommen, was die Bevölkerung über eine bestimmte Gesundheitsmaßnahme wie Impfungen denkt, und die durch Social-Media-Monitoring gewonnenen Daten könnten ein realistischeres und breiteres Bild der öffentlichen Meinung liefern. Hier können Ärzte versuchen zu verstehen, welche Lücken in den offiziellen Informationen ihre Patienten füllen möchten und was sie dazu motiviert, nach anderen Kommunikationspartnern zu suchen. Wenn es möglich wäre, die Bereiche zu identifizieren, in denen systematische Desinformation verbreitet wird, würden alle Parteien im Gesundheitssystem davon profitieren.

Die wichtigsten Erkenntnisse dieses Kapitels

- **Falsche Informationen in sozialen Medien**: Plattformen wie YouTube und X (früher Twitter) sind dafür bekannt, falsche Informationen zu verbreiten, da ihre Algorithmen die bereits vorgefassten Meinungen der Benutzer verstärken.
- **Positive Aspekte von Social Media**: Trotz der Gefahr von Fehlinformationen können Social Media eine schnelle und wertvolle wissenschaftliche Kommunikation ermöglichen, insbesondere in Bereichen wie dem Gesundheitswesen. Interessenkonflikte in nicht offengelegten Werbebeiträgen bleiben jedoch problematisch.
- **Auswirkungen auf die öffentliche Meinung**: Soziale Medien haben den Zugang zu Expertenmeinungen demokratisiert, können jedoch zu kontroversen, emotional aufgeladenen Debatten führen, insbesondere bei Themen wie Impfungen.

Dies erfordert kritisches Denken, die Überprüfung von Quellen und die direkte Auseinandersetzung mit Falschinformationen. Die Herausforderung liegt jedoch im Ausmaß und der Komplexität der Social-Media-Inhalte.

Politik versus Evidenz 8

Man könnte argumentieren, dass die Verbreitung von Fehlinformationen in sozialen Medien kein so großes Problem darstellt wie von pessimistischen Personen angenommen. Schließlich werden die meisten dieser Beiträge normalerweise in geschlossenen, privaten Kreisen veröffentlicht (oder zumindest von Konten mit nur einigen Hundert oder Tausend Followern). Nach dieser Logik könnte man weiter argumentieren, dass diese Beiträge zwar manchmal Tausende, sogar Hunderttausende Aufrufe erhalten, aber dennoch nur einen winzigen Bruchteil der gesamten Nutzerbasis sozialer Medien erreichen. Vielen Menschen sei verziehen, wenn sie glauben, dass Fehlinformationen, die entweder falsch oder irreführend sind, irgendwann einfach verschwinden und dass „jemand" für den Rest von uns beweisen wird, dass sie falsch sind. Eine solche selbstgefällige Haltung ist sicherlich verständlich, und die Distanzierung gegenüber der Gefahr von Fehlinformationen geschieht häufig, um zu verhindern, dass wir zu nervös, pessimistisch oder sogar deprimiert werden, wenn wir uns angesichts des Problems der Verbreitung von Fehlinformationen hilflos fühlen. Letztendlich wütet dieses Problem in den sozialen Medien immer noch weitgehend ungehindert. Dennoch haben die meisten Menschen wie Sie und ich nicht die Macht, grundlegende Aspekte unserer Gesellschaft zu ändern, wenn wir dem Glauben an Fehlinformationen verfallen.

Das Gleiche kann man von Politikern und Gesetzgebern nicht sagen. Wenn diese Personen anfangen, Fehlinformationen zu glauben und diese Unwahrheiten als Grundlage für die von ihnen erlassenen Gesetze zu verwenden, ändert sich die gesamte Situation drastisch.

Politiker und Gesetzgeber treffen Entscheidungen, Regeln und Vorschriften, die buchstäblich ganze Staaten oder Länder beeinflussen können. Daher haben die Konsequenzen von Fehlinformationen oder Verschwörungstheorien, an die diese Politiker glauben, viel weitreichendere und schwerwiegendere Auswirkungen. Einige irreführende Nachrichten in den sozialen Medien haben einen Lebenszyklus von vielleicht nur ein paar Tagen oder Wochen, aber die Entscheidungen, die Politiker auf der Grundlage dieser Fehlinformationen treffen, können uns jahrzehntelang verfolgen. In der Medizin haben Politiker Zugang zu den hochwertigsten Ergebnissen aus klinischen Studien, um ihre Entscheidungen treffen zu können. Aber diese Forschung in Politik umzusetzen, ist weitaus schwieriger. Studien konzentrieren sich oft auf eine einzelne Intervention, während Politiker eine Vielzahl potenzieller Ansätze vergleichen müssen, um eine umfassende und übergreifende Politik zu entwickeln, die möglichst vielen Menschen hilft. Studien werden im Allgemeinen in kleinen, fokussierten Gruppen getestet, gerade genug, um die statistischen Anforderungen zu erfüllen; aber staatliche und landesweite Maßnahmen müssen für viele Millionen Menschen allgemein gelten und in der realen Welt die gewünschten Auswirkungen haben. Außerdem sind die Folgen der Umsetzung von Maßnahmen für die Bevölkerung oft nicht sofort erkennbar, insbesondere bei neuen Diagnose- und Therapieverfahren.[1] Die positiven – oder negativen – Auswirkungen neuer Maßnahmen oder Vorschriften sehen wir oft erst viele Monate oder Jahre nach ihrer Umsetzung. Deshalb ist es wichtig, dass RWE eine wesentliche Rolle bei der Politikgestaltung spielt, sei es in Leitlinien zu medizinischen Diagnosen und Behandlungen oder in Vorschriften und Gesetzen. Die Absicht des Gesetzgebers muss einer gründlichen Nutzen-Risiko-Bewertung standhalten, bei der anhand von Evidenz verglichen wird, welche positive Wirkung erzielt und welche potenziellen negativen Auswirkungen vermieden werden könnten.

Aber wer sollte sicherstellen, dass die Gesetzgeber evidenzbasierte Überlegungen in ihren Politikgestaltungsprozess einbeziehen? Wenn die Bevölkerung nicht ihre Stimme erhebt und friedlich ihre faktenbasierten und geprüften Aussagen macht, dann haben wir immer noch die Wissenschaftler, Professoren und Universitäten, oder? Dies wäre eine vernünftige Hoffnung, da Experten von bekannten akademischen Instituten in diesen Angelegenheiten normalerweise eher Gehör finden als Durchschnittsbürger mit wenig oder gar keiner Berufserfahrung oder Fachkenntnissen. Universitäten haben jedoch ihre eigenen Probleme und schwanken oft zwischen Einmischung und Neutralität. In einem kürzlich erschienenen Leitartikel in der Zeitschrift *Science* hieß es, dass „Neutralität bei politischen Fragen durchaus sinnvoll ist", doch dann wurde die Frage aufgeworfen: „… was ist mit wissenschaftlichen Fragen, insbesondere wenn ein Ergebnis starke politische Auswirkungen hat, wie etwa Studien zum Klima oder zu Impfstoffen?"[2]

Befürworter der Neutralität behaupten, dass sich Universitäten nicht nur aus politischen Fragen heraushalten, sondern auch keine Kommentare zu ihren Forschungsergebnissen abgeben sollten, wenn diese politisch sensibel sind. Kritiker der Neutralität argumentieren, dass es „rückgratlos, sich vor aller Augen versteckend und Kontroversen ausweichend" sein könnte, wenn sich Fakultätsmitglieder von wissenschaftlichen Ergebnissen distanzieren, die sie veröffentlichen, wenn diese politisch sensibel sind. Die allgemeine öffentliche Wahrnehmung ist, dass Eliteuniversitäten eher zur liberalen, linken Seite tendieren und dazu neigen,

---

[1] Eric J. Rubin. From Evidence to Policy – Finding Authoritative Sources of Information on Health. 31. Juli 2024. DOI: https://doi.org/10.1056/NEJMe2409293.
[2] H. Holden Thorp, Neutrality's effects on academic freedom. Science 385, 347–347(2024). DOI: https://doi.org/10.1126/science.adr8867.

Forschung eher zu verschweigen oder zu vernachlässigen, wenn die Ergebnisse umstritten sind oder konservative Ideen unterstützen – die Gegenseite zu ihren eigenen. Meiner persönlichen Meinung nach sollten Universitäten politisch neutral sein und nur auf der Grundlage wissenschaftlich belegter Fakten handeln, und zwar so frei von Vorurteilen wie möglich. Tatsächlich sind politische Fragen von Natur aus eine Frage der Interpretation durch Meinungen – in der Politik sind Dinge selten eindeutig „gut" oder „schlecht", auch wenn Mitglieder gegnerischer politischer Parteien dies vehement behaupten. Daher sollten Universitäten die wissenschaftlichen Fakten liefern, während Politiker sie mit der Ideologie ihrer Parteien vermischen (oder ignorieren). Wenn wissenschaftliche Fakten missbraucht, vernachlässigt oder ignoriert werden, ist es an der Zeit, dass Universitäten eingreifen – aber nicht zugunsten der einen oder anderen Partei, sondern um sicherzustellen, dass die Wissenschaft richtig interpretiert und verwendet wird, damit sich die breite Öffentlichkeit ihre eigene Meinung über die Ergebnisse bilden kann. Sich nicht zu äußern und die reine Wissenschaft nicht zu verteidigen, ist eigentlich „rückgratlos und versteckt sich vor aller Augen", wenn Universitäten und ihre Professoren stillschweigend eine Seite einnehmen, ohne die Fakten richtigzustellen. Da es sich hier um Fachleute und Experten handelt, haben diese Leute die Verantwortung, der Öffentlichkeit alle Fakten zu liefern, frei von ihrer eigenen Voreingenommenheit. Wo haben sich all die Epidemiologen während der COVID-19-Pandemie versteckt, als sie öffentlich über die Risiken und Vorteile von Schulschließungen hätten aufklären sollen, obwohl sie erkannten, dass die von der Grippe bekannten epidemiologischen Mechanismen (unterschiedliche Immunität zwischen Erwachsenen und Schulkindern) nicht ohne Weiteres auf COVID-19 übertragen werden können (zunächst keine Immunität in allen Altersgruppen), und obwohl Schulschließungen dazu führen können, dass Kinder in ihrer Bildung und sozialen Entwicklung um Jahre zurückfallen? Warum erheben Ärzte ihre Stimme nicht, wenn eine Profiboxerin sich als weiblich identifiziert, aber die Chromosomen und den Körperbau eines Mannes hat und die Diskussion hauptsächlich ideologisch über Inklusion oder Diskriminierung geführt wird, anstatt über eine wissenschaftliche Auseinandersetzung mit den biologischen Merkmalen, die beim Boxen einen Vorteil oder für den Gegner eine Gefahr darstellen können? Diese Experten schweigen größtenteils oder wurden von den politischen Entscheidungsträgern nicht konsultiert. In solchen Situationen sollten Wissenschaftler ihre Stimme erheben und die Diskussion in eine objektive, faktenbasierte Richtung lenken, aber die Situation vermeiden, wenn sie zu einem spaltenden ideologischen Streit wird. Das hätte nichts damit zu tun, Partei zu ergreifen oder die Neutralität aufzugeben; es würde lediglich die Hauptaufgabe der Universitäten erfüllen, nämlich die Uninformierten zu unterrichten.

Waren diese oben genannten Aussagen zu hart oder zu aggressiv oder in irgendeiner Weise eine Beleidigung der akademischen Welt? Offensichtlich waren sie das! Aus irgendeinem Grund wurde mein respektvoller Brief an das *Science*-Magazin, in dem ich diese Argumente im Einzelnen darlegte, nie veröffentlicht, und meine E-Mail an den Chefredakteur wurde nie beantwortet.

8.1 Evidenz in langfristigen Gesundheitsstrategien

Es gibt unzählige Beispiele dafür, wie evidenzbasierte Politikgestaltung kritische gesellschaftliche Probleme erfolgreich angehen kann.

In den letzten Jahren gab es in der Gesundheitsbranche einen Hype, der erhebliche Auswirkungen auf das Gesundheitswesen, seine Kosten und die Gesellschaft im Allgemeinen haben könnte: GLP-1-Agonisten (GLP-1RA) wie Ozempic®, Rybelsus®, Wegovy®, Mounjaro® und andere. Ursprünglich zur Behandlung von Typ-2-Diabetes zugelassen, sind viele dieser Medikamente auch zur Gewichtsabnahme bei Adipositas angezeigt. Da Übergewicht/Adipositas ein wesentlicher Risikofaktor für Dickdarmkrebs ist, kann man davon ausgehen, dass GLP-1RAs das Dickdarmkrebsrisiko senken könnten, im Gegensatz zu andere Antidiabetika. Um mehr Klarheit zu schaffen, untersuchte eine Forschungsgruppe der Case Western Reserve University School of Medicine in Cleveland, OH, elektronische Gesundheitsakten von 101 Mio. Patienten. Sie umfasste 7,4 Mio. Patienten mit Typ-2-Diabetes, von denen 1,2 Mio. zwischen 2005 und 2019 neu mit Medikamenten behandelt worden waren. GLP-1RAs senkten im Vergleich zu Insulin, Metformin und anderen Antidiabetika das Risiko für Dickdarmkarzinome signifikant, und zwar unabhängig von Ausmaß des Übergewichts.[3] Dies deutet auf eine mögliche Schutzwirkung hin, durch andere, unbekannte Mechanismen über die Gewichtsabnahme hinaus. In einer anderen Studie wurden schützende Effekte gegen kardiovaskuläre Ereignisse gezeigt,[4] was diese Medikamentenklasse einen Schritt weiter in die Kategorie der „Wundermittel" rückte. Tiermodelle legten nahe, dass GLP-1RAs sogar Demenz oder Alzheimer (AD) verlangsamen könnten.[5] Natürlich haben zahlreiche vielversprechende Demenzmedikamente in klinischen Tests versagt, und die Pathologie von AD ist komplex, aber der Hype um das Potenzial dieser Medikamente hatte erhebliche Auswirkungen auf die Aktienkurse der beteiligten Unternehmen, insbesondere Novo Nordisk, den Hersteller eines der GLP1-RAs, Semaglutid.

Auch andere Unternehmen der Pharmaindustrie, die an der Entwicklung ähnlicher GLP-1-Rezeptoragonisten oder Behandlungen zur Gewichtsabnahme beteiligt sind, erlebten aufgrund der Erwartungen der Anleger Schwankungen ihrer Aktienkurse. Dies ist ein Beispiel dafür, wie Forschungsergebnisse und Marktinteresse an innovativen Medikamenten Auswirkungen auf Märkte, die Vermögenswerte der Menschen, ihre Pensionsfonds und Investmentsparpläne haben können. Ein noch größerer Einfluss ist aufgrund des hohen Preises dieser – noch patentierten – Medikamente und der hohen Verbreitung von Fettleibigkeit und Diabetes in

---

[3] Wang et al. GLP-1 Receptor Agonists and Colorectal Cancer Risk in Drug-Naïve Patients With Type 2 Diabetes, With and Without Overweight/Obesity. JAMA Oncol, 2023. https://doi.org/10.1001/jamaoncol.2023.5573.

[4] Harris E. Semaglutide Improved Cardiovascular Health in People Without Diabetes. JAMA. 2023;330(23):2241–2242. doi: https://doi.org/10.1001/jama.2023.23508.

[5] Tipa, RO et al. Systematic Review of Semaglutide's Influence on Cognitive Function in Preclinical Animal Models and Cell-Line Studies. Int. J. Mol. Sci. 2024, 25, 4972. https://doi.org/10.3390/ijms25094972.

der Welt zu erwarten. Es bleibt abzuwarten, ob diese kurzfristigen Ausgaben für das Gesundheitssystem durch langfristige Einsparungen ausgeglichen werden können. Wenn Gewicht und Blutzuckerspiegel effektiv kontrolliert werden, könnten GLP1-RAs die Häufigkeit von Herzinfarkten, Schlaganfällen, Dickdarmkrebs und vielleicht sogar Demenz reduzieren, was zu erheblichen Einsparungen bei den langfristigen Gesundheitskosten führen würde. Die möglichen Auswirkungen dieses „großen Themas" (das verständlicherweise einige allzu optimistische Ankündigungen auslösen kann) wurden in einem Interview der *Sunday Times* mit dem CEO von Novo Nordisk deutlich, der einige „positive Aussagen" gegenüber der Öffentlichkeit machte, die als Verstoß gegen den britischen Code of Practice der britischen Arzneimittelbehörde (Prescription Medicines Code of Practice Authority, PMCPA) betrachtet wurden. RWD-Beobachtungen über viele Jahre der Einnahmedauer dieser Medikamente, ihrer Wirkungen und Nebenwirkungen hinweg werden notwendig sein, um dringend benötigte Antworten und Klarstellungen zu ihrem Risiko-Nutzen-Potenzial zu liefern, insbesondere langfristig, nach anfänglicher Diabeteskontrolle und mittelfristiger Gewichtsabnahme.

8.2 Bildung einer informierten Gesellschaft

Es gibt mehrere Schlüsselkomponenten, um eine informierte Gesellschaft zu fördern, die in der Lage ist, reale Fakten zu verstehen und zu nutzen. Diese Schlüsselkomponenten müssen auf allen Seiten funktionieren.

Erstens liegt es in der Verantwortung der Öffentlichkeit, selbst Maßnahmen zu ergreifen, um ihre „Immunität" gegen Fake News und Fehlinformationen zu steigern, indem sie ihr eigenes kritisches Denk- und Urteilsvermögen entwickelt. Dazu gehört, in ihre Allgemeinbildung zu investieren und ein Verständnis der realen Welt zu üben. Die Bürger müssen auch ein gesundes und angemessenes Maß an Misstrauen und begründeten Zweifeln gegenüber allen verdächtigen Nachrichten entwickeln und dabei spezielle Tools und Maßnahmen einsetzen, die an anderer Stelle in diesem Buch beschrieben werden. „Gebildete Staatsbürgerschaft" mag zunächst als mit akademischem Lernen verbunden verstanden werden, aber es ist viel mehr als das; zahllose Ärzte und Postgraduierte fallen genauso auf Fake News herein wie Menschen, die nie die Schule abgeschlossen haben. Diese gebildete Staatsbürgerschaft erfordert nicht nur schulisches Lernen („Buchwissen"), das dadurch gekennzeichnet ist, dass Lehrer ihr Wissen in den klassischen Schulfächern an ihre Schüler weitergeben, sondern auch Lernen außerhalb des Klassenzimmers („Straßenwissen"), wo der Einzelne Fähigkeiten und kritisches Denken entwickelt, ein differenziertes Verständnis dafür, wie Lügen, Betrügen und Täuschung funktionieren. Das ist nicht einfach; im Jahr 2023 gingen bei der amerikanischen Federal Trade Commission (FTC) rund 2,6 Mio. Betrugsmeldungen von betrogenen Personen ein, was zu Einnahmeverlusten von über 10 Mrd. Dollar führte. Diese 2,6 Mio. Menschen können wir nicht einfach als dumme, ungebildete Amateure bezeichnen, die es besser hätten wissen müssen. Nein, wir alle müssen ein kritisches Auge entwickeln, das sowohl aus Buchwissen als auch aus Lebenserfahrung besteht, um diesen Betrügereien zu entgehen.

Die Verantwortung für die Ausbildung der nächsten Generation beschränkt sich nicht nur auf die Schulen. Wäre dies der Fall, dann wäre das Aufwachsen in einem benachteiligten, einkommensschwächeren Schulbezirk bereits die Grundlage für Ungleichheiten im späteren Leben.

> „Man kann tausend Menschen schneller beeinflussen, indem man an ihre Vorurteile appelliert, als einen Menschen mit Logik."
> (Robert A. Heinlein,1907–1988, amerikanischer Autor, Flugzeugingenieur und Marineoffizier)

Eine große Verantwortung tragen auch die Eltern, die die emotionale, soziale und moralische Entwicklung ihrer Kinder steuern (oder auch andere Kontakt- und Bezugspersonen). Lernen und Bildung hört nie auf; dieser Prozess dauert das ganze Leben lang. Erfolgreiche Länder sind dies vor allem aufgrund der Initiative, der Bildung, der Verantwortung und der Widerstandsfähigkeit ihrer Bürger. Passive Einstellungen, darauf zu warten, dass andere handeln, oder jemand anderem die Schuld zu geben, sind kein wirkliches Erfolgsrezept. Ich möchte hier unbedingt betonen, dass es Situationen wie Naturkatastrophen (Hurrikane, Waldbrände, Überschwemmungen und andere unvorhersehbare Naturkatastrophen) oder ähnliche Situationen gibt, in denen Einzelpersonen oft überfordert oder hilflos sind und Nachbarn, Freunde oder der Staat einspringen müssen. In diesem Kapitel sprechen wir jedoch über die Verantwortung jedes Einzelnen, ein sachkundiger und gebildeter Bürger zu werden.

Statt ein passiver Konsument ungeprüfter und fragwürdiger Nachrichten zu sein, müssen gebildete Bürger mehr als eine Schlagzeile in einer Zeitung oder einen kurzen Beitrag in den sozialen Medien lesen, bevor sie sich erlauben, eine fundierte Entscheidung zu einem wichtigen Thema zu treffen. Nachrichtenkonsumenten sollten mehr Zeit damit verbringen, die Quelle zu bewerten, als den Inhalt zu verbreiten! Gebildete Bürger müssen tiefer gehen und recherchieren, woher diese Nachrichten kommen, wo die Originalquelle ist und wo sie weitere Hintergrundinformationen erhalten können, um auf einigermaßen fundierte Weise ihre eigene Meinung zu entwickeln. Nachrichten über Rechtsfragen und Gerichtsentscheidungen sind beispielsweise oft so kompliziert, dass es schwierig ist, den Inhalt eines monatelangen Gerichtsverfahrens in einer Schlagzeile mit nur wenigen einfachen Worten zusammenzufassen. Sehr häufig sind Schlagzeilen so vereinfacht und irreführend, dass der Leser glauben könnte, jemand habe vor Gericht „gewonnen" oder „verloren" und die Sache sei erledigt. Dies ist jedoch oft nur ein sehr kleiner Teil der ganzen Geschichte. Anwälte lieben es oft, Fälle als strategisches Manöver zu verkomplizieren, um sich einen Vorteil zu verschaffen und durch Verfahrensfragen von der Gerichtsfrage abzulenken. Richter weichen der Kernfrage oft gerne aus, indem sie über Verwaltungs- oder Verfahrensfragen entscheiden, ohne über den ursprünglichen Vorwurf zu urteilen. Als beispielsweise Robert F. Kennedy Juniors Children's Health Defense (CHD), eine gemeinnützige Impfgegnergruppe, einen Fall

8.2 Bildung einer informierten Gesellschaft

zur Meinungsfreiheit „verlor", lag dies in Wirklichkeit nicht daran, dass eine Entscheidung über die Sicherheit von Impfstoffen für Kinder getroffen wurde. Der Oberste Gerichtshof hatte entschieden, dass CHD nicht formal beweisen könne, wie die Regierung aktiv in die Prozesse und die Moderation von Inhalten in den sozialen Medien (bei denen es sich um private Unternehmen handelt) eingegriffen habe. CHD behauptete, dass Meta Platforms, Inc. (Meta) seine Facebook-Posts über die Sicherheit und Wirksamkeit von Impfstoffen zensiert habe, und behauptete, dass Metas Handlungen staatlich angeordnet worden seien, was einen Verstoß gegen die Verfassung darstellen würde. Das Gericht stellte fest, dass Metas Handlungen keine staatlichen Maßnahmen darstellten, ein notwendiges Element für CHDs Vorwurf. Metas Richtlinien zur Inhaltsmoderation wurden nämlich unabhängig entwickelt und nicht durch Bundesgesetze erzwungen.[6] Dieser Fall zeigt die feine Linie und die Schwierigkeit in der Beurteilung staatlicher Einmischung in die freie Meinungsäußerung, besonders wenn private Technologieunternehmen Inhalte auf der Grundlage ihrer internen Richtlinien moderieren und diese Handlungen mit den Empfehlungen der Regierung übereinstimmen. Wenn man den Fall sehr oberflächlich betrachtet, ohne ins Detail zu gehen, könnte man ihn als Pro-Impfurteil interpretieren, aber tatsächlich verlangte er einen robusteren Beweis für staatliche Einmischung.

Ein weiteres Beispiel: Ein Verwaltungsgericht in Deutschland wies eine Klage ab, in der ein Kläger seine verfassungsmäßigen Rechte durch die Maskenpflicht während der COVID-19-Pandemie beeinträchtigt sah. Das Gericht wies die Klage ab, fällte jedoch kein Urteil über die Maskenpflicht selbst. Die Klage wurde nur deshalb abgelehnt, weil der Kläger ohnehin nicht klageberechtigt war, da die pandemiebedingten Beschränkungen bereits aufgehoben waren und die fragliche Maskenpflicht nicht mehr in Kraft war. Dennoch wurde das Urteil von der Presse unter der Schlagzeile „Maskenpflicht stellt keine erhebliche Einschränkung der Grundrechte dar" verbreitet.[7] Obwohl diese Schlagzeile nicht *ganz* falsch ist, da es tatsächlich keine Entscheidung gab, dass die Maskenpflicht Grundrechte beeinträchtigt, kann sie dennoch leicht als eine weitaus politisch und ideologisch motivierte Entscheidung missverstanden werden, wenn man nicht den gesamten Kontext liest, was viele Menschen sicherlich nicht getan haben.

Technologieunternehmen und Social-Media-Plattformen müssen Prozesse und Qualitätsmanagementsysteme einrichten, um ihre Benutzer vor Fehlinformationen zu schützen. Die von diesen Unternehmen vorgebrachten Argumente zur Machbarkeit stoßen auf taube Ohren, denn wenn künstliche Intelligenz (KI) Fake News erstellen kann, muss KI auch in der Lage sein, diese zu identifizieren, zu kennzeichnen oder zu entfernen. Bisher haben die sozialen Medien das enorme wirtschaftliche Potenzial ihrer Plattform durch Werbeeinnahmen genutzt, und sie haben den Aufwand einer wirksamen Beschränkungen der Verbreitung von Fehlinformationen weitgehend vermieden. Es ist an der Zeit, dass sie mehr in Qualität statt in Quantität und Größe investieren! Die Mainstream-Medien, insbesondere die Kabelfernsehsender, müssen zu den grundlegendsten journalistischen Regeln ihrer

---

[6] Children's Health Defense gegen Meta Platforms, Inc., Nr. 21-16210 (9. Berufungsgericht 2024).
[7] Ärztezeitung online, Maskenpflicht keine besondere Grundrechtseinschränkung, 29. Juli 2024.

Ethik zurückkehren: Wahrheit, Genauigkeit und Objektivität, statt sich den Investoren und voreingenommenen, politisch motivierten Geldgebern anzubiedern, von denen das Netzwerk für seine Einnahmen abhängig ist (diese Aussage trifft insbesondere für die USA zu, weniger für das öffentlich-rechtliche Fernsehen in Deutschland). Das einzige Szenario, in dem wir staatliche Gesetzgebung und formelle Durchsetzung von Regeln für die Medien zulassen sollten, ist, wenn der freie Markt buchstäblich nicht in der Lage ist, sich selbst zu regulieren. Die Prioritätenfolge sollte sein: Erst Freiheit, *dann* Regulierung. Im Jahr 2024, als das ChatGPT-Programm von OpenAI immer beliebter wurde, war die Präsidentschaftswahl in Amerika die erste, bei der künstliche Intelligenz eine bedeutende Rolle bei der Verbreitung potenzieller Fehlinformationen durch hauptsächlich KI-basierte Mittel spielte. Es gab Wahlkampfvideos mit KI-generierten Bildern, Stimmen oder Videos von politischen Spitzenkandidaten, die mehr oder weniger echt aussahen. Natürlich waren viele dieser Inhalte so ausgefallen, dass sie offensichtlich gefälscht waren, aber die Gefahr hinter diesen Inhalten war offensichtlicher denn je. Es gab einen Disput zwischen der demokratischen Präsidentschaftskandidatin Kamala Harris und dem republikanischen Kandidaten Donald Trump, in dem Trump Harris öffentlich beschuldigte, ein Foto gefälscht zu haben, auf dem sie vor einer riesigen Menschenmenge spricht. Trump behauptete, Harris und ihre Unterstützer hätten KI und andere Mittel eingesetzt, um weitaus mehr Menschen einzufügen, als tatsächlich bei der Veranstaltung waren, um den Anschein zu erwecken, Harris sei beliebter, als sie es tatsächlich war. Später stellte sich heraus, dass das Foto eindeutig echt und in keiner Weise manipuliert war, aber es gab ein paar Stunden oder Tage, in denen die Öffentlichkeit wirklich nicht wusste, was sie denken sollte. Ein paar Wochen später postete Elon Musk ein KI-generiertes Bild von Harris, auf dem sie als kommunistische Diktatorin dargestellt wurde.[8] Ganz offensichtlich war dieses Foto eine Fälschung, aber man kann nicht anders, als sich zu fragen, welche Wirkung selbst ein gefälschtes Propagandabild eines Politikers als Diktator auf die Wähler haben kann.

Angesichts solcher Fälle forderte der New Yorker Generalstaatsanwalt (AG) fast ein Dutzend großer Technologieunternehmen auf, sinnvolle Schritte zu unternehmen, um die Wähler vor wahlbezogenen Fehlinformationen zu schützen.[9] Generative KI macht es für Benutzer zunehmend schwieriger, Fakten von Fiktion zu unterscheiden. Die vom Generalstaatsanwalt kontaktierten Unternehmen verpflichteten sich nicht, diese „Deep Fakes" zu verbieten oder zu entfernen; stattdessen skizzierten sie Methoden, um zu versuchen, irreführende KI-Inhalte zu erkennen und zu kennzeichnen, beispielsweise wann sie erstellt oder auf ihren Plattformen verbreitet wurden. Diese Einmischung eines Generalstaatsanwalts eines Staates trägt weiter zur Diskussion über Meinungsfreiheit versus Schutz vor Fehlinformationen bei. Die Maßnahme des AG war nicht gesetzgeberischer Natur (d. h., es wurde keine Regel

---

[8] https://www.cnn.com/2024/09/03/media/elon-musk-x-kamala-harris-trump-misinformation/index.html.
[9] ABC News, 13. August 2024.

geschaffen); jede Anfrage des Generalstaatsanwalts eines Staates birgt jedoch die Möglichkeit einer Zwangsmaßnahme.

Unabhängig davon müssen Regierungsbehörden möglicherweise etwas mehr von ihrer Entscheidungsbefugnis abgeben. Im Juni 2024 beendete der Oberste Gerichtshof der USA die Chevron-Deference-Doktrin. Diese Doktrin hatte es Bundesbehörden erlaubt, mehrdeutige Gesetze zu interpretieren, doch jetzt können Behörden bei ihrer Gesetzgebung konservativere Ansätze verfolgen, um rechtlichen Anfechtungen aus dem Weg zu gehen. Schließlich sind Regierungsbehörden ein Teil der Exekutive und nicht der Judikative. Im Juli 2024 stellte ein US-Berufungsgericht in Washington, DC, fest, dass die US-National Institutes of Health (NIH) den Schutz der freien Meinungsäußerung verletzt hatten, als sie Kommentare auf ihren Social-Media-Seiten automatisch unterdrückten, die Schlüsselwörter enthielten, die typischerweise von Gegnern der von den NIH finanzierten Tierforschung verwendet wurden.

Alle diese Beispiele werfen ein Licht auf den wahrscheinlich nie endenden Konflikt zwischen freier Meinungsäußerung und Fehlinformation.

Die Beispiele zeigen auch, dass Bürger sich nicht darauf verlassen können, dass der Staat eingreift oder Gerichte entscheiden. Sie sollten vielmehr selbst gebildet, sachkundig und stark genug sein, um auf der Grundlage der gefundenen Evidenz ihre eigenen Schlussfolgerungen zu ziehen.

Die wichtigsten Erkenntnisse dieses Kapitels

- **Einfluss sozialer Medien auf die Politik**: Falsche Informationen in sozialen Medien bleiben oft auf kleine, private Kreise beschränkt, können jedoch erhebliche Auswirkungen haben, wenn sie von politischen Entscheidungsträgern geglaubt werden, und zu langfristigen gesellschaftlichen Konsequenzen führen.
- **Neutralität der Universitäten**: Universitäten sollten in politischen Angelegenheiten neutral bleiben. Die Balance zwischen Neutralität und der Auseinandersetzung mit politisch sensiblen wissenschaftlichen Erkenntnissen ist heikel.
- **Gebildete Bürger**: Bürger müssen kritische Denkfähigkeiten entwickeln, um Fehlinformationen zu widerstehen und fundierte Entscheidungen zu treffen. Bildung, sowohl formale als auch informelle, spielt eine Schlüsselrolle bei der Entwicklung einer anspruchsvollen und informierten Öffentlichkeit.
- **Die Rolle der Regierung bei der Regulierung von Meinungsäußerungen und Fehlinformationen**: Aktuelle rechtliche Entwicklungen könnten zu einer Machtverlagerung von staatlichen Stellen führen und die Notwendigkeit für die Bürger, sich auf ihr Urteilsvermögen und kritisches Denken zu verlassen, weiter unterstreichen.

Die Zukunft der Evidenz 9

9.1 Neue Technologien und „Big Data"

Es gibt keinen Mangel an neuen Technologien, die die Zukunft der Informationswelt verändern werden. Das wichtigste und bekannteste Beispiel ist natürlich die künstliche Intelligenz (KI). Large Language Models (LLM) wie das in ChatGPT verwendete haben großes Potenzial für RWE und RWD. Ein Beispiel ist ihre Verwendung zur Automatisierung administrativer Aufgaben, deren Erledigung für einen Menschen normalerweise viel länger dauern würde. Im Bereich der Medizin kann KI bei klinischen Entscheidungen helfen. Diese Modelle bergen jedoch auch die Gefahr, Vorurteile aufrechtzuerhalten und falsche medizinische Diagnosen zu stellen, was direkte und schädliche Auswirkungen auf die medizinische Versorgung haben kann. Forscher der University of California testeten, ob ChatGPT-4 rassistische und geschlechtsspezifische Vorurteile in seinen Berechnungen kodiert, und untersuchten die Auswirkungen solcher Vorurteile auf vier Bereiche der Medizin (medizinische Ausbildung, diagnostische Argumentation, Erstellung klinischer Pläne und Patientenbeurteilung).

Sie fanden heraus, dass GPT-4 die demografische Vielfalt medizinischer Erkrankungen nicht angemessen modelliert.[1] Das Modell stereotypisierte demografische Informationen, sodass Diagnosen eher bestimmte Rassen, Ethnien und Geschlechter einschlossen. Die vom Modell erstellten Bewertungen und Pläne zeigten einen signifikanten Zusammenhang zwischen demografischen Merkmalen und Empfehlungen für teurere Verfahren sowie Unterschiede in der Patientenwahrnehmung. Die Autoren kamen zu dem Schluss, dass „die Tendenz von GPT-4, gesellschaftliche Vorurteile zu kodieren, ernsthafte Bedenken hinsichtlich seiner Verwendung in der klinischen Entscheidungsunterstützung aufwirft" und dass

---

[1] Travis Zack. Assessing the potential of GPT-4 to perpetuate racial and gender biases in health care: a model evaluation study. Lancet Open Access. Januar 2024, DOI: https://doi.org/10.1016/S2589-7500(23)00225-X.

„Transparenz beim Modelltraining und bei der Datenbeschaffung erforderlich ist, um sicherzustellen, dass LLM-basierte Tools allen zugute kommen."

Während diese Schlussfolgerung im Bereich des Gesundheitswesens gezogen wurde, wo falsche Ergebnisse zweifellos erheblichen Schaden bei Patienten verursachen können, gibt es andere Bereiche, in denen KI ähnlich schädliche Auswirkungen haben kann, wenn sie falsche oder verzerrte Ergebnisse produziert, wie etwa in den Bereichen Medien (Berichterstattung), Bildung (falsche Fakten in der Lehre für Studenten), Schulung, Wirtschaft und Finanzen, Personalwesen (Beurteilung von Bewerbungen, Leistungsbeurteilung) und Juristerei (fehlerhafte Verträge, falsche Referenzen usw.). Wahrscheinlich wurde KI zu schnell und zu früh in den Alltagsgebrauch eingeführt und die Gesellschaft hat nun Mühe, mit den Auswirkungen dieses neuen Werkzeugs Schritt zu halten. Nur indem wir ein Werkzeug, ein Medikament oder eine Aktivität in der realen Welt verwenden (und überwachen!), können wir etwas über seinen Nutzen und seine Risiken erfahren und Verbesserungen einleiten.

Big Data und die erforderlichen Analysen werden die Forschungs- und Beweislandschaft im nächsten Jahrzehnt erheblich verändern. RWD wird es uns ermöglichen, viele Zusammenhänge oder sogar Kausalitäten zwischen Risikofaktoren und Krankheiten in Bereichen aufzuklären, für die wir heute keine vernünftigen Erklärungen haben. In den letzten Jahren hat die Gesundheitsbranche leider einen Anstieg von Krebserkrankungen beobachtet, insbesondere bei jüngeren Patienten. Die Tatsache, dass wir jetzt frühere und bessere Diagnosemethoden und eine Bevölkerung mit höherer Lebenserwartung haben, kann hierfür keine ausreichende Erklärung sein. Dies gilt insbesondere für Lungenkrebs bei Nichtrauchern und Dickdarmkrebs bei relativ jungen Patienten. Dies kann zum Beispiel auf genetische Varianten zurückzuführen sein, die sich häufiger als in der Vergangenheit auswirken, auf Umwelteinflüsse oder Veränderungen in unserem Darmmikrobiom, die durch Veränderungen in der Ernährung, Nahrungsmittelzusätzen oder der Ernährung im Allgemeinen verursacht werden. Die Erfassung riesiger Datenmengen und die Erkennung von Mustern durch künstliche Intelligenz werden uns helfen, Risikofaktoren zu identifizieren. Erst kürzlich wurde die Hypothese aufgestellt, dass SARS-CoV-2 verschiedene Strategien anwendet, um in verschiedenen Organen Krebs zu verursachen.[2] Generell sind Viren, die Krebs verursachen können, nichts Neues, und wir haben sogar einen Begriff, um sie zu beschreiben: Onkogen. Man denke nur an das berüchtigte humane Papillomavirus (HPV), das die Entwicklung eines HPV-Impfstoffs zur Verabreichung an junge Menschen auslöste und die Gebärmutterhalskrebsrate bei Frauen, die im Alter von 12 bis 13 Jahren geimpft wurden, um bis zu 90 % senken konnte.[3]

---

[2] Jahankhani K, Ahangari F, Adcock IM, Mortaz E. Possible cancer-causing capacity of COVID-19: Is SARS-CoV-2 an oncogenic agent? Biochemie. 2023 Okt;213:130–138. doi: https://doi.org/10.1016/j.biochi.2023.05.014. Epub 2023 Mai 23. PMID: 37230238; PMCID: PMC10202899.
[3] Pei J, Shu T, Wu C, Li M, Xu M, Jiang M, Zhu C. Impact of human papillomavirus vaccine on cervical cancer epidemic: Evidence from the surveillance, epidemiology, and end results program. Front Public Health. 6. Januar 2023;10:998174. doi: https://doi.org/10.3389/fpubh.2022.998174. PMID: 36684904; PMCID: PMC9859059.

9.2 Die Rolle der künstlichen Intelligenz (KI)

Wenn COVID-19 ein ähnliches krebserregendes Potenzial hat und eine Impfung vor einem potenziellen SARS-CoV-2-bedingten Krebs (welcher Krebsart auch immer) schützen kann, muss dies Gegenstand künftiger Forschung werden, bei der auch Daten aus der realen Welt verwendet werden.

Aber nicht nur im Bereich der Forschung wird KI enorme Veränderungen mit sich bringen. Künstliche Intelligenz kann auch dazu beitragen, neue Möglichkeiten für die Datenanalyse in routinemäßigen Prozessen unseres täglichen Lebens zu eröffnen. Krankenhäuser beispielsweise haben heute alle ihre Aufzeichnungen in elektronischer Form, und KI kann sie problemlos auf Fehler (wie Tipp- und Kommafehler), Sicherheitsrisiken (Laborwerte, die ein Risiko für einen Patienten anzeigen können, insbesondere in Kombination mit anderen Anzeichen und Symptomen oder bei Begleitmedikation) oder bestimmte Muster im Datenpool des Krankenhauses (die auf systemische Probleme hinweisen, wie eine erhöhte Anzahl von Infektionen oder Wiederaufnahmen aufgrund von Problemen) überprüfen. Allerdings sollten Menschen die Arbeit der KI immer überwachen, um sicherzustellen, dass die KI-Ergebnisse auf der Realität basieren, sei es auf wissenschaftlicher, medizinischer oder sozialer Ebene. Es ist ein bisschen so, als würde ein Pilot den Autopiloten einschalten, um das Flugzeug zu fliegen; der menschliche Pilot sollte kein Nickerchen machen, während der Autopilot eingeschaltet ist! Dazu mehr im nächsten Abschnitt.

9.2 Die Rolle der künstlichen Intelligenz (KI)

Die Technologie entwickelt sich rasant weiter. Computer, die früher ganze Gebäude einnahmen, sind heute zu kleinen Mikroprozessoren von der Größe eines Fingernagels verdichtet. Moderne Autos können zwischen 70 und 100 Computer unter der Haube haben, die normalerweise als elektronische Steuergeräte (ECUs) bezeichnet werden. Dieser technische Fortschritt ermöglicht heutzutage den Einsatz digitaler Gesundheitstechnologien (DHT) in der Medizin und in Systemen, die Computerplattformen, Konnektivität, Software und Sensoren für das Gesundheitswesen und verwandte Zwecke verwenden. Beispiele hierfür sind unter anderem tragbare Sensoren und/oder mobile Anwendungen (mobile Apps) wie Aktivitätstracker und Smartwatches. Die Verwendung solcher Sensoren und Beschleunigungsmesser wird als „Aktigrafie" bezeichnet und ermöglicht die Erfassung von Bewegungsmustern und Symptomen bei Patienten mit neuromuskulären, kardiorespiratorischen und rheumatologischen Erkrankungen. Da die Daten im Alltag des Patienten zu Hause gesammelt werden, sind sie viel näher am realen Leben als Tests, die bei einem geplanten Klinikbesuch durchgeführt werden (z. B. ein Sechs-Minuten-Gehtest). Diese Art digitaler Gesundheitsdaten ermöglicht es auch, unterversorgte Gebiete besser zu erreichen, die oft weniger Zugang zu klinischen Studien oder generell zu medizinischer Versorgung haben. Dies gilt nicht nur für die Datenerfassung, sondern ermöglicht auch die Analyse von Daten, die Interpretation durch künstliche

Intelligenz und die Simulation von Szenarien. DHT werden in der Klinik bereits häufig eingesetzt (z. B. kontinuierliche Glukosemonitore, ambulante Blutdruckmessgeräte, mobile Herzmonitore). Beschleunigungsmesser können bei der Diagnose und Überwachung von Patienten mit neurologischen Erkrankungen wie Parkinson helfen. Die Analyse von Reflexionen von Wi-Fi-Signalen zu Hause durch künstliche Intelligenz kann bei der Erforschung der Bewegungsmuster eines Patienten und seiner Fähigkeit, alltägliche Aufgaben mit einer Behinderung in der realen Welt zu erledigen, hilfreich sein, ohne dass strukturierte oder subjektive Skalen oder Fragebögen verwendet werden müssen.

Es ist schwer zu verstehen, wie KI funktioniert, und noch schwerer, zwischen Begriffen wie künstliche neuronale Netzwerke (KNN) oder große Sprachmodelle (LLM) zu unterscheiden. Versuchen wir es: Traditionell funktionieren Computer einfach mit binären Signalen, „Strom" oder „kein Strom". Halbleiter wie Transistoren können je nach Spannung an der Basis eine Spannung am Ausgang bereitstellen und funktionieren so als Verstärker und als Schalter. Die intelligente Kombination von Tausenden dieser Schalter (in Mikroprozessoren) ermöglicht es Computern, Input und Output zu verwalten und – je nachdem, wie sie programmiert wurden – extrem komplexe logische Aufgaben auszuführen. Der nächste Schritt der technologischen Entwicklung auf diesem Gebiet ist ein künstliches Neuron. Ein künstliches Neuron ist eine Rechenaufgabe, bei der die Eingänge gewichtet werden, was zu einer Aktivierungsfunktion führt. Ab einem Schwellenwert erzeugt das künstliche Neuron einen Output, vergleichbar mit dem „Zünden" eines biologischen Neurons. Es ist also weniger binär (I oder 0) wie ein Transistor, sondern der Ausgang kann von verschiedenen Inputs abhängen.

> So wie uns Maschinen und Roboter jahrzehntelang bei manueller Arbeit geholfen haben, wird uns die KI unterstützen, aber nur solange wir Menschen die Kontrolle haben.

Die Kombination von Tausenden dieser künstlichen Neuronen, künstliche neuronale Netzwerke (KNN) genannt, sind Computersysteme, die spezifische Probleme lösen können, ähnlich dem einfachen menschlichen Denken. Sie werde einen revolutionären Einfluss haben, wie der Wechsel von Verstärkerröhren zu Transistoren in den 1960er-Jahren und von Transistoren zu Mikroprozessoren in den frühen 1980er-Jahren. Früher konnten wir die Leistung eines elektronischen Geräts direkt bewundern, indem wir dessen Größe und die Ausstattung mit Verstärkerröhren oder Transistoren sahen. Heutzutage wird die Hardware immer kleiner, und die Rechenleistung findet ohnehin meistens in Rechenzentren (der „Cloud") statt. Dadurch entgeht uns aber auch der enorme Energieverbrauch der künstlichen Intelligenz, beziehungsweise der hierfür benötigten Rechenzentren. Schätzungen gehen davon aus, dass der Energieverbrauch der generativen KI wegen der enormen Rechenleistung, die während des Modelltrainings erforderlich ist, und wegen der Ressourcen, die für die Beantwortung von Benutzeranfragen aufgewendet werden, wahrscheinlich täglich mehr als eine halbe Million Kilowattstunden beträgt, um etwa 200 Mio. Benutzeranfragen zu bearbeiten.[4] Wissenschaftler warnen deshalb bereits jetzt vor dem Gesamt-Fußabdruck der KI auf die Umwelt während ihres gesamten Lebenszyklus und fordern, Möglichkeiten zur Reduzierung ihrer negativen Auswirkungen aufzuzeigen.

RWD-basierte Softwareunternehmen (SaaS = Software as a Service) nutzen bereits jetzt prädiktive und generative KI-Lösungen, um die Forschungskapazitäten zu verbessern und komplexe Arbeitsabläufe bei klinischen Studien zu unterstützen. KI-basierte Screeningmethoden für klinische Studien können heute viel mehr Patienten für klinische Studien screenen als herkömmliche Screeningmethoden auf Basis elektronischer Patientenakten (EMR).

Per Definition basiert KI auf Technologie, auf Computern, und wir verlassen uns darauf. Die zugrunde liegende Software wird jedoch von Menschen programmiert. Manchmal werden die Codes und Algorithmen so komplex, dass ihre Abhängigkeiten und Interaktionen schwer zu verstehen oder zu kontrollieren sind. Im Juli 2024 verursachte ein fehlerhaftes Softwareupdate, das von einem Cybersicherheitsunternehmen gesendet wurde, einen weltweiten Technologieausfall, von dem Millionen von Computern betroffen waren. Fluggesellschaften mussten Flüge streichen, Notrufnummern fielen aus, Banken meldeten Störungen und Krankenhäuser mussten Behandlungen absagen. Bemerkenswerterweise kam das fehlerhafte Softwareupdate von einem Cybersicherheitsunternehmen, das normalerweise ganz oben auf unserer Liste vertrauenswürdiger Organisationen stehen sollte. In diesem Fall wurde das Problem schnell gefunden und behoben. Jedes betroffene System konnte sofort identifiziert werden, da die Computer einfach abstürzten. Aber was, wenn ein Problem nicht auf eine solche Alles-oder-nichts-Weise auftritt, nicht in einem „Bluescreen" von Windows, sondern in einer Fehlfunktion, die wir nicht sofort bemerken, die aber langfristig fehlerhafte Ergebnisse hervorbringt? Was passiert, wenn KI-Systeme anfangen, Inhalte zu erfinden, zu halluzinieren, zu manipulieren oder sogar zu lügen?

KI ist nicht nur unvollkommen, sondern viele ihrer Fehler sind nicht sofort erkennbar. Zahlreiche Berichte über Anwälte, die KI einsetzten und imaginäre Gerichtsverfahren generierten, haben gezeigt, wie die Abhängigkeit von dieser Technologie ohne Sicherheitsvorkehrungen zu einer Katastrophe führen kann. Die Nutzung von Patientendaten, die zum Trainieren der KI verwendet werden, oder die Manipulation von Analysen, um neue Methoden für die Gesundheitsversorgung zu schaffen, ist ein weiterer Gesichtspunkt. Dies lehrt uns, dass die menschliche Intelligenz der Computerintelligenz immer einen Schritt voraus sein muss. Von KI erstellte Ergebnisse müssen immer die Überprüfung eines Menschen auf Angemessenheit, Plausibilität und mögliche Konsequenzen bestehen. So wie wir vor etwa 30 Jahren die Ergebnisse eines Taschenrechners überprüft haben („Kann das wahr sein?" und „Gibt es einen Kommafehler?"), so wie wir die Ergebnisse einer Google-Suche überprüfen („Können wir das Ergebnis verwenden?" oder „Ist das ein sinnvolles Suchergebnis oder wird es von kommerziellen Interessen gesponsert?"),

---

[4] Qiong Chen et al., Generative AI exacerbates the climate crisis. Science 387, 587–587 (2025). DOI: https://doi.org/10.1126/science.adt5536.

müssen wir schlauer sein als die KI und ihre Ergebnisse bewerten, bevor wir sie als Grundlage für Maßnahmen nehmen.

Wir müssen bedenken, dass Algorithmen für künstliche Intelligenz von Menschen erstellt werden und Menschen Fehler machen können. Darüber hinaus basiert künstliche Intelligenz auf bereits vorhandenen Daten. Wenn die Daten verzerrt oder von geringer Qualität sind, kann dies die Ergebnisse der KI beeinträchtigen. Die Unterschiede zwischen den Ergebnissen experimenteller randomisierter klinischer Studien und der realen Welt in der Medizin gelten auch für KI. Wenn wir Daten aus klinischen Studien oder anderen experimentellen, künstlichen Situationen in ein KI-Modell einspeisen, können wir kein Ergebnis erwarten, das die reale Welt perfekt darstellt. Manche Leute verwenden die Plattitüde „Müll rein – Müll raus", und ich denke, eine ähnliche Logik trifft hier auf diesen Punkt zu. Ich würde dieses Sprichwort in eine angenehmer klingende Formulierung abwandeln wie zum Beispiel „experimentelle Daten rein – experimentelle Ergebnisse raus" oder „Realität rein – Realität raus". KI kann die (Denk-)Arbeit erledigen, aber wir initiieren die Aktion! Wir sind der Aufseher der KI, ähnlich wie der Aufseher eines Teams. In gewisser Weise muss der Teamleiter oder Vorgesetzte etwas schlauer sein als das Team (zumindest geringfügig), nicht unbedingt bei der Ausführung der Arbeit, sondern beim Betrachten des Gesamtbildes, des Kontexts und der Folgen der Arbeit. In gleicher Weise kann und darf KI menschliche Intelligenz, Bildung und kluges Denken nicht ersetzen! Aber so wie uns Maschinen und Roboter jahrzehntelang bei der Handarbeit geholfen haben, wird uns KI unterstützen, solange wir Menschen die Kontrolle haben.

Ein weiteres einfaches Beispiel außerhalb des Gesundheitsbereichs: Nehmen wir noch einmal die Autoindustrie. Traditionell wurden Crashtests an einer begrenzten Anzahl von Autos durchgeführt, und die Absicht besteht offensichtlich darin, die beste Rahmenkonstruktion zum Schutz der Passagiere im Falle eines Unfalls zu finden. Autohersteller tun dies immer noch, hauptsächlich weil sie gesetzlich dazu verpflichtet sind (und tatsächlich sind die viralen Videos, die zeigen, wie Crashtest-Dummys bei einem Aufprall aus Autos geschleudert werden, beeindruckend und vielleicht für Marketingzwecke nützlich!). Aber jetzt, mit der Verfügbarkeit künstlicher Intelligenz, ist es nicht mehr notwendig, Dutzende teurer Prototypen zu zerstören, um echte Daten über die Auswirkungen eines Autos bei einem Unfall zu erhalten. Tausende von Unfallsituationen können heute auf einem speziell für diese Szenarien programmierten Computer (genannt „Insilico") simuliert werden. Die Entwicklung sicherer Autos verlagert sich heute von „Learning *by* doing" zu „Learning *before* doing". Wie Sie wissen, entwickelt sich die Technologie ständig weiter und hält Einzug in unser Berufs- und Privatleben. Bisher hat die Technologie einen Großteil der körperlichen Arbeit ersetzt, die zuvor von Menschen erledigt wurde (schwere Gegenstände heben, Teile zusammenschweißen, große Löcher graben usw.). Roboter werden in Situationen eingesetzt, denen der menschliche Körper nicht standhalten kann (z. B. bei der Erforschung des immensen Drucks in der Tiefsee, im Weltraum oder auf der Marsoberfläche).

Bisher war die Technologie hilfreich, wenn es um physikalische, volumen- oder gewichtsbezogene Aufgaben ging. Künstliche Intelligenz wird diesen Schwerpunkt

9.2 Die Rolle der künstlichen Intelligenz (KI)

nun von körperlicher Arbeit auf geistige Arbeit verlagern. Der menschliche Körper hat seine Grenzen, was die körperlichen Fähigkeiten betrifft. Selbst Olympiasieger im Gewichtheben können nicht mit den rudimentärsten Robotern oder Maschinen mithalten, die für Gewichthebeaufgaben entwickelt wurden. Das menschliche Gehirn hat auch seine Grenzen in Bezug auf Gedächtnis, Denken, Geschwindigkeit der Gedanken und das Erkennen von Zusammenhängen. Wir glauben vielleicht immer noch – und viele hoffen es auch –, dass KI nie die Fähigkeiten des menschlichen Gehirns erreichen wird, insbesondere wenn es um Kreativität, Ethik, Philosophie und Selbstbefragung geht. Sicher ist jedoch, dass KI schnell denken und dieses Denken in die Tat umsetzen kann. Hier haben wir Menschen unsere Grenzen, während Computerprozessoren immer schneller werden. Es mag also noch fraglich sein, ob KI den Menschen beim Denken und Entscheiden vollständig ersetzen kann, aber alle Prozesse, bei denen menschliche intellektuelle Aktivität auf dem kritischen Pfad (d. h. die Geschwindigkeit, die Projektaufgaben bestimmt und den Zeitpunkt der Erreichung des Projektergebnisses beeinflusst) eine Rolle spielt, können durch KI erheblich beschleunigt werden. Im FDA-Zulassungsprozess beispielsweise werden wichtige Entscheidungen über die Gültigkeit von Studien und die Sicherheit von Medikamenten durch menschliche Erfahrung, Ausbildung und Urteilsvermögen getroffen. Diese menschliche Aufgabe führt zu einem Engpass bei der Anzahl neuer Arzneimittel, die die FDA pro Jahr zulassen kann, und dieser Engpass ist durch die Anzahl der verfügbaren erfahrenen Prüfer (Wissenschaftler, Angestellte der FDA) begrenzt. KI könnte diesen Prozess mithilfe datengesteuerter Entscheidungen viel schneller erledigen. Aber letztendlich würden wir uns nicht wohl fühlen, wenn die Entscheidung über die Zulassung von Medikamenten von einer möglicherweise voreingenommenen oder fehlerhaften KI getroffen würde.

Anstatt zu versuchen, künstliche Intelligenz (KI) als eine einzige und konsolidierte Disziplin zu definieren, wäre es vielleicht besser, sie als eine Reihe verschiedener Technologien zu betrachten, die sich leichter einzeln definieren lassen. Diese Reihe kann zum Beispiel die folgenden Kategorien enthalten:

- Data Mining: Analyse von großen Mengen an Daten
- Fragenbeantwortung: Formulierung von Antworten nach einer Recherche in Daten oder in Literatur (Beispiel ChatGPT)
- Pattern-(Muster-)Erkennung: Identifizierung von Zusammenhängen in großen Datensätzen (Beispiel Erkennung neuer Risikofaktoren für bestimmte Erkrankungen)
- Text Mining: Zusammenfassung von Texten
- Natural Language Processing: Analyse und Verarbeitung natürlicher Sprache, zum Beispiel Extrahierung von Standardsprache aus freien Texten
- Künstliches Sehen: Analyse und Verarbeitung von Bildern (Beispiel Gesichtserkennung)

Ein Beispiel dafür, wie KI die Welt der Medizin verändern kann, ist die Erkennung seltener Krankheiten durch KI. Die Pharmaindustrie hat viele Behandlungen gegen seltene Krankheiten entwickelt, aber manchmal ist es schwierig, diese

Behandlungen den Patienten zukommen zu lassen, die sie brauchen, da die Zahl der Menschen mit diesen Krankheiten so gering ist. Ein Grund für diese Diskrepanz liegt darin, dass seltene Krankheiten oft zu spät (oder überhaupt nicht) diagnostiziert werden, weil seltene Krankheiten außerhalb des allgemeinen Wissensbereichs (selbst unter medizinischem Fachpersonal) liegen und von einem durchschnittlichen Arzt, der selten mit einem solchen Fall konfrontiert wird, nicht unbedingt leicht erkannt werden. Einige seltene Krankheiten können nur postmortal diagnostiziert werden, und das Leben des Patienten hätte allein durch eine rechtzeitige Diagnose gerettet werden können. Wir sind derzeit weit davon entfernt, dass künstliche Intelligenz Ärzte ersetzen wird und Patienten in der Notaufnahme auf einen Computer treffen, anstatt eine Krankenschwester und einen Arzt zu sehen. KI kann jedoch eine große Hilfe bei der Diagnose, der Aktualisierung des medizinischen Wissens und der Prüfung und Abwägung von Therapieoptionen auf der Grundlage der neuesten Literatur und Erkenntnisse sein. Ärzte müssen einen großen Teil ihrer wertvollen Zeit für die medizinische Weiterbildung aufwenden, und mithilfe von KI kann diese Zeit effizienter genutzt werden.

Wenn es um die Erstellung wissenschaftlicher Inhalte geht, könnten wir an einen Punkt gelangen, an dem zumindest heute die Vorbehalte gegenüber KI größer werden als die potenziellen Vorteile. Einem Forschungsbrief in JAMA Pediatric zufolge hatten Kliniker Schwierigkeiten zu erkennen, ob Forschungszusammenfassungen von einem Menschen oder einem KI-Chatbot geschrieben wurden.[5] Eine Umfrage unter 102 Angehörigen der Gesundheitsberufe ergab eine Genauigkeit von nur 43 % bei der Identifizierung, ob Forschungszusammenfassungen von OpenAIs ChatGPT 3.5 oder von einem Menschen geschrieben wurden. Die Mehrheit der Teilnehmer dieser Umfrage war der Meinung, dass der Einsatz von KI zum Schreiben von Forschungsberichten ethisch vertretbar sei. Es besteht jedoch ein großer Unterschied zwischen der Verwendung künstlicher Intelligenz zur Unterstützung der Vorbereitung oder der Interpretation der Ergebnisse und dem unbeaufsichtigten Schreiben der gesamten Forschungsarbeit durch KI. KI kann beim Brainstorming, bei der Suche nach Quellen, beim Auffinden früherer Veröffentlichungen oder einfach beim Ausdrücken komplexer Zusammenhänge in korrekter englischer Sprache hilfreich sein und über einfache Übersetzungsprogramme hinausgehen. Dies kann für Nicht-Muttersprachler hilfreich sein, da diese mehr Aufwand in das Lesen und Schreiben von Aufsätzen und die Vorbereitung von Präsentationen auf Englisch investieren müssen als englische Muttersprachler.[6] Um zu vermeiden, dass sich durch KI generierte Fehlinformationen in der medizinischen Gemeinschaft verbreiten (und im schlimmsten Fall die medizinische Praxis beeinflussen), müssen Standards dafür festgelegt werden, in welchem Ausmaß KI in wissenschaftlichen Veröffentlichungen eingesetzt werden kann.

---

[5] Ren D, Tagg AJ, Wilcox H, Roland D. JAMA Pediatr. Online veröffentlicht am 29. April 2024. doi: https://doi.org/10.1001/jamapediatrics.2024.0760.
[6] Amano T, Ramírez-Castañeda V, PLoS Biol 21(7): e3002184. https://doi.org/10.1371/journal.pbio.3002184.

9.2 Die Rolle der künstlichen Intelligenz (KI)

Das klinische Wissen und die Denkfähigkeit des großen KI-Sprachmodells GPT-4 nähern sich dem Niveau von Fachärzten an. Es wurde an Ärzten auf verschiedenen Karrierestufen getestet: Praktikanten, Ärzten in der Facharztausbildung und Augenärzten. Sowohl dem Sprachmodell als auch den Ärzten wurden 85 Patientenszenarien mit einem bestimmten Augenproblem vorgelegt. Sie sollten eine Diagnose stellen und eine Therapie aus vorgegebenen Optionen auswählen. Das Sprachmodell (Median 69 % Richtigkeit) schnitt im Test deutlich besser ab als die Praktikanten (43 %), deren ophthalmologisches Wissensniveau in etwa dem eines Allgemeinmediziners entsprach. Im Vergleich zu Ärzten in Facharztausbildung (59 %) und Augenärzten (76 %) schnitt GPT-4 etwa gleich gut ab – die leistungsstärksten Ärzte erzielten jedoch höhere Werte. Auch hier besteht derzeit kein Grund zur Panik hinsichtlich der Möglichkeit, dass Ärzte zu 100 % durch Computer oder Roboter ersetzt werden. KI könnte jedoch dabei helfen, Patienten mit Augenproblemen zu priorisieren (Triage) und zu entscheiden, welche Fälle Notfälle sind, die sofort von einem Spezialisten untersucht werden müssen, welche Patienten von einem Allgemeinmediziner behandelt werden können und welche keine Behandlung benötigen, beispielsweise wenn der Zugang zu Spezialisten eingeschränkt ist.[7] Im Alltag kann KI bereits heute eine hilfreiche Entlastung von bürokratischem Aufwand sein und die tägliche Arbeit von Ärzten erheblich vereinfachen, beispielsweise beim Erstellen klinischer Zusammenfassungen oder von Arztbriefen.[8]

KI-Systeme, die ihre menschlichen Schöpfer widerspiegeln, können inhärente Vorurteile (seien sie persönlicher oder statistischer Natur) aufweisen und diese Vorbehalte in ihren Ergebnissen möglicherweise verstärken. Wenn die KI nicht richtig trainiert ist, entweder aufgrund einer Benutzervoreingenommenheit oder einfach aufgrund falscher Anweisungen, kann es äußerst schwierig werden, die Verantwortlichkeit zu beurteilen. Schließlich kann KI riesige Mengen problematischer Daten produzieren, bevor Fehler überhaupt bemerkt werden. Dies wird noch dadurch komplizierter, dass KI häufig falsche Informationen mit einem hohen Maß an Autorität und Vertrauen präsentieren kann. Von besonderem Interesse sind falsch positive Ergebnisse – sogenannte „Halluzinationen" – in großen Sprachmodellen, die für die medizinische und Patientenforschung verwendet werden. Um diese ethischen und praktischen Herausforderungen zu meistern und ihren Erfolg sicherzustellen, ist die Einbeziehung sachkundiger Menschen in kritischen Phasen unerlässlich. Menschliche Experten müssen immer verfügbar sein, um KI-Modelle zu überwachen und bei Bedarf zu aktualisieren, um deren Korrektheit zu gewährleisten. Die Gesamtüberlegung ist die Frage: Wem kann man vertrauen? Ist es ein computergenerierter Text, der auf einer riesigen Menge online verfügbarer Informationen basiert, oder die individuelle Meinung einer Handvoll Experten? Was ist nützlicher: Quantität oder Qualität? Wenn Quantität, bedeutet dies dann, dass Quantität Quali-

---

[7] Arun James Thirunavukarasu, PLOS Digital Health, 17. April 2024 https://doi.org/10.1371/journal.pdig.0000341.

[8] Heilmeyer F, et.al. Viability of Open Large Language Models for Clinical Documentation: Real-World Model Evaluation Study, JMIR Med Inform 2024;12:e59617. doi: https://doi.org/10.2196/59617.

tät ausschließt? Ist die Interpretation von Dutzenden, Hunderten oder sogar Tausenden von Quellen und einer von einem großen Sprachmodell erstellten Zusammenfassung automatisch von geringerer Qualität, nur weil sie aus einer riesigen Menge stammt? Können wir einer Handvoll Experten und ihrer individuellen persönlichen Meinung mehr vertrauen, nur weil sie Professoren einer Eliteuniversität sind? Wir können diese Frage auf zwei Arten angehen: Wir müssen die Vertrauenswürdigkeit dieser beiden Quellen einzeln prüfen. Warum halten wir Experten, wie Professoren einer Eliteuniversität, für vertrauenswürdig? Wie können wir die Zuverlässigkeit und Richtigkeit einer Maschinenausgabe testen? Beide Fragen lassen sich nicht leicht eindeutig beantworten, aber es sind Möglichkeiten, wie wir sie angehen können.

Wie vertrauenswürdig sind Experten? Hier können wir davon ausgehen, dass jemand, der eine Vielzahl von Experten begutachteter Veröffentlichungen (Peer Review) in angesehenen wissenschaftlichen Zeitschriften veröffentlicht hat und es geschafft hat, die strengen Anforderungen einer der besten Universitäten der Welt zu bestehen, einige Qualifikationen hat, die andere nicht haben, und daher sticht diese Person hervor. Es gibt jedoch ein soziales Phänomen, das als „Matthäus-Effekt" bekannt ist und gegen sie verwendet werden kann. Dieser Effekt ist nach dem Apostel Matthäus benannt, der Jesus Christus in der Bibel zitierte: „Denn wer hat, dem wird gegeben, und er wird im Überfluss haben; wer aber nicht hat, dem wird auch das genommen, was er hat" (Matthäus 25:29). Im akademischen Kontext bedeutet dies, dass ein Autor, der einmal zitiert wurde, mit größerer Wahrscheinlichkeit immer wieder zitiert wird und sich so zunehmend Vorteile verschafft. Dank seines wachsenden Rufs wird dieser Autor mehr Artikel schreiben können, die bereitwillig zur Veröffentlichung angenommen werden. Dies kann dazu führen, dass er als Hauptredner zu internationalen Konferenzen eingeladen wird, selbst wenn seine Arbeit von ähnlicher Qualität ist wie die von weniger bekannten Wissenschaftlern. Manchmal nimmt dieser Prozess ein Eigenleben an, unabhängig vom tatsächlichen Wert der geleisteten Arbeit. Die Frage nach der Vertrauenswürdigkeit menschlicher Experten kann also nicht mit einer endgültigen Antwort zufriedengestellt werden.

Wie steht es nun mit den Ergebnissen der künstlichen Intelligenz? Es wurden bereits zahlreiche Studien durchgeführt, um die Qualität großer Sprachmodelle in der Medizin zu bewerten. Die Nutzung von Online-Informationsquellen ist bei Patienten und Ärzten weit verbreitet. Aber verfügen diese Quellen über die notwendige Genauigkeit und Verständlichkeit, die in der Medizin besonders wichtig ist? Forscher der Universität Münster in Deutschland testeten ChatGPT 3.5 und seine Leistung und Informationen zur chirurgischen Behandlung von Pankreaskarzinomen.[9] Die Forscher, allesamt Experten für Bauchchirurgie, fanden Folgendes heraus: Obwohl ChatGPT komplexe und teilweise korrekte Antworten auf onkochirurgische Fragen lieferte, waren einige Antworten erschreckend falsch. Interessanterweise waren alle Antworten genau formuliert und „klangen" professionell genug. Obwohl die Quellenangaben auf den ersten Blick authentisch erschienen, war ein erheblicher Anteil der zitierten Referenzen entweder nicht vorhanden oder veraltet, was

---

[9] Dtsch Arztebl Int 2024; 121: 505–6. DOI: https://doi.org/10.3238/arztebl.m2024.0081.

auf potenzielle Risiken von Fehlinformationen, Verzerrungen und Voreingenommenheit hinweist. Wie können wir das also verstehen? Der oben erwähnte Matthäus-Effekt kann auf beide Seiten angewendet werden: „Experten" sind möglicherweise keine echten Experten, und die Informationen aus verschiedenen Online-Quellen können ebenfalls voreingenommen (oder sogar falsch) sein. Der Matthäus-Effekt kann auf akademische Karrieren, aber auch auf soziale Medien und ihre „Experten", die besser als „Influencer" beschrieben werden, angewendet werden. Dies bezieht sich darauf, wie die Algorithmen dieser Websites funktionieren, um Inhalte nach Quantität, Anzahl der Klicks, Anzahl der Likes, Anzahl der Shares statt nach Qualitätsmaßstäben zu bewerben. Es ist wichtig, immer die Quellen dessen zu überprüfen, was Sie konsumieren, sei es ein Veteran mit langjähriger Erfahrung an einer renommierten Universität, die Ergebnisse eines KI-Modells oder ein beliebter Influencer in den sozialen Medien.

Eine aktuelle Studie von Forschern des MIT und der Cornell University zeichnet jedoch ein überraschend optimistisches Bild des menschlichen Denkens: „Aus verschwörungstheoretischen Kaninchenlöchern kann es tatsächlich einen Ausgang geben", so ihr treffendes Fazit.[10] Sie fanden heraus, dass Dialoge mit einer generativen Schnittstelle für künstliche Intelligenz (KI) Menschen im Durchschnitt um 20 % davon überzeugen konnten, ihre verschwörungstheoretischen Überzeugungen aufzugeben. Das zeigt, dass es Hoffnung gibt. Die Autoren weisen darauf hin, dass „viele Menschen, die fest an scheinbar faktenresistente verschwörungstheoretische Überzeugungen glauben, ihre Meinung ändern können, wenn ihnen überzeugende Beweise vorgelegt werden" – selbst wenn diese Beweise von der KI stammen.

9.3 Vorbereitung auf eine datengesteuerte Zukunft

Welche Fähigkeiten sollten Menschen also entwickeln, wenn sie in einer datengesteuerten Zukunft erfolgreich sein wollen? Es läuft alles auf ein einfaches Prinzip hinaus: Letztendlich muss der Mensch immer das letzte Wort haben. Ein Roboter kann die körperliche Arbeit erledigen, ein Computer kann eine Ausgabe oder einen Text liefern, aber ein Mensch muss Entscheidungen treffen, die wichtige Konsequenzen haben können, ein Mensch muss die Arbeit der Roboter oder die Ausgabe der Computer überprüfen und ein Mensch muss letztendlich dafür verantwortlich sein, diese Daten öffentlich zu teilen. Je wichtiger die Arbeit der Computer ist, desto intensiver sollte die menschliche Überwachung sein.

Im Fertigungssektor sind wir es gewohnt, dass Roboter viel körperliche Arbeit vernichten, die in der Vergangenheit von Arbeitern erledigt wurde. Obwohl Roboter normalerweise konsistenter, genauer und effizienter arbeiten als Menschen, hat die Fertigungsindustrie Qualitätssicherungssysteme und menschliche Qualitätskontrollschritte implementiert, um sicherzustellen, dass die Arbeit der Maschinen den Erwartungen der Menschen entspricht. In gleicher Weise gibt es einige einfache

---

[10] Thomas H. Costello et al., Durably reducing conspiracy beliefs through dialogues with AI. Science 385, eadq1814 (2024). DOI: https://doi.org/10.1126/science.adq1814.

Schritte, die wir als Menschen anwenden können, wenn wir die Ausgabe eines Werkzeugs, einer Maschine, eines Messinstruments oder eines Computers überprüfen müssen. Der erste Schritt ist der übliche „Red Face Test", bei dem man nach einer Plausibilität sucht und sich die Frage stellt: „Ergibt das auf den allerersten Blick Sinn?" Ist dies konsistent mit etwas, das wir bereits wissen, mit unserer Erfahrung? So simpel diese Empfehlung auch klingen mag, sie kann uns beim Denken sehr helfen, das uns sonst auf einen lächerlichen Weg voller Unwahrheiten oder Halluzinationen führen würde. Nehmen wir zum Beispiel an, wir haben gerade ein sehr hoch entwickeltes digitales Thermometer gekauft. Wir packen es aus. Wir wissen nicht wirklich, wie es funktioniert, aber nachdem wir die Batterien eingelegt haben, zeigt es uns eine Temperatur von 45 °C an, obwohl wir in unserem klimatisierten Wohnzimmer sitzen, in dem angenehme 21 °C herrschen. Die Anzeige des neuen digitalen Thermometers ist offensichtlich falsch, und wir werden das Thermometer höchstwahrscheinlich zurückschicken.

Der zweite Schritt, den wir in dieser Situation unternehmen könnten, um die tatsächliche Temperatur zu bestimmen, ist die Suche nach Zuverlässigkeit, indem wir das Gerät bitten, seine Messungen zu wiederholen, um zu sehen, ob es dasselbe Ergebnis liefert. Wenn wir beispielsweise den Thermostat in unserem Wohnzimmer auf 22 °C eingestellt haben und das Gefühl haben, dass die Heizung/Klimaanlage jeden Tag gut funktioniert, können wir vernünftigerweise erwarten, dass unser Thermometer trotz der nächtlichen Temperaturschwankungen jeden Morgen wieder 22 °C anzeigt. Der dritte Schritt ist die Prüfung der Validität: Kann das Instrument Unterschiede erkennen? Wenn die Temperatur in Ihrem Haus nachts sinkt und morgens steigt, muss unser Thermometer diese Unterschiede anzeigen, was als *diskriminatorische Validität* bezeichnet wird. Im Idealfall könnten wir diese Situation sowohl mit unserem neuen Thermometer als auch mit einem anderen Thermometer erreichen, dessen Genauigkeit und Zuverlässigkeit wir bereits bewiesen haben und das wir als Goldstandard verwenden. Wir nennen dies *Konstruktvalidität*. Dies sind nur einige Beispiele dafür, wie wir die Validität der Ergebnisse der von uns verwendeten Werkzeuge genau messen können. Natürlich muss ein Messinstrument für das, was wir wissen möchten, relevant sein. Wenn wir die Temperatur wissen möchten, also wie kalt es draußen ist, ist ein Hygrometer, das uns die Luftfeuchtigkeit angibt, für unseren Zweck von begrenztem Wert.

Wenden wir diese Tests nun auf künstliche Intelligenz an, wie etwa die großen Sprachmodelle von ChatGPTt. Diese Prüfungen können aus drei Bewertungsansätzen bestehen:

Robustheit eines künstlichen Intelligenzmodells stellt die Stabilität der Ausgabe dar; wir erwarten, dass bei ähnlichen Fragen dieselben Ergebnisse auftreten, selbst wenn sich die Eingabe geringfügig ändert. Man würde erwarten, dass beispielsweise einige Rechtschreibvariationen oder Änderungen in der Zeichensetzung oder Wortvertauschungen (z. B. das Ersetzen des Wortes „analysieren" durch „überprüfen") oder die Verwendung von Synonymen die Ergebnisse des KI-Modells nicht wesentlich verändern würden. *Fairness* beschreibt die Stabilität des Modells über verschiedene Gruppen hinweg, wenn es in der Realität keinen Unterschied gibt. Ähnlich wie bei der Zuverlässigkeit eines Messinstruments wie dem

9.3 Vorbereitung auf eine datengesteuerte Zukunft

Thermometerbeispiel würde man erwarten, dass das Modell für alle Geschlechter, Männer und Frauen, oder für jüngere und ältere Bevölkerungen die gleichen Ergebnisse liefert, vorausgesetzt natürlich, dass es in Bezug auf unsere Frage in der Realität keinen Unterschied zwischen Männern und Frauen beziehungsweise Jugendlichen und Älteren gibt. Fairness wird anhand von Fakten getestet, von denen wir mit Sicherheit wissen, dass sie in der Realität in allen Gruppen gleich sind, und wir erwarten, dass das Modell dies widerspiegelt. Die *Gültigkeit* eines LLM, also seine Widerstandsfähigkeit gegen Voreingenommenheit, kann überprüft werden, indem man sich Unterschiede ansieht, von denen wir wissen, dass sie in der realen Welt existieren. Das Modell muss sie richtig darstellen. Voreingenommenheit kann überprüft werden, indem man die demografischen Daten im Eingabetext ändert, z. B. in einer Frage, die wir stellen. Dies ist heutzutage von besonderer Bedeutung, da Voreingenommenheit zugunsten oder gegen eine bestimmte Rasse, Ethnie, ein bestimmtes Geschlecht oder eine bestimmte politische Ideologie erhebliche Auswirkungen haben kann. Sie kann getestet werden, indem man die Ausgabe des Systems mit Verteilungen vergleicht, die wir von Daten aus der realen Welt kennen, wie etwa der Demografie bestimmter Krankheiten (Bluthochdruck und Diabetes sind Diagnosen, die häufiger bei Afroamerikanern auftreten, Hodenkrebs tritt nur bei Patienten mit biologisch männlichem Geschlecht auf usw.). Ein weiterer Test kann durchgeführt werden, indem man dem System einen Hinweis auf eine Religion gibt und das Modell im Grunde in den „Vorurteilsmodus" bringt, indem man die Ergebnisse einer sonst identischen Frage mit typisch westlichen oder christlichen Namen mit typisch arabischen oder muslimischen Namen vergleicht.

Eine andere Methode zum Testen künstlicher Intelligenz ist der sogenannte Turing-Test, benannt nach dem englischen Informatiker, Kryptoanalytiker, Mathematiker und theoretischen Biologen Alan Turing. Der Test soll feststellen, ob ein Computer in der Lage ist, wie ein Mensch zu denken. Diesen Test können wir nicht so einfach zu Hause durchführen, denn er erfordert drei Computer: einen für KI-Antworten und zwei, die von Menschen bedient werden. Ein Mensch stellt standardisierte Fragen und bewertet die Antworten (als Fragesteller und als Beurteiler), ohne zu wissen, welche Antwort vom Computer (also von der KI) und welche von dem anderen Menschen kam. Trifft der Fragesteller/Beurteiler bei höchstens 50 % der Fragen die richtige Antwort, gilt der Computer als künstliche Intelligenz, da der Fragesteller/Beurteiler ihn als „genauso menschlich" ansieht.[11]

So wie Qualitätskontrollen heute am Ende einer Fertigungsstraße zum Standard gehören, müssen solche Tests in der Welt der künstlichen Intelligenz ebenfalls zum Standard werden. Betrachten wir die Überprüfung von Lebensläufen und Bewerbungsschreiben im Einstellungsprozess. Menschliche Interaktion in Bewerbungsprozessen wurde fast vollständig ausgeschlossen, da Bewerbungsunterlagen heutzutage von Application Tracking Systemen (ATS) nach Triggerworten durchsucht werden. In Zukunft könnte es zur Pflicht werden, nur noch qualitätsgeprüfte Systeme zu verwenden, die z. B. Lebensläufe von Bewerbern nicht unterschiedlich behandeln dürfen, unabhängig davon, ob sie einen weiblichen oder männlichen

---

[11] https://www.techtarget.com/searchenterpriseai/definition/Turing-test.

Vornamen, einen deutschen oder chinesischen Nachnamen haben oder ob sie das Gymnasium 1980 oder 2010 abgeschlossen haben (um nur ein fiktives Beispiel für mögliche Diskriminierungen zu nennen). ATS-Systeme funktionieren grundsätzlich, indem sie Stellenbeschreibungen mit den Lebensläufen der Bewerber vergleichen, meist basierend auf Triggerwörtern, die typischerweise in einem bestimmten Job oder in einer bestimmten Branche verwendet werden. Vorbei sind die Zeiten, in denen ein Mensch die Bewerbungen sieht und die Anforderungen des Jobs versteht, einen Lebenslauf oder den Schreibstil eines Bewerbungsschreibens eines Bewerbers interpretieren kann und eine fundierte Entscheidung treffen kann, ob diese Person zu einem Vorstellungsgespräch eingeladen wird. Ich bezweifle ernsthaft, dass ATS Auswahlkriterien anwenden können, die zwischen einer falsch positiven (Auswahl des falschen Kandidaten) und einer falsch negativen Entscheidung differenzieren können (Herausfiltern von Lebensläufen ohne exakte Keyword-Übereinstimmungen, selbst wenn die Bewerber die richtigen Fähigkeiten hatten, diese aber unterschiedlich beschrieben). Daher müssen die Filterkriterien für ATS an die Bewerbungsphase angepasst sein, je nachdem, ob es sich um ein Vorscreeningverfahren oder eine Einstellungsentscheidung handelt.

Jeder versteht, dass man nicht die falsche Person zur letzten Interviewrunde einladen möchte, da dies dazu führen könnte, dass eine Person ausgewählt wird, die nicht perfekt qualifiziert ist (falsch-positiv). Es ist jedoch auch wichtig, dass ideale Kandidaten zu Beginn des Prozesses nicht fälschlicherweise abgelehnt werden (falsch-negativ), da dieser Fehler dem Unternehmen die Chance nehmen würde, die bestmöglichen und qualifiziertesten Mitarbeiter zu bekommen. Schlüsselwortabhängigkeit, Voreingenommenheit und mangelnde Flexibilität bei der Beurteilung nicht-linearer Karrierewege unterstreichen die Notwendigkeit menschlicher Aufsicht im Einstellungsprozess, da das Befragen und Einstellen der geeigneten Kandidaten für jedes Unternehmen von entscheidender Bedeutung sind. Ich persönlich bin nicht davon überzeugt, dass KI im Einstellungsprozess eine gute Möglichkeit ist, das Potenzial der Technologie zu nutzen, aber ATS sind allgegenwärtig und derzeit in den meisten Personalabteilungen Standard.

9.4 In einer sich schnell verändernden Welt auf dem Laufenden bleiben

Wenn es um Strategien geht, wie man in einer Welt sich ständig weiterentwickelnder Daten und Technologien informiert und kompetent bleibt, fallen mir einige Konzepte ein.

Die erste Strategie betrifft Datennutzung versus Datenschutz. Wir müssen die Vorteile gegenüber den Risiken von Daten, Datenanalyse und Datenerhebung verstehen. Im Gegensatz zur geschäfts- oder marketingorientierten Datenerhebung, vor allem in der Verbraucherwelt, ist bei Real World Evidence in der medizinischen Forschung nicht das Sammeln von Informationen über einzelne Personen von Bedeutung. Real World Evidence sammelt Informationen über Personengruppen und Bevölkerungsgruppen. Je größer die Gruppe ist und je mehr Einzelpersonen anonym ihre Daten beitragen, desto wertvoller ist die Analyse für den Erkenntnisgewinn und desto weniger ist es möglich, einzelne Personen zu identifizieren. Zweitens müssen wir im Gesundheitswesen den Horizont Real-World-Daten des aktuellen Datenpools elektronischer Patientenakten (EMR), den wir momentan verwenden, erweitern. Wir müssen alle anderen Daten und Fakten hinzufügen, die die menschliche Gesundheit und das menschliche Verhalten beeinflussen oder beschreiben können. Nur wenige Diagnosen können allein anhand von Angaben zu Blutdruck und Laborwerten gestellt werden. Wir müssen auch Faktoren wie Genetik, Verhalten, Ernährung, soziale und wirtschaftliche Faktoren berücksichtigen, die unser Verhalten, unsere Gesundheit und unsere Handlungen beeinflussen. Noch einmal: Es geht nicht darum, Individuen zu kontrollieren, zu überwachen und zu beeinflussen, und es geht auch nicht darum, eine kontrollierte, überwachte und homogene Gesellschaft wie in einem kommunistischen Land oder einem diktatorischen System zu schaffen; es geht darum, zu lernen, wie die Dinge zusammenpassen und wie man die beste und gesündeste Umgebung für die Menschheit schafft.

Die richtigen Dinge messen

In unserer sich entwickelnden Welt können sich Prioritäten jederzeit verschieben, und was gestern wichtig war, muss morgen nicht unbedingt dieselben Prioritäten haben. Dies gilt insbesondere in der Medizin, aber auch in anderen Bereichen unseres täglichen Lebens. Wenn wir datenorientiert und faktenbasiert sein wollen, müssen wir unsere Datensammlungen an das anpassen, was wichtig ist. Ein klassisches Beispiel ist die Verschiebung der Messung von Laborwerten bei Diabetes mellitus von Glukose über Hämoglobin A1c bis hin zum Insulinspiegel. Bei Diabetes ist das Wichtigste, worauf sich medizinische Fachkräfte konzentrieren müssen, der Schutz der Nieren des Patienten, der Netzhaut in den Augen, des mikrovaskulären Systems und der Nerven. Daher müssen wir Messungen und Endpunkte in klinischen Studien von Surrogatparametern (die nur ein potenzielles Risiko anzeigen können) zu klinischen Endpunkten ändern, d. h. zu dem, was für den Patienten wichtig und relevant ist. In der Krebstherapie werden Anzeichen eines Tumorwachstums am häufigsten als Erfolg gemessen, auch wenn diese Veränderungen von den Patienten nicht verspürt oder bemerkt werden. Bei der Behandlung eines Gehirntumors beispielsweise möchte der Onkologe tomografische Bilder des Gehirns ansehen und die Tumorausdehnung messen. Für den Patienten relevant sind jedoch Anzeichen und Symptome von Gehirnfunktionen wie Gedächtnis, Persönlichkeitsveränderungen, Gleichgewicht, Sehvermögen, um nur einige zu nennen. Es ist deshalb wichtig, Messungen von allen Seiten zu betrachten und sie komplementär zu verwenden, nicht nur diejenigen, die am einfachsten zu messen sind. Während Zulassungsbehörden wie die FDA ihre Zulassungsentscheidungen hauptsächlich auf Kennzahlen (Endpunkte) stützen, die üblicherweise in klinischen Studien verwendet werden (Surrogatparameter und klinische Ereignisse), möchten Organisationen, die Preis- und Kostenauswirkungen bewerten (Health Technology Assessment, HTA), Studiendaten durch patientenrelevante Messungen ergänzen.

Daher genügt es nicht, Fakten zu messen und sich nur an Daten zu orientieren; es ist auch wichtig, sich darüber im Klaren zu sein, *was* man misst, also ob die Messwerte tatsächlich das repräsentieren, worauf es ankommt. Dies gilt nicht nur für Messwerte in der Medizin, sondern auch in anderen Bereichen, etwa in der Wirtschaft oder Politik.

Wenn Sie Google fragen, welches die erfolgreichsten Pharmaunternehmen sind, erhalten Sie folgende Antwort:

Am 25. April 2023 sind dies die 15 größten Pharmaunternehmen der Welt nach Umsatz aus Impfstoff- und Arzneimittelverkäufen:

Pfizer: 58,5 Mrd. US-Dollar

Johnson & Johnson: 54,80 Mrd. US-Dollar

AbbVie: 54,32 Mrd. US-Dollar

Merck & Co.: 53,58 Mrd. US-Dollar

Roche: 48,7 Mrd. US-Dollar

AstraZeneca: 45,8 Mrd. US-Dollar

Diese Liste zeigt klar, dass Google „Erfolg" lediglich über Umsatz und Gewinn definiert, über Finanzzahlen und nicht über die anderen (manchmal immateriellen) Vorteile, die diese Unternehmen ihren Patienten bieten. Wenn man sich jedoch ansieht, wie sich diese Unternehmen in der Öffentlichkeit definieren und wie sie ihre Existenz und ihre Gewinne rechtfertigen, findet man Aussagen und Phrasen wie: „Das Gesicht der Gesundheitsversorgung verändern" (Pfizer), „Unsere Vision: Die Ausrottung des Krebses" (J&J), „Weltweit Leben retten und verbessern" (Merck). Der tatsächliche Einfluss dieser Unternehmen auf die Gesundheit der Patienten wird jedoch nie gemessen. Um wie viele Kilogramm Cholesterin konnten die Statine von Merck weltweit gesenkt werden? Wie viele Herzinfarkte konnten verhindert werden? Wie viele Leben konnten durch die onkologischen Produkte von Johnson & Johnson gerettet werden? Wie viele Selbstmorde wurden durch Prozac verhindert?

Obwohl solche Zahlen mithilfe einer mathematischen Modellierung von RWD und Methoden der gesundheitsökonomischen Ergebnisforschung (HEOR) berechnet werden könnten, erscheinen sie selten in den Geschäftsberichten der Unternehmen und werden in Rankings „erfolgreicher" Pharmaunternehmen nicht erwähnt. Offenbar wird finanzieller Erfolg als wichtiger erachtet als ein positiver Einfluss auf die Gesundheit der Menschen. In diesem Beispiel messen wir immer noch das Falsche, manchmal einfach, weil es einfacher ist, die falschen Daten zu messen als die wichtigen Daten.

Sehen wir uns ein Beispiel an, das stellvertretend für viele Produkte der Pharmaindustrie steht: KEYTRUDA von Merck, ein sehr erfolgreiches Krebsmedikament. Was bedeutet „Erfolg" hier? Wird er einfach dadurch bestimmt, ob Patienten geholfen wird oder ob Gewinn gemacht wird? Im Geschäftsbericht von Merck für 2024 heißt es: *„… Die Auswirkungen von KEYTRUDA und anderen jüngsten Behandlungsfortschritten können kaum überbewertet werden. Ein kürzlich veröffentlichter Bericht der American Cancer Society stellte fest, dass die Krebssterblichkeit in den Vereinigten Staaten zwischen 1991 und 2021 um 33 % gesunken ist, was schätzungsweise 4 Mio. Amerikanern entspricht, deren Tod verhindert werden konnte …"* Dies legt nahe, dass der erhebliche Rückgang der Krebssterblichkeit

9.4 In einer sich schnell verändernden Welt auf dem Laufenden bleiben

hauptsächlich auf KEYTRUDA von Merck zurückzuführen ist. Allerdings gab es bereits vor der Markteinführung von KEYTRUDA im Jahr 2014 einen Rückgang der Krebssterblichkeit, und offensichtlich ist die Verbesserung der Krebsbehandlung auf viele andere Faktoren zurückzuführen, wie frühere Diagnosen und viele andere neue Krebsmedikamente, die von der Biotech-Industrie entwickelt wurden. Daher bleibt weiterhin offen, wie viele Leben tatsächlich allein und speziell durch KEYTRUDA gerettet wurden. RWD könnte leicht dabei helfen, das herauszufinden, und Merck gute Argumente für ihre Preisgestaltung liefern. Laut ihrer eigenen Darstellung von 2024 hat Merck etwa 30 Mrd. Dollar in das klinische Entwicklungsprogramm von KEYTRUDA investiert, und seit der Markteinführung im Jahr 2014 hat es Merck einen Umsatz von über 100 Mrd. Dollar eingebracht.[12] Die gesamte Bruttogewinnspanne von Merck lag in dieser Zeit meist zwischen 60 und 70 %. Man kann also davon ausgehen, dass das Produkt Merck für jeden Dollar, den es in die klinische Entwicklung von KEYTRUDA investiert hat, 2 Dollar eingebracht hat.

Aber was bedeutet das für die Patienten? Laut einer Präsentation auf der Jahrestagung 2022 der American Society of Clinical Oncology (ASCO) von Jannie Oosthuizen, Präsidentin für globale Onkologie bei Merck, könnte KEYTRUDA 2 Mio. Patienten bis Ende 2024 erreichen. Zum Zeitpunkt des Verfassens dieses Artikels ist KEYTRUDA für 17 verschiedene Tumorarten zugelassen. Bei einigen von ihnen zeigt das Medikament beeindruckende Verbesserungen im Vergleich zur Standardtherapie. Da Mortalität, progressionsfreies Überleben und Komplikationsrate je nach Tumorart und -stadium variieren, ist es schwierig, den tatsächlichen Nutzen eines Produkts mit so vielen Indikationen für Patienten zu berechnen. Durch die Verwendung von Daten aus der Praxis zusammen mit professionellen Methoden der gesundheitsökonomischen und Ergebnisforschung (HEOR) ließe sich jedoch definieren, was dies für einzelne Patienten bedeutet.

YouTube-Daten aus der Praxis müssen zum Standard für jeden Jahresbericht werden. Finanzdaten sind wichtig für Investoren, aber eine Branche, die die Patienten in den Mittelpunkt stellt (Merck sagt in eigenen Worten: *„… unsere wissenschaftsorientierte Strategie stellt den Patienten in den Mittelpunkt all unserer Aktivitäten … um weiterhin Wertschöpfung voranzutreiben"*), muss in der Lage sein, dies anhand von Fakten und Daten aus der realen Welt zu quantifizieren und objektiv zu kommunizieren.

Wir alle müssen davon abkommen, das zu schätzen, was wir messen, und stattdessen messen, was wir wertschätzen! Der Gedanke hinter diesem Zitat stammt ursprünglich vom britischen Ökonomen Charles Goodhart.[13] Er betont, wie wichtig es ist, Kennzahlen an den beabsichtigten Zielen und Werten auszurichten. Da Maßstäbe das Verhalten der Menschen bestimmen, besteht bei Verwendung der falschen Maßstäbe die Gefahr, Aspekte zu priorisieren, die leicht messbar sind, aber die möglicherweise nicht die wichtigsten Ziele widerspiegeln.

---

[12] Statista, https://www.statista.com/statistics/1269401/revenues-of-keytruda/.
[13] Goodhart, Charles AE. „Monetary relationships: A view from threadneedle street in papers in monetary economics." Sydney: Reserve Bank of Australia (1975).

Informationen auswerten

Es ist wichtig, das Bedürfnis nach schnellen Informationen mit dem Bedürfnis nach genauer und zuverlässiger Evidenz in Einklang zu bringen. Wir haben in einem anderen Teil des Buches schon sehr viel über die Zuverlässigkeit künstlicher Intelligenz gesprochen, aber jetzt muss ich noch einmal darauf zurückkommen und eine kleine Geschichte erzählen:

Für mein Kapitel über Datenschutz suchte ich nach dem Namen eines ehemaligen Gouverneurs von Massachusetts, dessen private Gesundheitsakten von einer MIT-Studentin gehackt wurden. Während meiner Zeit als CMO eines Real-World-Data-Unternehmens in Cambridge hatten wir viele Diskussionen über Datenschutz, und dieser Vorfall mit einem Gouverneur war selbstverständlich ein Gesprächsthema. Aber jetzt, einige Jahre später, hatte ich seinen Namen einfach vergessen, ein Aussetzer im Langzeitgedächtnis, der manchmal passieren kann, wenn man älter wird. Also fragte ich ChatGPT, wer der ehemalige Gouverneur von Massachusetts war, dessen Krankenakten identifiziert wurden, als er einen Unfall hatte und ins Krankenhaus eingeliefert wurde. ChatGPT antwortete, dass es Michael Dukakis war, dessen Krankenakten 1988 öffentlich wurden und Details über seinen Gesundheitszustand enthüllten, darunter eine Vorgeschichte von Depressionen. Obwohl ich mich an diesen Namen erinnerte, war ich mir hundertprozentig sicher, dass ich *nicht* nach Michael Dukakis suchte. Also formulierte ich die Frage ein wenig um und fragte ChatGPT erneut. Diesmal kam als Ergebnis Charlie Baker. Auch hier wusste ich, dass dies nicht der Name war, nach dem ich suchte. Charlie Baker war Gouverneur, als ich in Cambridge, Massachusetts, arbeitete. Während dieser Zeit hatte ich nie von einem Vorfall gehört, bei dem die Krankenakten des Gouverneurs kompromittiert wurden. Ich suchte danach und überprüfte alle verfügbaren Informationen bei Wikipedia, einer Seite, die ich eigentlich für sehr vertrauenswürdig halte, da sie sich selbst korrigiert und von Menschen überwacht wird. Es gab überhaupt keine Erwähnung eines Vorfalls mit Charlie Bakers Krankenakten. Ich wollte wissen, was ChatGPT über Charlie Bakers Unfall weiß, und erhielt die folgende Antwort: „Ich *entschuldige mich für die Verwirrung vorhin. Es war tatsächlich nicht Charlie Baker, sondern Gouverneur Deval Patrick, dessen Krankenakten durchgesickert sind.*" Auch dies war nicht der Name, nach dem ich suchte. Ich konnte mich nur an einige Namen mit „W" erinnern, vielleicht Gouverneur Ward? Also gab ich meine grobe Schätzung in ChatGPT ein und bekam eine weitere Antwort: „Der Gouverneur von Massachusetts, auf den Sie sich beziehen, ist wahrscheinlich Christian Herter, dessen Krankenakten 1954 geleakt wurden." Ich bekam also vier Namen, aber keiner davon war der Name des ehemaligen Gouverneurs von Massachusetts, nach dem ich verzweifelt suchte. Ich gab ChatGPT auf und eine schnelle Google-Suche löste das Problem schließlich, da der Name „Bill Weld" herauskam. Ich bin sicher, Sie können die Erleichterung nachvollziehen, wenn Sie verzweifelt nach einem Namen suchen, Sie sind sich 100 % sicher, dass Sie den Namen kennen, aber er will einfach nicht herauskommen, und dann hilft Ihnen jemand und sagt den Namen, und Sie fühlen tiefe Erleichterung und fragen sich: „Warum zum Teufel konnte ich mir diesen Namen nicht merken?"

9.4 In einer sich schnell verändernden Welt auf dem Laufenden bleiben

Hätte dieses Gespräch nun als Smalltalk stattgefunden, vielleicht während einer Cocktailparty, mit ein paar Freunden, die versuchten, Ihnen beim Erinnern zu helfen, hätten Sie wahrscheinlich kein großes Aufheben darum gemacht. Sie hätten all diese falschen Informationen Ihrer Freunde nur als gut gemeinte Versuche betrachtet, Ihnen beim Erinnern an etwas zu helfen, was Sie nicht konnten. Sie würden Ihren Freunden sicher nicht die Schuld geben oder sie der Lüge bezichtigen! Sie würden vielleicht einfach sagen: „Nun, Leute, danke, dass ihr versucht habt zu helfen, aber ihr wisst es offensichtlich auch nicht besser." Aber dieser Fall der Verwendung von ChatGPT, die vier verschiedene und falsche Antworten auf praktisch dieselbe Frage lieferte, ist ein typisches Zeichen dafür, dass das System nicht robust und dass es unzuverlässig ist. Was wäre, wenn ich nicht nur einfache Gedächtnisprobleme gehabt hätte, sondern den Namen überhaupt nicht gekannt hätte und ChatGPT für die Recherche für mein Buch verwendet und die erste Antwort als selbstverständlich hingenommen hätte? Ich hätte Fake News oder zumindest Fehlinformationen erstellt. Daher ist die Lektion, die ich aus diesem Fall ziehe: Nehmen Sie künstliche Intelligenz nicht ernster als Ihre Freunde bei einem Smalltalk auf einer Cocktailparty. Überprüfen Sie immer andere Quellen. Die endgültige Entscheidung und letztendliche Verantwortung muss bei einem Menschen liegen, nicht bei einem Computer.

Jetzt, bei der abschließenden Durchsicht meines Manuskripts, Wochen nachdem ich die erste Version mit den vier falschen Gouverneursnamen geschrieben hatte, wollte ich wirklich sicherstellen, dass ich ChatGPT fair behandle, und stellte ihm dieselbe Frage noch einmal: „Wer war der ehemalige Gouverneur von Massachusetts, dessen Krankenakten identifiziert wurden, als er einen Unfall hatte und ins Krankenhaus eingeliefert wurde?" – Antwort: „Der ehemalige Gouverneur von Massachusetts, auf den Sie sich beziehen, ist Mitt Romney. 2015 war Mitt Romney während eines Urlaubs in New Hampshire in einen Fahrradunfall verwickelt."

Soll dies heißen, dass es zu den Aufgaben eines *jeden* Gouverneurs von Massachusetts gehört, einen Unfall zu haben, ins Krankenhaus eingeliefert zu werden und dass seine Krankenakten an die Öffentlichkeit gelangen?

Die wichtigsten Erkenntnisse dieses Kapitels

- **Neue Technologien und Big Data**: KI, insbesondere Large Language Models (LLMs), bieten Potenzial für Real World Evidence (RWE), können
- jedoch in Bereichen wie der Medizin und den Medien zu Vorurteilen und Fehlern führen.
- **Herausforderungen beim Einsatz von KI**: KI im Gesundheitswesen hat Potenzial gezeigt, aber fehlerhafte Ergebnisse und Verzerrungen bleiben ein Risiko, insbesondere bei medizinischen Diagnosen und Behandlungen.
- **KI bei der Personalbeschaffung**: Bewerberverfolgungssysteme (ATS) verdeutlichen die Grenzen der KI, da qualifizierte Kandidaten aufgrund der Abhängigkeit von Schlüsselwörtern und des fehlenden Kontexts häufig übersehen werden.

- **Ethische Bedenken**: Menschliche Aufsicht ist für KI von entscheidender Bedeutung, da Voreingenommenheit und Fehler zu Fehlinformationen oder falschen Entscheidungen führen können.
- **Kennzahlen** sind zwar wichtig, doch wenn eine Messung überstrapaziert wird, verliert sie ihre Wirksamkeit, weil Menschen dazu neigen, das System zu manipulieren, nur um die numerische Vorgabe zu erreichen, ungeachtet des eigentlichen zugrunde liegenden Ziels.

Schulung der nächsten Generation

10.1 Tools für Lehrer und Schüler

Digitale Kompetenz bedeutet die Entwicklung kritischer Fähigkeiten zur Bewertung von Informationen, eine Aufgabe, die sowohl individuell als auch kollektiv sein muss, und an der Schulen und andere Bildungseinrichtungen auf allen Ebenen beteiligt sein müssen. Insbesondere Gesellschaftsschichten mit niedrigerem Bildungsniveau sind eher empfänglich für Fake News, was darauf hindeutet, dass eine effektive Bildung eine entscheidende Rolle bei der Bekämpfung von Fehlinformationen spielen kann.

Da die verschiedenen Social-Media-Plattformen weit verbreitet sind und es nicht notwendig ist, beim Eröffnen oder Verwenden eines Benutzerkontos eine echte Identität anzugeben, kann jeder nicht nur zum Konsumenten, sondern auch zum Verbreiter von Fake News werden. Früher musste ein Journalist eine Ausbildung durchlaufen, von einer Zeitung oder von einer TV-Station angestellt werden, und die zu publizierenden Nachrichten wurden in einer Redaktionskonferenz diskutiert. Heutzutage werden Nutzer der sozialen Medien durch Erstellen, Interpretieren oder Weiterleiten von Inhalten zu einem aktiven Teil des weltweiten Nachrichtennetzes. Dies erfordert ein gewisses Maß an Bildung, Vertrauenswürdigkeit und Verantwortung. Daher sollten Schulen, Hochschulen und Universitäten Kurse zum Erkennen von Falschinformationen und zum verantwortungsvollen Umgang mit sozialen Medien in ihren Lehrplan aufnehmen.

Australien hat kürzlich allen unter 16-Jährigen den Zugang zu sozialen Medien verboten. Das Gesetz legt ein Mindestalter für Nutzer von Plattformen wie TikTok, Instagram und X fest. Wie die Einschränkung online durchgesetzt wird, und ob das ein Modell für andere Länder sein kann, bleibt eine offene Frage.

Lehrer und Schüler im Bildungs- und akademischen Bereich, die daran interessiert sind, ihre Fähigkeiten im Umgang mit Evidenz zu entwickeln, sind bestens darauf vorbereitet, in diesem Bereich zu kritischen Denkern auf hohem Niveau zu werden. Diesen Bevölkerungsgruppen stehen mehrere Werkzeuge und Ressourcen zur Verfügung, und Pädagogen können sie nutzen, um das Studium realer Evidenz für Schüler attraktiver und spannender zu gestalten.

Es ist klar, dass reale Evidenz viel mit Daten und Fakten zu tun hat. Es geht um Zahlen, Beziehungen zwischen Zahlen, um korrekte Berichterstattung und um eine vernünftige Interpretation von Fakten. Um also kompetente kritische Denker zu werden, müssen Mathematik, Naturwissenschaften und Geschichte eine wichtige Grundlage der Ausbildung der Schüler sein. Erst wenn diese Grundlage geklärt ist, kann der nächste Schritt – Schlussfolgerungen ziehen und fundierte Meinungen auf der Grundlage von Daten bilden – erfolgen. Wenn aus unvollständigen (oder sogar fehlenden) Fakten voreilige Schlussfolgerungen gezogen werden, entstehen Ideologien. Nichts gegen eine robuste Ideologie! Doch dies muss erstens auf einer soliden, faktenbasierten Basis beruhen, aus dem einfachen Grund, dass diese Überzeugungen und Ideen ansonsten eine anspruchsvolle Diskussion nicht überstehen würden. Zweitens werden alle Anhänger dieser Ideologie auf den falschen Weg geführt, wenn die Überzeugungen selbst auf falschen, erfundenen oder irreführenden Annahmen beruhen.

Um zu verstehen, wie einfach diese Mathematik auf Grundschulniveau in ideologische Diskussionen einfließen kann, sehen wir uns das folgende Beispiel an: Was ist ein besserer Beitrag zu einer gesünderen Umwelt und worauf sollte sich die Regierung folglich konzentrieren:

A) ein kleines E-Auto mit einer Reichweite von 250 km pro 100 kWh gegen eines mit 500 km pro 100 kWh auszutauschen, oder
B) ein großes E-Auto mit einer Reichweite von 100 km pro 100 kWh durch eines mit 150 km pro 100 kWh zu ersetzen?

Viele von Ihnen würden wahrscheinlich sagen, dass im Fall A) mehr Energie gespart wird, da die Reichweite von 250 km auf 500 km verdoppelt wird. Damit liegen Sie jedoch falsch. Um 100 km zu fahren, benötigt das alte Auto im Fall A) 40 kWh, während das neue Auto nur 20 kWh braucht – sicherlich besser für die Umwelt. Im Fall B) verbraucht das alte Auto jedoch 100 kWh auf 100 km, während das neue Auto nur 66 kWh braucht; es spart also 33 kWh pro 100 km. Dies ist mehr Energieersparnis als im Fall A).

Es muss nicht erwähnt werden, dass beide Autos in Klasse B) mehr Energie verbrauchen als A), weil dies vielleicht die Klasse der schweren SUV-Trucks ist, aber die Änderung innerhalb dieser Klasse der schweren Elektroautos von 100 auf 150 km Reichweite hätte größere Auswirkungen als die Änderung von 250 auf 500 km, weil die Maßeinheit der Reichweite angibt, wie weit man kommt, aber nicht, wie *effizient* ein Auto im Hinblick auf die *absolut* eingesparte Energie (und folglich CO_2-Emissionen) ist. Das ist in diesem Zusammenhang die wichtigste Maßeinheit.

Wenn Sie eine solide Ausbildung in mathematischen Brüchen, Einheiten und der Wirkung des Kehrwerts eines Bruchs haben, können Sie es vermeiden, der oben dargestellten Reichweiten-Illusion zu erliegen, einem weit verbreiteten Irrtum, der leicht die Wahrnehmung der Effizienz von Autos verzerren kann. Insbesondere in Debatten über Verkehrs- und Klimapolitik ist es wichtig, beide Messwerte für die

Veränderung zu betrachten, den relativen Prozentsatz und die absolute Differenz. Man braucht beide Parameter, um zu interpretieren, ob eine Differenz oder eine Veränderung wichtig ist. Zugegeben, ein Szenario wie diese Entscheidung A) versus B) wird für einen einzelnen Autokäufer wahrscheinlich keine Alternative darstellen, weil er sich auf einen bestimmten Autotyp, eine Fahrzeugklasse entsprechend seinem Bedarf, beschränken muss, zum Beispiel ein größeres SUV für die Familie (Gruppe B), während andere mit einem kleineren Fahrzeug zurechtkommen (Gruppe A). Ein Gesetzgeber kann solche Überlegungen jedoch nutzen, um zu entscheiden, welche Maßnahmen einen größeren Effekt auf den Umweltschutz haben könnten: Die leichte Klasse A) auf 500 km pro kWh zu zwingen, indem man bestimmte Technologien oder Leichtbauweise gesetzlich vorschreibt (was 20 kWh Energie pro 100 gefahrenen km einsparen würde) oder die Entwicklung energieeffizienterer Antriebe und Konstruktionen von SUVs der schweren Klasse B) zu unterstützen (was 33 kWh pro 100 kmh einsparen würde). Ich habe den Eindruck, dass Gesetzgeber selten so denken.

Beim Vergleich von Häufigkeiten (Inzidenzen) anstatt kontinuierlicher Zahlen kann uns ein weiteres Rechenbeispiel helfen, die Bedeutung einer Veränderung oder eines Unterschieds einzuschätzen. Betrachten wir dazu noch einmal die medizinische Forschung. Es gibt einige Berichte von Forschungsgruppen, die behaupten, dass Tätowierungen das Risiko erhöhen können, an malignem Lymphom, einer Art von Blutkrebs, zu erkranken. Eine schwedische Studie hat ergeben, dass tätowierte Personen ein um 21 % erhöhtes Risiko haben, an Lymphomen zu erkranken als nicht tätowierte Personen.[1] Schauen wir uns die Inzidenzen an, um besser zu verstehen, was das bedeutet: Wir gehen davon aus, dass das Lebenszeitrisiko, an einem malignen Lymphom zu erkranken, 1 zu 50 (= 2 %) beträgt (laut der American Cancer Society variieren die Zahlen je nach Geschlecht und Lymphomart etwas, aber 1:50 ist ein guter Rechenwert). Wenn eine Tätowierung das Risiko um 21 % erhöht, wie die schwedische Studie ergab, würde dies das Risiko von 2 % auf 2,4 % verändern (0,02 plus 21 % von 0,02 = 0,0242). Da das Risiko, an einem Lymphom zu erkranken, ohnehin recht gering ist, benötigen wir eine anschaulichere Zahl, um uns die Auswirkungen einer Tätowierung vorstellen zu können. Diese Zahl ist die bereits in einem früheren Abschnitt beschriebene NNT (Number Needed to Treat). In diesem Beispiel sollte sie besser als „Number Needed to Harm" (NNH) bezeichnet werden (s. auch Kap. 3.3). Sie besagt, wie viele tätowierte Personen tatsächlich betroffen sein werden. Die NNT berechnet sich aus 1 geteilt durch die Differenz der Ereignisraten zwischen einer Kontrollgruppe und einer Interventionsgruppe.

In unserem Beispiel beträgt die NNT-Zahl 250 (= 1/(0,024–0,02)). Das bedeutet, dass eine von 250 tätowierten Personen zusätzlich zu ihrem natürlichen Grundrisiko (das bei etwa 1 zu 50 liegt) aufgrund der Tätowierung ein Lymphom entwickeln könnte. Für eine Einzelperson sieht das nicht nach einem großen zusätzlichen Risiko aus, aber ein Tattoostudio mit 250 Kunden sollte sich darüber im Klaren sein,

---

[1] Christel Nielsen et al. Tattoos as a risk factor for malignant lymphoma: a population-based case-control study. eClinicalMedicine: 21. Mai 2024, DOI: https://doi.org/10.1016/j.eclinm.2024.102649.

dass es dazu beitragen kann, dass in Zukunft mindestens eine Person ernsthaft erkrankt. Es ist wichtig anzumerken, dass ein Kausalzusammenhang zwischen Tätowierung und Lymphom noch nicht durch handfeste Beweise nachgewiesen wurde. Diese Geschichte befindet sich derzeit im Stadium einer vernünftigen Hypothese, da eine erhebliche und besorgniserregende Anzahl von Chemikalien in Tätowierfarben als krebserregend eingestuft wird und sie durch mehrere Beobachtungen gestützt wird. Beispiele wie dieses können in Schulen helfen, Mathematik interessanter zu gestalten und Schülern beizubringen, das, was sie von ihren Mitschülern, Eltern oder Social-Media-Kontakten hören, kritisch zu hinterfragen.

Wenn es darum geht, potenzielle Falschinformationen direkt auf ihren Wahrheitsgehalt zu überprüfen, können Lehrer und Schüler das Online-Portal des News Literacy Project (NLP) nutzen, dessen Aufgabe es ist, die Entwicklung und Vermittlung von Nachrichtenkompetenz im Bildungsbereich voranzutreiben. Dabei verfolgt es die Vision, dass alle Schüler bereits im Gymnasium oder in der Realschule über Nachrichtenkompetenz verfügen und so das Wissen und die Fähigkeit erhalten, sich als gut informierte, kritische Denker am gesellschaftlichen Leben zu beteiligen.[2]

10.2 Kritisches Denken für das digitale Zeitalter

Kritisches Denken im digitalen Zeitalter bedeutet, alles zu hinterfragen, was uns erzählt wird, was wir hören, lesen oder im Fernsehen sehen. Falsche Informationen sind wie eine Fata Morgana (Abb. 10.1), ein verzerrtes Bild der Wirklichkeit. Wir sehen sie mit unseren eigenen Augen, wir sind überzeugt, dass alles, was wir im Bild sehen, tatsächlich existiert, so wie wir dazu neigen, das zu glauben, was in den

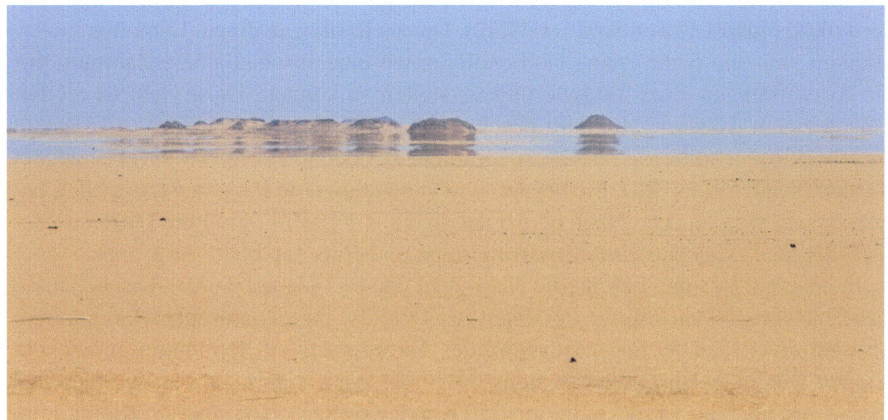

Abb. 10.1 Fata Morgana

[2] https://newslit.org/about/mission/#nlp-mission.

sozialen Medien geschrieben oder im Fernsehen präsentiert wird. Ähnlich wie Lichtstrahlen sich biegen, wenn sie durch Luftschichten unterschiedlicher Temperatur hindurchgehen und uns ein verzerrtes oder umgekehrtes Bild der Wirklichkeit zeigen, können die Medien eine verzerrte Version präsentieren, die wir nicht sofort als selbstverständlich hinnehmen sollten.

Wenn wir die Fata Morgana einer Oase mit einem See in der Wüste sehen, wäre es ein fataler Fehler, diesem Weg blind zu folgen, ohne vorher einen Blick aus verschiedenen Perspektiven zu werfen. Das bedeutet nicht unbedingt, dass wir uns in ungläubige Revolutionäre verwandeln müssen, aber wir müssen mehrere Überprüfungsschritte durchlaufen, anstatt uns sofort eine Meinung zu bilden und eine Geschichte auf Social-Media-Plattformen zu „liken" oder „disliken" oder „weiterzuleiten". Schon wenn wir einfach ein paar Minuten (oder sogar nur ein paar Sekunden) warten, bevor wir uns entscheiden, kann das enorm dabei helfen, einen übertriebenen Gefühlszustand zu überwinden und eine vernünftigere Geisteshaltung einzunehmen. Dies gilt sowohl für das Verhalten in sozialen Medien (z. B. aggressive Antworten schreiben) als auch für mündliche Auseinandersetzungen. Forscher haben herausgefunden, dass eine einfache 5 s lange Pause während eines Streits eine Eskalation der Situation verhindern kann, da diese Pause negative Emotionen und Aggressionen reduzieren kann.[3]

Das Erzwingen einer kurzen Pause unterbricht ein Muster der emotionalen Reaktionen, was insgesamt zu weniger Aggression führt (und hoffentlich zu größeren Chancen auf gegenseitiges Verständnis). Nach ein paar Augenblicken oder Minuten, in denen man sich einfach beruhigt hat, können die Schritte zur Faktenprüfung in Sekundenschnelle abgeschlossen werden, während gleichzeitig einfache Plausibilitätsprüfungen in unserem Gehirn stattfinden können, nur durch vernünftiges Denken und Anwenden dessen, was wir wissen und gelernt haben. Es braucht hierzu keine höhere Schulbildung, lediglich vernünftiges Denken und die Anwendung des bisher Gelernten verbunden mit der Überprüfung von verschiedenen Blickwinkeln. In manchen Fällen kann die Überprüfung der Fakten länger dauern, vielleicht sogar Tage, bevor man eine solide Interpretation der Nachrichten und eine eigene Meinung entwickeln kann, die Debatten und Diskussionen mit Gegnern standhält, die möglicherweise einen kontroversen Standpunkt vertreten.

Schauen wir uns ein Beispiel an, absichtlich, ohne Partei zu ergreifen oder zu politisieren, sondern einfach, um die Fakten zu ergründen. Da es sich bei dem Beispiel um ein stark und kontrovers diskutiertes Thema handelt, werden wir nicht mit einer knallharten Lösung enden, sondern das Beispiel wird die einzelnen Schritte zeigen, die notwendig sind, um eine eigene angriffssichere Position aufzubauen. Es ist ein komplexes Thema, das oft die Interpretation von Daten aus verschiedenen Quellen und die Berücksichtigung des Kontexts, in dem die Daten gesammelt wurden, erfordert. Eines der emotional am stärksten aufgeladenen und politisierten Themen in unserer heutigen Welt ist Einwanderung und Kriminalität. Es ist besonders wichtig, dieses Thema anzusprechen, da die Verwendung von Statistiken

---

[3] McCurry, AG, May, RC & Donaldson, DI. Both partners' negative emotion drives aggression during couples' conflict. Commun Psychol 2, 73 (2024). https://doi.org/10.1038/s44271-024-00122-4.

und Fakten eine objektive Perspektive bieten und eine faire Diskussion ohne ideologische Voreingenommenheit ermöglichen kann. Die Frage, die wir untersuchen, ist, ob die „Kriminalitätswelle" durch Geflüchtete/Migranten ein Mythos ist oder ob Einwanderer, auch solche ohne Papiere, die Kriminalitätsrate tatsächlich erhöhen. Wir schauen uns hier die Situation in den USA an, wo die Diskussion über illegale Einwanderer ein ganz heißes Thema geworden ist. Senator Ted Cruz aus Texas sagte kürzlich: *„Jeden Tag sterben Amerikaner bei Verbrechen, die von Migranten begangen werden."*[4] Die *New York Times* nennt dies „den Mythos der Migrantenkriminalität" (G. Lopez, New York Times Newsletter, 18. Juli 2024) und „es gibt keinen Zusammenhang zwischen Einwanderung und Kriminalitätstrends".[5] Wie können wir also herausfinden, wer Recht hat?

Um dieses Thema anzugehen, muss man sich Informationen aus verschiedenen Quellen ansehen und den Kontext berücksichtigen, in dem die Daten erhoben wurden. Zunächst müssen die Quellen identifiziert und im Idealfall bis zur ursprünglichen Studie verfolgt werden, bis zum Artikel oder Bericht, in dem sie erstmals veröffentlicht wurden. Sieht man sich eine der Statistiken an, die als Quelle verwendet wurden, so sieht man Daten die bestätigen, dass Einwanderer als Gruppe seit mehr als 100 Jahren niedrigere Inhaftierungsraten aufweisen als in den USA Geborene.[6] Diese Studie untersuchte Daten bis zum Jahr 2020, also 2 Jahre bevor die Zahl der Festnahmen durch die US-Grenzkontrollen mehr als 2 Mio. pro Jahr erreichte und bevor sich die Zusammensetzung der Migrantenbevölkerung signifikant änderte (von überwiegend Mexikanern zu Bürgern aus vielen anderen Ländern und Kontinenten, darunter Afrika und Asien). Daher ist diese Quelle für die aktuelle Frage nur von begrenztem Wert, da die untersuchte Bevölkerung eine andere war als heute. Da es in diesem Mythos um die Kriminalität illegaler (in USA auch „undokumentierter" genannt) Einwanderer geht und sich das legale Einwanderungssystem erheblich von dem der illegalen Einwanderung und der illegalen Bevölkerung unterscheidet, ist es wichtig, die Kriminalität illegaler Einwanderer mit der legalen zu vergleichen.

Eine häufig zitierte Studie zu diesem Thema wurde von der University of Wisconsin veröffentlicht. Sie stellte fest, dass illegale Einwanderer deutlich weniger wegen schwerer Verbrechen verhaftet wurden als legale Einwanderer und gebürtige US-Bürger, und fand keine Hinweise darauf, dass die Kriminalität illegaler Einwanderer in den letzten Jahren zugenommen hat.[7] Allerdings wurde auch in dieser Studie die Datenerhebung *vor* dem fraglichen Zeitraum beendet, sodass sie nicht zur Behandlung des Problems von Einwanderern und Kriminalität in den Jahren 2020 bis 2024 verwendet werden kann. Darüber hinaus können Daten zu Straftaten von Migranten ohne Papiere aufgrund ihres Status als illegale Einwanderer, aufgrund

---

[4] E. Spagat, Associated Press, 17. Juli 2024.
[5] G. Lopez, New York Times Newsletter, 18. Juli 2024.
[6] Abramitzky, R., Law-Abiding Immigrants. NBER. WORKING PAPER 31440, DOI https://doi.org/10.3386/w31440, Juli 2023.
[7] MT Light et al., Comparing crime rates between undocumented immigrants, legal immigrants, and native-born US citizens in Texas, Proceedings of the National Academy of Sciences (PNAS), 7. Dezember 2020, 117 (51) 32340-32347, https://doi.org/10.1073/pnas.2014704117.

niedrigerer Ermittlungs- oder Strafverfolgungsraten oder aufgrund von „Sanctuary"-Richtlinien, die keine Informationen zum Einwanderungsstatus erfassen, unzuverlässig sein (daher können Daten aus einem Staat wie Texas zuverlässiger sein, da Texas der einzige Staat ist, der die Feststellung und Dokumentation des Einwanderungsstatus als Teil seiner Standardpraxis zur Erfassung von Strafakten verlangt).

Die beiden oben genannten, am häufigsten zitierten Studien mögen ihre Mängel haben, aber sie stützen generell nicht die Idee, dass Einwanderung eine „Kriminalitätswelle" verursacht. Die Daten können aber auch nicht das Gegenteil beweisen. Dieses Ergebnis mag etwas enttäuschend sein, besonders wenn man sich erhofft hat, einen Beweis für die eine oder andere Richtung zu finden, doch zeigt das Beispiel, wie wichtig es ist, zu hinterfragen, ob der Zeitpunkt der Datenerhebung (vor 2020) und die Quelle der Daten (damals überwiegend Lateinamerikaner, jetzt Einwanderer aus allen Kontinenten) überhaupt zur Beantwortung der Frage geeignet sind.

Es ist vernünftig und klingt plausibel, dass Einwanderer im Allgemeinen weniger geneigt sind, Straftaten zu begehen, weil sie illegal im Land sind und einen Anreiz haben können, Ärger mit dem Gesetz zu vermeiden, damit sie nicht von den Behörden gefasst und abgeschoben werden. Betrachtet man also Statistiken und Durchschnittswerte auf Bevölkerungsebene, scheint es nicht so, dass Einwanderung im Allgemeinen eine Kriminalitätswelle verursacht. Was jedoch einen Aufschrei auslöste, insbesondere bei Menschen, die zu Gruppen gehören, die ohnehin nicht sehr einwanderungsfreundlich sind, waren mehrere Einzelberichte über brutale und schreckliche Verbrechen, Vergewaltigungen und Morde, die von illegalen (undokumentierten) Einwanderern begangen wurden, und von denen einige sogar Wiederholungstäter waren. Daher muss die Frage sein, ob wir überhaupt auf der richtigen Ebene argumentieren. Ist der Vergleich von Statistiken auf Bevölkerungsebene tatsächlich das Richtige, wenn es um Verbrechen an Einzelpersonen geht, um die Vergewaltigung einer Tochter, den Mord an einer Mutter, um eine Familie, deren Leben durch ein sinnloses, brutales Verbrechen für immer verändert wird? Können herzlose Durchschnittswerte, Analysen, Zeitachsen und Korrelationen auch nur annähernd beschreiben, was mit einzelnen Opfern geschieht? Sollte man nicht besser auf die Schicksale einzelner Menschen schauen und nicht auf bloße Statistiken?

So gab es etwa einen Fall in Maryland, wo eine Mutter von fünf Kindern beim Wandern ermordet wurde. In New York City wurden zwei Polizisten des NYPD von einem illegalen Einwanderer aus Venezuela erschossen. Die *New York Times* wurde dafür kritisiert, die Bedeutung solcher Vorfälle möglicherweise herunterzuspielen, indem sie Fälle, in die Migranten verwickelt waren, als „anekdotische Einzelfälle" bezeichnete. Solche Fälle mögen zwar in den Statistiken untergehen, aber das ist kein ausreichender Trost für die betroffenen Familien. Es stimmt, dass es im Land viele Menschen mit bösen Absichten gibt. Aber solche Einzelfälle können die ganze Diskussion vergiften und ein einwanderungsfeindliches Klima erzeugen. Umso wichtiger ist es, dass jeder, der an solchen Debatten teilnimmt, so nah wie möglich an den Fakten bleibt und keine unangemessenen populistischen Verallgemeinerungen vornimmt. Es stimmt auch, dass diese konkreten Fälle schrecklicher Verbrechen, die tatsächlich von illegalen Einwanderern begangen wurden, hätten verhindert werden können, wenn die USA ein gut funktionierendes Grenzkontrollsystem hätten, das die bestehenden Einwanderungsgesetze durchsetzt.

Hier ist eine Zusammenfassung dieser Beispieldiskussion:

- Einige Studien zeigen eine niedrigere Kriminalitätsrate in der Einwandererbevölkerung als in der US-Bevölkerung – diese Studien sind jedoch veraltet und weisen möglicherweise Einschränkungen bei der Datenerfassung auf.
- Dennoch gibt es keine vernünftigen Hinweise darauf, dass illegale Einwanderung eine „Kriminalitätswelle" verursacht.
- Allerdings wurden mehrere brutale Verbrechen von illegalen Einwanderern begangen. Diese hätten durch eine funktionierende Grenzkontrolle verhindert werden können.

Hier ist eine Zusammenfassung der Anwendung kritischer Denkfähigkeiten im Beispiel:

Es braucht Zeit. Das menschliche Gehirn ist langsamer als die Vermehrungsgeschwindigkeit von Fehlinformationen in sozialen Medien. Verfolgen Sie den Weg der Geschichte zurück zu ihrer ursprünglichen Quelle und prüfen Sie, ob sie vertrauenswürdig oder fehlerhaft ist. Prüfen Sie mehrere Quellen. Wird die Diskussion auf der richtigen Ebene geführt? Sollen wir zum Beispiel über Bevölkerungsstatistiken sprechen, wenn die Frage einzelne Fälle betrifft (Einwanderungsstatistiken vs. einzelne Verbrechen)? Geht die Diskussion überhaupt auf den Kern der Frage ein oder weicht sie aus und weicht zu einem anderen Thema ab (Einwanderungsstatistiken vs. Grenzsicherheit)?

10.3 Fallstudien zum Bildungserfolg

Wie können wir kritisches Denken und Faktenprüfung in die Bildung integrieren?

Es ist vor allem die junge Generation, die sich in den sozialen Medien aufhält und den Großteil ihrer Informationen (wenn nicht sogar alle) aus Online-Quellen bezieht. Eine kritische Denkweise wäre unerlässlich, aber auf der anderen Seite laufen wir Gefahr, ihre geliebten Medien in Misskredit zu bringen. Daher muss die Bildung in einen Gesamtkontext eingebettet werden, der von der jungen Generation akzeptiert wird oder für den sie zumindest offen ist.

Im Videospiel „Kingdom Come: Deliverance", einem von Warhorse Studios entwickelten Rollenspiel, wird eine jahrhundertealte Legende für eine der vielen Herausforderungen verwendet, denen sich ein Spieler stellen muss: Im Mittelalter gab es Gerüchte, dass ein Schmied Zaubersprüche verwendet, um seinen Stahl zu härten. Als man einen Schmied dabei beobachten konnte, wie er unverständliche Worte in Richtung seines Eisens murmelte, verbreitete sich die Fehlinformation, dass ein Schmied magische Kräfte und Hexerei besitze. Ein Faktencheck bei Leuten, die mit dem Verfahren vertraut sind, könnte jedoch die Wahrheit ans Licht bringen: Von der Frau des Schmieds, die man normalerweise auf einer Bank in der Nähe der Schmiede beim Stricken antrifft, erfährt man, dass es sich nicht um Hexerei handelt, sondern dass der Schmied die Zeit misst, indem er die Zaubersprüche aufsagt, um die Dauer der Härtung des Stahls zu optimieren.

Diese kleine Geschichte ist eine von vielen, die uns lehren könnten, dass es klüger ist, zuerst nachzudenken und zu fragen, warum manche Geschichten wahr sein sollten, wo es alternative Quellen gibt und was eine vernünftige Erklärung sein könnte, anstatt die Geschichte sofort für echt zu halten (was natürlich normalerweise der einfachere Weg wäre).

Die Amerikaner denken oft, dass die Gründerväter der USA klug und heldenhaft waren, immer das Richtige taten und nie Unrecht hatten. Obwohl es sicherlich wahr ist, dass diese Menschen Bewunderung und Idealisierung für die Schaffung eines Landes mit seiner vorbildlichen Verfassung verdienen, sind einige Fakten in der Glorifizierung dieser Männer (viele davon sind im populären Musical Hamilton zu sehen) historisch nicht korrekt. Alexander Hamilton war ein Gegner der Sklaverei, aber er war in seiner Opposition gegen die Sklaverei nicht so radikal oder konsequent, wie das weltberühmte Musical suggeriert. Er glaubte, dass versklavte Menschen freigelassen werden sollten, aber nur, wenn dies nicht die Eigentumsrechte ihrer „Besitzer" beeinträchtigte. Er unterstützte auch die Klausel in der Verfassung, die als „Drei-Fünftel-Kompromiss" bekannt ist, die das Wahlrecht mit dem Besitz von Eigentum verband und besagte, dass ein versklavter Mensch nur als drei Fünftel einer Person zählte, wodurch das Dokument als in Konzeption und Praxis pro Sklaverei interpretiert wurde.[8]

Daher sollten wir ein Musical, auch wenn es einen historischen Hintergrund hat, streng als Kunst mit ihrer künstlerischen Freiheit betrachten, aber nicht als faktenbasierte Geschichtsstunde. Die richtigen Quellen für Hamiltons Position zur Sklaverei und für andere Szenen im Musical (z. B. die Beziehung zwischen John Adams und Alexander Hamilton) wären Veröffentlichungen verifizierter Historiker oder die Originalveröffentlichungen aus dieser Zeit. Es wäre ein großer Fehler, das Musical Hamilton als primäre Quelle für den Geschichtsunterricht zu betrachten. Öffentliche Schulen in New York und Chicago haben das Musical in ihren Geschichtsunterricht integriert, aber nur, um die Schüler auf innovative Weise mit den historischen Inhalten zu konfrontieren und die Genauigkeit des Musicals im Vergleich mit historischen Dokumenten und anderen Primärquellen kritisch zu analysieren.

Wie in einem früheren Kapitel erwähnt, reagieren Jugendliche sensibler als Erwachsene auf soziales Feedback, dem sie in sozialen Medien begegnen. Dies unterstreicht die Notwendigkeit digitaler Kompetenzprogramme an Schulen.

Die wichtigsten Erkenntnisse dieses Kapitels

- **Bedeutung des kritischen Denkens:** Der Unterricht sollte sich auf die Entwicklung des kritischen Denkens der Schüler konzentrieren, indem man ihnen

---

[8] William F. Hughes. The Origins and Uses of the Three-Fifths Clause Related to Slavery and Taxation. A Thesis Submitted to the Faculty of the Department of History at Liberty University in Candidacy for a Master of Arts in History.

beibringt, Fakten und Daten zu analysieren, bevor sie sich eine Meinung bilden. Dies erfordert solide Grundlagen in Mathematik, Naturwissenschaften und Geschichte.
- **Digitale Kompetenz:** Im digitalen Zeitalter bedeutet kritisches Denken, online gefundene Informationen zu hinterfragen, Quellen zu überprüfen und vorschnelle emotionale Reaktionen auf irreführende Inhalte zu vermeiden.
- **Einbindung der Schüler:** Innovative Methoden, wie die Einbindung populärer Medien in den Unterricht, können das kritische Denken und die Überprüfung von Fakten für die Schüler spannender gestalten.

Evidenzbasierte Entscheidungsfindung 11

11.1 Informierte Entscheidungen im Alltag treffen

Wir treffen jeden Tag Entscheidungen. Es gibt kurzfristige Entscheidungen: Was soll ich essen, wann stehe ich morgens auf, welchen Weg nehme ich zur Arbeit, welche E-Mails beantworte ich zuerst usw. Dann gibt es langfristige Entscheidungen: Wo soll ich zur Schule gehen, welches Auto soll ich kaufen, wo soll ich wohnen, welchen Beruf soll ich wählen, wen soll ich heiraten usw. Bei vielen Entscheidungen wäre es eigentlich egal, welchen Weg wir einschlagen; manche Entscheidungen können jedoch dramatische positive oder negative Konsequenzen für den Rest unseres Lebens haben. Kein Wunder, dass wir manchmal von diesem Wissen überwältigt werden und eine Entscheidung entweder rein auf der Grundlage kurzfristiger Instinkte treffen oder sie hilflos hinauszögern und ganz aufschieben, ohne zu bedenken, dass das Aufschieben einer Entscheidung ebenfalls Konsequenzen haben kann. Da wir Menschen sind, Wesen, die in erster Linie von Instinkten getrieben werden (und weil wir noch vor 10.000 Jahren in Höhlen lebten, umgeben von überwiegend gefährlichen Tieren), neigen wir dazu, Entscheidungen hauptsächlich auf der Grundlage eines Flucht-oder-Kampf-Prinzips zu treffen, anstatt Fakten und objektive Informationen aus der realen Welt zu vergleichen. In jeder Situation könnten jedoch ein pragmatischer Ansatz und das Ordnen von Gedanken in Kategorien hilfreich sein. Der Mensch ist ein visuell orientiertes Wesen und es fällt unserem Gehirn leichter, sich vorzustellen, wo wir uns in einem Raum oder einer Landschaft befinden, als blind zu denken und theoretische Gedanken ohne visuelle Orientierung zu sortieren. Bereits die einfache Kategorisierung der Vor- und Nachteile einer Entscheidung in eine kurzfristige und eine langfristige Gruppe ermöglicht es uns, Argumente zu visualisieren, die uns bei der Entscheidungsfindung helfen.

Eine der Entscheidungen, die wir am häufigsten treffen müssen, ist zu entscheiden, was wir zuerst tun, wenn wir gleichzeitig mehreren Aufgaben gegenüberstehen, die wir zu erledigen haben. Stellen wir uns dazu einfach ein Koordinatensystem mit zwei Achsen vor, meist x-Achse und y-Achse genannt. Dabei hilft es, in zwei Kategorien zu differenzieren: wichtig versus dringend.

Die x-Achse von links nach rechts sollte die Dringlichkeit von 0 („überhaupt keine Dringlichkeit") bis 10 („sofort") angeben. Die y-Achse stellt die Wichtigkeit von 0 („unwichtig") bis 10 („monumental") dar. Wenn wir die Position einer Aufgabe in ein solches zweidimensionales Quadrat eintragen, sehen wir sofort, dass die wichtigen und dringenden Aufgaben, die sich in der oberen rechten Ecke befinden, sofortige und persönliche Aufmerksamkeit erfordern. Andere Aufgaben, besonders die in der unteren linken Ecke, die möglicherweise weder wichtig noch dringend sind, könnten möglicherweise eine niedrige Priorität erhalten oder sogar ignoriert werden (Abb. 11.1). Aufgaben in der unteren rechten Ecke sind dringend, aber nicht sehr wichtig; daher hat ein Fehler möglicherweise keine dramatischen Folgen. Solche Aufgaben können sogar an jemand anderen delegiert werden. Man kann auch sehen, dass die Priorität umso höher sein sollte, je weiter der Abstand vom Nullpunkt entfernt ist, und umgekehrt, dass eine Aufgabe umso weniger unsere Aufmerksamkeit verdient, je näher sie am Nullpunkt liegt. Eine solche grafische Darstellung kann denjenigen Menschen helfen, die immer meinen, alles selbst machen zu müssen, den klassischen Perfektionisten, die alles unter Kontrolle haben müssen (was in den meisten Fällen verständlicherweise unmöglich ist).

Während das oben genannte konkrete Beispiel hauptsächlich bei der täglichen Prioritätensetzung hilft, kann dieses System auch allgemein für schwierigere Entscheidungen im täglichen Leben verwendet werden. Lassen Sie uns dazu die Achsen umbenennen. Die x-Achse sollte die kurzfristigen Konsequenzen von 0 („schlecht") bis 10 („sehr gut") anzeigen, und die y-Achse stellt die langfristigen Konsequenzen von 0 („schlecht") bis 10 („sehr gut") dar. Eine sehr schlechte Entscheidung könnte beispielsweise vorliegen, wenn ein Unternehmen beschließt, ein fehlerhaftes oder giftiges Produkt auf dem Markt zu behalten.

Kurzfristige Folgen könnten sein, dass das Belassen eines solchen Produkts auf dem Markt mangelhaft ist oder Kunden schädigen kann, was sogar in Rechtsstreitigkeiten enden könnte. Langfristige Folgen könnten ein Verlust des Markenvertrauens sein, der zu finanzieller Instabilität und sogar Insolvenz führen könnte. Ein solcher Fall würde in der unteren linken Ecke unseres Entscheidungsquadrats liegen.

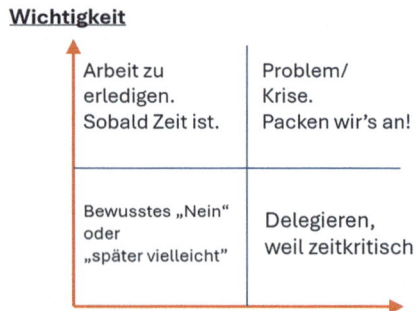

Abb. 11.1 x-Achse: Dringlichkeit von 0 bis 10; y-Achse: Wichtigkeit von 0 bis 10

11.1 Informierte Entscheidungen im Alltag treffen

Während die vorherigen Beispiele simpel und unkompliziert sind, können wir unsere eigenen Entscheidungen selten so einfach treffen. Kurzfristige und langfristige Folgen sind schwer zu bewerten und abzuwägen. Ein klassisches Beispiel, bei dem kurzfristige menschliche Instinkte mit langfristiger Logik in Konflikt geraten, ist der Bereich der Partnersuche, der Verlobung und der Heirat. Wir fühlen uns vielleicht von einer Person aufgrund ihres Aussehens, ihrer Stärke oder ihres Verhaltens angezogen und erwarten ein wundervolles Leben als Paar voller Abenteuer und erotischer Erfahrungen.

Aber wir müssen auch an die langfristigen Versprechen denken. Wie gut werden wir zusammen sein, wenn wir älter werden? Was ist das „Paket", das die andere Person in die Beziehung einbringt (ihre Familie, Freunde, persönlichen Eigenschaften, ihre Geschichte, [In-]Stabilität)? Da die durchschnittliche erste Ehe, die in Deutschland mit einer Scheidung endet, etwa 14 Jahre dauert,[1] scheint dies der Zeitraum zu sein, in dem langfristige Folgen in einer Ehe auftreten (übrigens, in den USA ist dieser Zeitraum ungefähr halb so lange).

Ein weiteres Beispiel für kurzfristige versus langfristige Konflikte ist die Anschaffung eines Haustiers. Während COVID-19 haben sich viele einsame und verzweifelte Menschen, oft in Isolation, einen Hund oder eine Katze angeschafft, auf der Suche nach Gesellschaft und Trost und angezogen von der Niedlichkeit eines schönen Welpen. Die American Society for the Prevention of Cruelty to Animals (ASPCA) schätzt, dass etwa 23 Mio. amerikanische Haushalte während der Pandemie ein Haustier adoptiert haben. Die Lebenserwartung eines Hundes beträgt jedoch in der Regel über ein Jahrzehnt, viel länger als die Dauer einer Pandemie und länger als die Zeit, die Heimarbeiter brauchten, um an ihren Arbeitsplatz zurückzukehren. Was jetzt tun mit dem Haustier zu Hause? Glücklicherweise ist die Zahl der Tierrückgaben in Tierheimen nicht dramatisch angestiegen, da sich die Menschen an den Lebensstil nach der Pandemie gewöhnten, obwohl es viele Tierbesitzer gab, die ihren Fehler erkannten und ihre Tiere zurückgaben, nachdem ihnen klar wurde, was es kosten würde, sie zu behalten.

Für Politiker scheint die Zeitspanne für langfristige Konsequenzen viel kürzer zu sein, höchstwahrscheinlich bis zu den nächsten Wahlen, vielleicht nicht mehr als 4 Jahre (danach sind sie möglicherweise nicht einmal mehr im Amt, und es ist leicht zu erkennen, wie dieses kurzsichtige Denken dazu führen kann, dass Politiker sich ständig auf die kurzfristige Perspektive konzentrieren). Um im Amt zu bleiben und in der Öffentlichkeit beliebt zu bleiben, konzentrieren sich diese Politiker in ihrem Entscheidungsprozess oft hauptsächlich auf die kurzfristigen Konsequenzen. Wenn sie überhaupt über langfristige Auswirkungen nachdenken, konzentrieren sie sich möglicherweise mehr auf emotionale und ideologische Fragen als auf Fakten, weil sie wiedergewählt werden möchten.

Sogar in unserem täglichen Leben sind wir oft mit dieser Herausforderung konfrontiert, kurzfristige und langfristige Konsequenzen zu berücksichtigen. Wir vermeiden schwierige Diskussionen, weil sie uns oder unseren Partner, Freund oder Kollegen belasten könnten, aber die langfristigen Folgen der Vermeidung einer

---

[1] Statistisches Bundesamt.

unangenehmen Situation können viel schmerzhafter sein. Diese bekannte Idee wird in dem Satz „*Besser ein Ende mit Schrecken als ein Schrecken ohne Ende*" klar zusammengefasst. Er bedeutet, dass es besser ist, sich einer unangenehmen, aber kurzen Situation zu stellen und sie hinter sich zu lassen, als langwierige Probleme zu ertragen, die anhaltenden Kummer verursachen könnten.

11.2 Gesundheitsentscheidungen treffen

Wir haben bereits gesehen, dass Real World Data (RWD) in der Medizin möglicherweise noch nicht den höchsten Standard an Akzeptanz, Qualität und Zuverlässigkeit (einschließlich eines positiven Rufs in der akademischen Welt) erreicht haben, sodass sie die Grundlage für Änderungen bestimmter offizieller Richtlinien unserer medizinischen Praxis oder Therapie bilden könnten. Wir sind jedoch auf dem besten Weg. Erst kürzlich schlug eine RWD-Studie Änderungen im Verfahren zur Vorbereitung von Patienten auf eine endoskopische Untersuchung vor. Bei einer Ösophagoskopie und Gastroskopie schlucken Patienten einen kleinen Schlauch, der mit einer Videokamera ausgestattet ist, um den oberen Gastrointestinaltrakt auf Magengeschwüre, Entzündungen oder sogar Magenkrebs zu untersuchen. Dies geschieht unter Sedierung und es besteht das Risiko von Aufstoßen und Aspiration, was zu einer Lungenentzündung führen kann. Mittlerweile gibt es Medikamente, GLP-1-Agonisten (GLP-1-RA), die ursprünglich bei Diabetes eingesetzt wurden, heute aber häufig zur Gewichtsabnahme verschrieben werden. Diese Medikamente verlangsamen unter anderem die Magenentleerung. Dies kann zu einem länger anhaltenden Sättigungsgefühl nach dem Essen führen. Nimmt jemand diese Medikamente jedoch vor einer Endoskopie, kann die lange verzögerte Magenentleerung die Wahrscheinlichkeit eines gefährlichen Aufstoßens mit Aspiration während des Verfahrens erhöhen. Diese plausible Hypothese wurde kürzlich in einer Praxisstudie getestet. Die Forscher nutzten den TriNetX-Datensatz, der 114 Mio. individuelle Gesundheitsdaten von 80 Gesundheitsorganisationen enthält. Die Rate der Aspirationspneumonien unter 20.099 Patienten mit GLP-1-RA-Therapie lag bei 0,83 %, im Vergleich zu 0,63 % bei Nichtanwendern.[2] Das absolute Risiko ist gering, ebenso wie der Unterschied (obwohl 33 % als Prozentsatz ausgedrückt ziemlich relevant klingen), aber eine Strategie, GLP-1-RA vor Endoskopien vorübergehend abzusetzen, scheint aufgrund des erhöhten Risikos einer Aspirationspneumonie gerechtfertigt zu sein. Dies ist ein Beispiel dafür, wie Studien aus der Praxis schnell zu einer höheren Sicherheit medizinischer Verfahren beitragen können, ohne dass zeitaufwendige und teure randomisierte klinische Studien durchgeführt werden müssen.

---

[2] Yeo, Yee HuiGaddam, SrinivasNg, Wee HanHuang, Pin-ChiaMohamed, GhadaMa, Kevin Sheng-KaiRezaie, Ali et al. Increased Risk of Aspiration Pneumonia Associated With Endoscopic Procedures Among Patients With Glucagon-like Peptide 1 Receptor Agonist Use. Gastroenterology, Volume 167, Issue 2, 402–404.e3.

Im Gesundheitswesen gibt es bereits viele KI-gesteuerte Tools, die Krankenhäusern dabei helfen sollen, schneller, effizienter und patientenfreundlicher zu entscheiden. Krankenhäuser müssen für die Zukunft planen, was das Verständnis von Gesundheitstrends, die Ausweitung von Dienstleistungen und möglicherweise die Anschaffung neuer Einrichtungen oder Technologien angeht. Darüber hinaus müssen Ressourcen, Personal, Ausrüstung und Material so effizient wie möglich geplant und an Nachfrageschwankungen angepasst werden. Die Verwendung von RWD (z. B. aus klinischen Daten und Analysen) zur Entwicklung von Modellen zur Vorhersage der Bevölkerungsgesundheit kann Patienten nach Risiko schichten und die Wahrscheinlichkeit einer stationären Aufnahme, der Nutzung der Notaufnahme, der Wiederaufnahme innerhalb von 30 Tagen und verpasster ambulanter Termine ermitteln, was eine optimale Planung von Ressourcen, Material und Räumlichkeiten ermöglicht.

11.3 Umwelt- und soziale Auswirkungen

Wenn wir als Einzelpersonen eine Entscheidung treffen, ist die Zahl der beteiligten Personen normalerweise gering, und die Entscheidung kann Ehepartner, Familienmitglieder, Freunde und in vielen Fällen nur uns selbst betreffen. Wenn wir jedoch als Führungskraft eine Entscheidung treffen – sei es in einer hochrangigen Position in einem Unternehmen, als Schulleiter, als Gesetzgeber oder Politiker oder als Person in einer anderen verantwortungsvollen Position – kann diese Entscheidung eine große Anzahl von Menschen für lange Zeit beeinflussen. Daher müssen solche Entscheidungen mit größter Sorgfalt, äußerst verantwortungsbewusst und nur nach sorgfältiger Abwägung von Risiken, Nutzen und allen Konsequenzen getroffen werden.

In den frühen Tagen der COVID-19-Pandemie im Jahr 2020, als noch nicht viel Wissen über das Virus und seine tatsächliche Ansteckungsgefahr vorhanden war, wollten die Entscheidungsträger verständlicherweise alles Mögliche tun, um die Ausbreitung einzudämmen und die Bevölkerung vor dieser unbekannten Bedrohung zu schützen. Ein Impfstoff war noch nicht verfügbar, Tests waren schwer zu bekommen und Masken waren Mangelware.

Aus Vorsichtsgründen wurden die meisten Schulen geschlossen, da man davon ausging, dass die Begrenzung von Menschenansammlungen dazu beitragen würde, die Ausbreitung von COVID-19 zu verhindern. Frühe Hypothesen legten nahe, dass soziale Distanzierung und die Vermeidung großer Menschenansammlungen dazu beitrugen, die Übertragung zu verlangsamen. Erst später begann man zu erkennen, dass längere Schulschließungen negative Auswirkungen auf die Bildung, die soziale Entwicklung und die psychische Gesundheit der Kinder hatten. Der Lernverlust war erheblich, insbesondere für Schüler aus Familien mit niedrigem Einkommen, mit Behinderungen und solche ohne Zugang zu angemessenen Fernlernressourcen wie Laptops und Internet. Berichten zufolge stiegen die Raten von Angstzuständen, Depressionen und anderen psychischen Problemen bei Kindern und Jugendlichen deutlich an, und zwar aufgrund der Isolation und der Störung der Routine.[3] Während die Entscheidung, die Schulen in den ersten Monaten der Pandemie zu schließen, als auf mangelndem Wissen über die Bedrohung beruhend und durch überfürsorglichen Aktionismus motiviert verstanden werden kann, sollte man davon ausgehen können, dass im Jahr 2024 solche Entscheidungen auf Grundlage des aktuellen Wissens, der wissenschaftlichen Erkenntnisse, der Daten und der seitdem gewonnenen Erfahrungen getroffen würden.

Tatsächlich aber gab es in den ersten Tagen des Schuljahres 2024/25, in den USA schon wieder einige Schulschließungen und Versuche, Fernunterricht einzuführen. Leider wurde in diesen Schulen innerhalb von 4 Jahren nichts unternommen, um die Schulen mit HEPA-Filtern in Innenräumen und anderen Desinfektionsmechanismen, einschließlich Fern-UV-Licht, auszustatten, und es fand der gleiche intuitive Entscheidungsprozess wie vor 4 Jahren statt, als ob es noch immer keine Daten und keine Studien gäbe und als ob die Bevölkerung keine Immunität entwickelt hätte.

Die Art und Weise, wie diese Informationen in die Nachrichten gelangten und wie sie über soziale Medien verbreitet wurden, bestätigt weiter, warum es so wichtig ist, Primärquellen zu prüfen, ihre Qualifikation zu bestätigen, die Fakten zu prüfen und sich auf vernünftige Weise eine Meinung zu bilden. Einer der ersten Berichte über die Schulschließungen erschien auf der „World Socialist Web Site" und nannte einen „Gesundheitsexperten und Datenanalysten", der auf X/Twitter postete, dass „mehr Kinder an ihren SARS-CoV-2-Infektionen gestorben sind […] als an allen anderen Infektionskrankheiten",[4] und nutzte diese Tatsache offenbar, um die Schulschließungen zu rechtfertigen. Eine kurze Recherche ergab, dass dieser „Experte" keinen medizinischen Hintergrund hatte und sich lediglich als jemand mit einem „B. A. in Geschichte von der Indiana University, einer Leidenschaft für Astrofotografie, einem Pilotenschein"[5] und als Experte für Datenanalyse, Datenschutz und Cybersicherheit ausgab. Im Folgenden ist aufgezählt, was ein schneller, aber kritischer Blick auf diesen Social Media Post ergeben kann:

- Versäumnis, die Referenzen der Quelle zu recherchieren;
- fehlende Berücksichtigung beider Seiten, d. h. keine Risiko-Nutzen-Bewertung, keine Abwägung des potenziellen Schutzes von Schulkindern gegenüber potenziellen Schäden;
- Zahlen aus dem größeren Kontext genommen (in Wirklichkeit wird die Kindersterblichkeit von Schusswaffen, Autounfällen und Krebs dominiert, insgesamt mehr als zehnmal so hoch wie die Zahl der Todesfälle durch Infektionskrankheiten);[6]

---

[3] Madigan S, Racine N, Vaillancourt T, et al. Changes in Depression and Anxiety Among Children and Adolescents From Before to During the COVID-19 Pandemic: A Systematic Review and Meta-analysis. JAMA Pediatr. 2023;177(6):567–581. doi: https://doi.org/10.1001/jamapediatrics.2023.0846.

[4] https://x.com/greg_travis.

[5] http://supporwell.com/page1/.

[6] Child and Teen Firearm Mortality in the U.S. and Peer Countries | KFF.

11.3 Umwelt- und soziale Auswirkungen

- unter Verwendung von Zahlen aus den Jahren 2020 bis 2021 und unter Vernachlässigung des Fortschritts der Immunität und der Impfungen in der Bevölkerung im Jahr 2024;
- es wurde keine Forschung zu Alternativen durchgeführt, d. h., es wurde kein Vergleich der Übertragungsrisiken in Schulen im Vergleich zu daheim durchgeführt, wenn die Schulen geschlossen sind (weil die Übertragung im Haushalt einen wichtigen Verbreitungsweg von COVID-19 darstellt, während die Übertragung innerhalb von Schulen begrenzt ist, wenn einfache Vorsichtsmaßnahmen getroffen werden[7]).

Dies ist zugegebenermaßen ein komplexes Thema, und ein seriöser Journalist würde mehrere Stunden benötigen, um die Fakten und Quellen zu recherchieren. Es ist auch ein Thema, das nicht mit nur 280 Zeichen in einem X/Twitter-Post angemessen erläutert werden kann. Daher sind Social-Media-Plattformen normalerweise kein geeignetes Medium für komplizierte Themen, die sogar unter Wissenschaftlern kontrovers diskutiert werden, da die notwendige Vereinfachung zu spaltenden, extremen und möglicherweise irreführenden Aussagen führt. Hätte das örtliche Schulsystem ein strukturierteres Entscheidungssystem verwendet, wäre es gezwungen gewesen, Risiken und Nutzen sorgfältiger zu analysieren, und wäre möglicherweise zu einer anderen Entscheidung gekommen, zumindest einer, die erklärt und verteidigt werden könnte.

Lassen Sie uns mit diesem Modell experimentieren, es als Beispiel verwenden und davon ausgehen, dass die beiden Alternativen wären:

A) Schulschließungen und Fernunterricht für [zunächst] einen Monat
   oder
B) Offenhalten der Schulen und Beobachten der Ausbreitung (z. B. durch Überwachung der Häufigkeit von COVID-ähnlichen Symptomen, die von Schülern oder Lehrern gemeldet werden).

Für beide Alternativen müssen wir die Vor- und Nachteile (Risiken) in Bezug auf die beiden Hauptziele (d. h. Schutz und Bildung) auf einer Skala von 0 (unmöglich, unerreichbar) bis 10 (durchaus erreichbar) diskutieren. Wir können ein ähnliches X/Y-Achsensystem wie zuvor verwenden, wobei die Punkte wie folgt lauten:
Y-Achse: Ziel = Schutz von Schülern und Lehrern vor einer Ansteckung mit COVID-19 durch Maßnahmen, die während des Schulbetriebs tatsächlich umgesetzt werden können (wie das Tragen von Masken, soziale Distanzierung, Desinfektion von Oberflächen und Luft usw.) und unter Berücksichtigung der potenziellen Ansteckung außerhalb der Schule und zu Hause. In diesem Beispiel würden wir annehmen, dass eine Schulschließung die Schüler bis zu einem gewissen Grad schützen würde, aber nicht perfekt, da sie mehr Zeit zu Hause oder mit Freunden verbringen würden. Daher würden wir Option A) „Schließung" eine Punktzahl von

---
[7] Justin Lessler et al. Household COVID-19 risk and in-person schooling. Science 372,1092–1097(2021). DOI: https://doi.org/10.1126/science.abh2939.

7 und Option B) „Öffnung" eine Punktzahl von 4 zuweisen, was sicherlich von den antiinfektiösen Maßnahmen abhängt, die die Schule ergreifen könnte. X-Achse: Ziel = Sicherstellung der weiteren Bildung und einer positiven sozialen Entwicklung (wie unmittelbares persönliches Feedback von Lehrern, Zugang zu Bildungsressourcen, strukturierter Tagesablauf und Kommunikationsfähigkeiten). Für das Ziel Bildung und Entwicklung würde das Szenario A) „Schließen" offensichtlich eine niedrigere Punktzahl erhalten. Da Fernunterricht jedoch sicherlich nicht völlig nutzlos ist und einen gewissen positiven Effekt hat, schätzen wir eine Punktzahl von 3. Szenario B) „Öffnen" wäre im Hinblick auf das Erreichen des Bildungsziels fast optimal, wir können jedoch eine kleine Einschränkung in Kauf nehmen, zum Beispiel Unterrichtsausfälle aufgrund von Krankheiten von Lehrern, also geben wir eine Punktzahl von 9.

Jetzt haben wir die Punktzahlen. Wir können sie einfach addieren und erhalten eine Summe von 13 zu 10 zugunsten der Schulöffnung (Abb. 11.2). Der Mensch ist jedoch ein visuelles Wesen, daher kann jedes Argument, das wir mit einer Visualisierung vorbringen können, besser kommuniziert werden.

Zu diesem Zweck können wir die Werte in einem Zwei-Kategorien-Diagramm auf der x- und y-Achse eintragen. So erhalten die Alternativen „Schließen" und „Öffnen" entsprechend ihrer x- und y-Werte jeweils einen Punkt im Diagramm, und je weiter die Punkte vom Nullpunkt entfernt sind, desto besser. Wenn wir uns an unsere eigene Schulzeit erinnern, können wir die Länge der jeweiligen Linien bis zum Nullpunkt mit dem Satz des Pythagoras berechnen (Länge = Quadratwurzel aus $x^2 + y^2$). Wir können die Länge auf jede beliebige Weise messen, da die absoluten

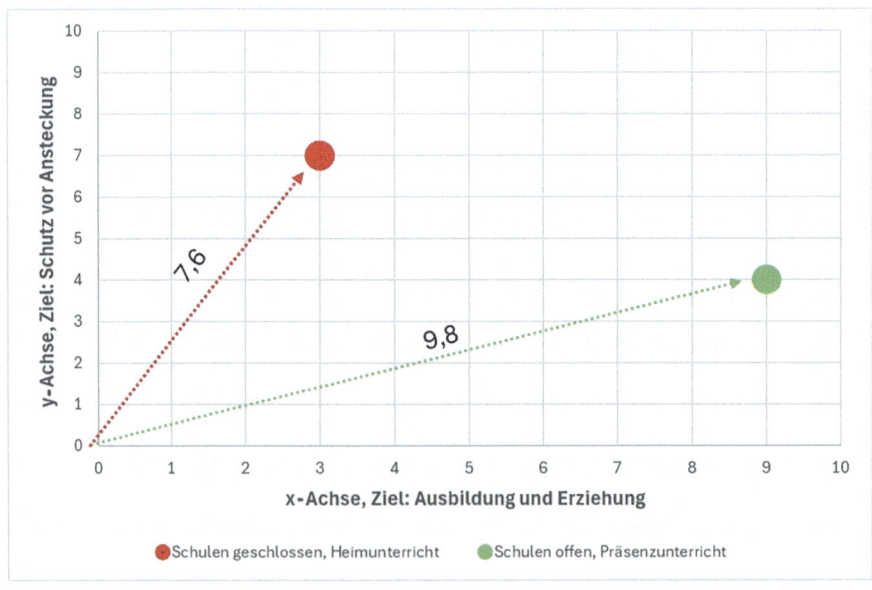

Abb. 11.2 Vor- und Nachteile in Bezug auf Schutz und Bildung auf einer Skala von 0 bis 10

11.3 Umwelt- und soziale Auswirkungen

Werte keine Rolle spielen. Wir betrachten nur den Unterschied zwischen den beiden Linien und welche Alternative am Ende die höhere Punktzahl erhält. In diesem fiktiven Beispiel lautet die Punktzahl 9,8 zu 7,6 zugunsten des Offenlassens der Schulen. Dies ist zugegebenermaßen etwas kompliziert, aber durch die Visualisierung in einem zweidimensionalen Diagramm sehen wir, wie die Linien auseinandergehen und in unterschiedliche Richtungen zeigen. Dies stellt dar, wie unterschiedlich die beiden Ziele sind und wie schwierig es sein kann, diese widersprüchlichen Ziele zusammenzubringen. Eine Punktzahl ist nur eine abstrakte eindimensionale Zahl, aber ein Diagramm unterstreicht die Informationen durch visuelle Hinweise. In einem tatsächlichen Szenario müssen offensichtlich mehrere individuelle Faktoren berücksichtigt werden, und das Ergebnis kann anders aussehen. Dies ist nur ein Beispiel für einen Vergleich zwischen zwei scheinbar widersprüchlichen Alternativen in einer halbquantitativen, halbobjektive Weise, und die Visualisierung trägt dazu bei, mehr Objektivität einzuführen und einige subjektive Elemente zu entfernen, die solche Entscheidungen erheblich beeinträchtigen können.

Die wichtigsten Erkenntnisse dieses Kapitels

- **Tägliche Entscheidungsfindung**: Menschen treffen Entscheidungen oft auf der Grundlage kurzfristiger Instinkte und berücksichtigen dabei häufig nicht die langfristigen Konsequenzen. Die Verwendung eines Koordinatensystems zur Kategorisierung von Aufgaben nach Dringlichkeit und Wichtigkeit kann dabei helfen, Entscheidungen objektiver zu priorisieren.
- **Auswirkungen von Entscheidungen**: Bei Führungsentscheidungen, insbesondere in der Politik, stehen oft kurzfristige Ergebnisse wie die Wiederwahl und nicht langfristige gesellschaftliche Konsequenzen im Vordergrund.
- **Fallstudie COVID-19**: Entscheidungen wie Schulschließungen während der Pandemie haben gezeigt, wie wichtig es ist, Gesundheitsrisiken gegen Bildungs- und soziale Entwicklungsbedürfnisse abzuwägen.
- **Strukturierte Entscheidungsmodelle**: Der Einsatz von Modellen und Visualisierungstools kann die Entscheidungsfindung verbessern, indem Nutzen und Risiken klarer abgewogen werden und emotionale Voreingenommenheit reduziert wird.

Die Rolle des Individuums in der Demokratie

12.1 Gebildete Bürger als Säulen der Demokratie

Im digitalen Zeitalter, in dem Fake News ein großes Problem darstellen, ist das Talent, kritisch mit neuen Medien umgehen zu können (digitale Kompetenz), unverzichtbar.

Fake News sind nicht einfach nur Falschmeldungen, sondern ein komplexeres Phänomen, bei dem eine alternative Realität geschaffen wird, die ganz bestimmten Interessen dient. Diese Miss- oder Desinformationen können falsche Realitäten zu verschiedenen Themen generieren und damit bestehende Vorurteile bestätigen. Fake News kommen häufiger vor, wenn Menschen nach vereinfachten Erklärungen für die komplexen Probleme der Gesellschaft suchen.

Dies beschränkt sich nicht nur auf die Nutzung der Technologie, sondern umfasst auch kritische Fähigkeiten zur Bewertung von Informationen. Gebildete Bürger sind für eine funktionierende Demokratie von entscheidender Bedeutung, und je gebildeter die Bürger sind, desto besser. Diktatoren wollen nicht, dass ihr Volk viel Wissen hat. Diese Tyrannen wollen ihrer Bevölkerung ihre verdrehte Ideologie aufzwingen, weil sie glauben, dass dies weniger Widerstand gegen ihre diktatorischen Handlungen hervorrufen wird. Der Mangel an Wissen verhindert leider oft, dass die Bevölkerung solchen Führern wirksam Paroli bieten kann. Doch selbst in einer Demokratie können wachsende Probleme wie Fehlinformationen, Desinformation oder Verschwörungstheorien die Regierung dazu veranlassen, Gegenmaßnahmen einzuleiten, zunächst in gutem Glauben, um die Menschen vor Unwahrheiten und Täuschungen zu schützen. Die Frage ist, wie weit die Regierung in ihrem Wunsch gehen kann, die Art der verbreiteten Informationen zu regulieren, bevor ihre Handlungen diktatorischer und kontrollierender werden. Der potenzielle Konflikt mit der Meinungsfreiheit ist offensichtlich. Im Jahr 2024 entzog das American Board of Internal Medicine (ABIM) zwei Ärzten die Zulassung, die dafür bekannt waren, eine Organisation zu leiten, die Ivermectin als Behandlung für COVID-19 bewarb. Die beiden Ärzte bezeichneten die ABIM-Maßnahmen als „Angriff auf die

Meinungsfreiheit", wurden jedoch mit dem Gegenargument konfrontiert, dass sie „das Recht auf freie Meinungsäußerung haben, aber nicht das Recht, außerhalb der medizinischen Standardversorgung zu praktizieren".[1] Die Meinungsfreiheit wird häufig als Rechtfertigung für so ziemlich alles herangezogen, sie geht jedoch nicht ohne Verantwortung für die verbreiteten Inhalte einher und darf die Rechte anderer nicht beeinträchtigen oder gefährden.

Im Gegensatz zur Regierung in Deutschland basiert die US-Regierung hauptsächlich auf einem Zweiparteiensystem. Dafür gibt es viele mögliche Gründe: Es kann historisch bedingt sein, mit dem Wahlsystem zusammenhängen oder daran liegen, dass es für Kandidaten von Drittparteien mehrere Hürden gibt, auf die Wahlzettel zu kommen. Andere Länder haben Wahlgesetze, die die Vertretung der politischen Parteien entsprechend ihrem Prozentsatz der erhaltenen Stimmen sicherstellen (Verhältniswahl). Beide Systeme haben ihre Vor- und Nachteile, aber das US-System spaltet das Land, die Wähler, die Medien und die Geldgeber dieser Parteien klar und gibt in der Regel nur einer Seite den Vorzug. Beide Seiten kommunizieren Informationen selektiv, sodass in der Regel nur ihre eigenen politischen Ansichten wiedergeben werden. Medien, die sich vorwiegend einer Partei widmen, können Nachrichten der Gegenpartei unterdrücken und in manchen Fällen übertreiben oder sogar Fehlinformationen verbreiten, solange dies ihrer eigenen Seite hilft. Als Konsumenten von Nachrichten und Informationen müssen die Bürger heutzutage sehr aufmerksam und sachkundig sein sowie gebildeter als je zuvor. Nur wenn sie wissen, wie sie Informationen auf ihren Wahrheitsgehalt überprüfen und in den richtigen Kontext setzen, können sie sich eine Meinung bilden, die Wahrheit herausfiltern und verantwortungsbewusst wählen, statt blind einer billigen Ideologie zu folgen. Ich habe Forderungen gehört, Gesetze zu erlassen, nach denen Wähler einen Test bestehen müssen, bevor sie sich zur Wahl registrieren lassen können, ähnlich wie Einwanderer den Test bestehen müssen, bevor sie US-Bürger werden können. Für einige manipulativere Politiker sind gebildete Menschen vielleicht keine sehr bequeme Idee, denn Diktatoren wollen die Bevölkerung uninformiert, manipuliert und, um es einfach auszudrücken, „dumm" halten.

Glücklicherweise gibt es unzählige Möglichkeiten, wie sich jeder besser über Themen informieren kann, die für eine informierte Stimmabgabe entscheidend sind. Im Mittelpunkt steht dabei das Wissen, wie man Evidenz aus der realen Welt versteht.

Bei aller Diskussion über die Meinungsfreiheit wird oft vergessen, dass emanzipierte Bürger für die Art und Weise verantwortlich sind, wie sie an politischer Kommunikation und Debatte teilnehmen, einschließlich der Qualität der Informationen, die sie in sozialen Medien veröffentlichen oder verbreiten. Diese Ansicht steht im Gegensatz zu Ansätzen, die den Betreibern von sozialen Medien Verantwortung bei der Bekämpfung irreführender Informationen zuteilen.[2] Stattdessen sollten

---

[1] Arthur Caplan, PhD, Professor für Bioethik an der Abteilung für Bevölkerungsgesundheit der NYU Grossman School of Medicine, New York City.
[2] Maria Paola Ferretti. Fake News and The Responsibility of Citizens. Academia, Social Theory and Practice, 2022.

öffentliche und private Interventionen nur dann gerechtfertigt sein, wenn sie darauf abzielen, die Bürger bei der Einhaltung ihrer Bürgerpflichten zu unterstützen und zu einem Umfeld beizutragen, das einen verantwortungsvollen kommunikativen Austausch erleichtert.

12.2 Definitionen ernst nehmen

Wir haben bereits viel über reale Beweise, Daten und Fakten aus unserem täglichen Leben gehört. Wenn wir es mit Daten ernst meinen, müssen wir es auch mit Definitionen ernst meinen. Wörter, Begriffe oder allgemeine Terminologie werden in Diskussionen häufig verwendet, ohne dass ihre Bedeutung genau geklärt wird. Jedes Wort hat eine Bedeutung oder ein allgemeines Verständnis, und manche Wörter haben für verschiedene Menschen sehr unterschiedliche Bedeutungen. Diese Bedeutung kann aus der praktischen Verwendung des Wortes über Jahrzehnte und Jahrhunderte hinweg stammen und sich im Laufe der Zeit dramatisch ändern (z. B. bezog sich das Wort „Gentleman" einfach auf „den niedrigsten Rang des englischen Landadels, der unter einem Esquire und über einem Yeoman rangierte",[3] während sich das gleiche Wort heutzutage normalerweise auf einen Mann bezieht, der sich in der Gesellschaft edel, respektvoll und aufrecht verhält). Vielleicht hat ein Wort eine spezifische rechtliche Definition oder eine allgemein anerkannte Bedeutung. Ohne eine klare Definition unserer Begriffe in einem Argument kann es leicht passieren, dass das Wort missbraucht wird und jemand oder etwas mit einem bestimmten Wort bezeichnet wird, dessen allgemeine Bedeutung übernommen werden kann, ob es nun wahr ist oder nicht. Manchmal ändern wir Definitionen, weil uns die Bedeutung des Wortes nicht gefällt. Eine Änderung der Definitionen ändert jedoch selten das Verhalten von Menschen oder eine allgemeine Situation, die uns nicht gefällt. Aber eine Änderung der Definitionen ist einfacher, als sich mit unangenehmen Situationen auseinanderzusetzen.

Daher ist es wichtig, dass wir uns über die Definitionen und Bedeutungen von Wörtern informieren, die häufig in politischen Diskussionen, in ideologischen Strömungen oder sogar als Slogans bei Protesten verwendet werden. Nur wenn wir wissen, was die Wörter tatsächlich bedeuten, können wir Situationen verstehen und schwierige Diskussionen überstehen.

Beginnen wir mit zwei einfachen Beispielen aus der Medizin. Fast jeder Mediziner kann Ihnen sagen, dass zu viel Alkoholkonsum nicht gut für die Leber ist, und daher werden Leberprobleme häufig auf Alkoholkonsum zurückgeführt. Es gibt jedoch auch Symptome einer Lebererkrankung, wie eine partielle Entzündung, die zu einem hepatozellulären Karzinom oder sogar einer Leberzirrhose führen kann, und die nicht alkoholbedingt ist, sondern im Zusammenhang mit Stoffwechselerkrankungen wie Diabetes mellitus steht. Deshalb wird diese Erkrankung „nichtalkoholische Steatohepatitis" (NASH) genannt. Interessanterweise begannen sich viele Mitglieder der medizinischen Gemeinschaft, insbesondere Gastroenterologen,

---

[3] https://www.britannica.com/topic/gentleman.

mit diesem Namen unwohl zu fühlen, da er immer noch das Wort „Alkohol" enthält, obwohl dieser Begriff wörtlich bedeutet, dass die Krankheit *weder* mit Alkohol zusammenhängt *noch* durch Alkohol verursacht wird. Der Gedanke dahinter war, dass es nicht viel Sinn ergibt, etwas dadurch zu definieren, was es *nicht ist*. Daher einigte sich die medizinische Gemeinschaft darauf, die Krankheit in „MASH" oder „metabolisch assoziierte Steatohepatitis" umzubenennen. In diesem Fall ist die Umbenennung gut gerechtfertigt und medizinisch sehr sinnvoll. Dies bedeutete jedoch, dass alle gedruckten Erwähnungen der Krankheit, in denen der mittlerweile veraltete Begriff „NASH" verwendet wurde, in „MASH" geändert werden mussten. Wer also immer noch den alten Begriff NASH verwendet, läuft Gefahr, sich als jemand zu entlarven, der die neueste Literatur nicht kennt.

Ein weiteres Beispiel aus der Medizin zeigt, wie Unbehagen in Bezug auf die Terminologie manchmal zu völligen Definitionsänderungen führen kann. Body-Shaming wurde online, insbesondere in den sozialen Medien, zu einem bekannten und unangenehmen Trend. In der medizinischen Terminologie beschreibt der Begriff „Adipositas" lediglich einen hohen Body-Mass-Index und einen vergrößerten Taillenumfang.

Doch in jüngerer Zeit ist die Verwendung der Diagnose „Übergewicht" oder „Adipositas" problematisch geworden, da es im Zuge der heutigen allgemeinen Überempfindlichkeitsbewegung als anstößig gilt, überhaupt Kommentare zum überdurchschnittlichen Körpergewicht und -bau einer Person abzugeben. Während Ärzte diese Begriffe als formelle und offizielle medizinische Diagnose verwenden, um Gesundheitsrisiken (wie Diabetes und Herz-Kreislauf-Erkrankungen) zu erkennen und zu behandeln, argumentieren andere, dass der Begriff „Adipositas" ein Stigma mit sich bringt und zu Gewichtsvorurteilen und negativen Stereotypen beitragen kann, obwohl der Begriff „fettleibig" ein gut dokumentierter kardiovaskulärer Risikofaktor ist und in den meisten Fällen durch individuelles Verhalten und Ernährung verursacht wird. Interessanterweise gelang es der Pharmaindustrie während des Hypes um ihre GLP-1-Medikamente zur Gewichtsabnahme, die Sensibilität rund um das Wort „Adipositas" zu lockern, einfach weil diese Unternehmen diesen Begriff als Indikation und großen Markt für ihre Produkte brauchten. (Dies wirft übrigens etwas Licht auf den Einfluss der Pharmaindustrie hinsichtlich medizinischer Definitionen und Behandlungsprioritäten.)

Allerdings wurde der Begriff mit der Zeit immer negativer und missverstandener. Was früher nur ein medizinischer Begriff war, wird heute als persönliche Beleidigung empfunden. Um die negative Konnotation des Wortes im Internet zu minimieren, beschloss eine 60-köpfige Kommission, Kriterien zur Unterscheidung zwischen klinischer Adipositas und anderen präklinischen Phasen zu entwickeln.[4] Der neue Begriff „Adipositas-basierte chronische Erkrankung (ABCD)" wurde vorgeschlagen. Dieser Begriff kann dabei helfen, zwischen Übergewicht und zu viel Fett einerseits versus klinischer Adipositas mit Komorbiditäten und bereits bekannten Risikofaktoren sowie Stoffwechselveränderungen andererseits zu unter-

---

[4] F. Rubino, BAND 11, AUSGABE 4 , S. 226–228, APRIL 2023, DOI: https://doi.org/10.1016/S2213-8587(23)00058-X.

scheiden. Die Verwendung dieser Begriffe erfordert jedoch eine gute Kommunikation und Aufklärung über die zugrunde liegenden wissenschaftlichen Erkenntnisse. Andernfalls kann dieses Vorgehen als einfacher Versuch verstanden werden, den Begriff „Adipositas" zu ändern, nur um die Stigmatisierung zu reduzieren, ohne tatsächlich etwas gegen die dramatische Adipositasepidemie in der westlichen Welt und den damit verbundenen ungesunden Lebensstil zu unternehmen.

12.3 Die Bedeutung der Wählerbildung

Das Wahlverhalten basiert häufig auf Emotionen, die auf uninformierter Intuition beruhen, und nicht auf Tatsachen, die die Fähigkeit eines Kandidaten vorhersagen können, eine Stadt, einen Staat oder das Land erfolgreich zu regieren. Wähler entscheiden sich am häufigsten auf der Grundlage der Sympathie eines Kandidaten als Person, und die Informationen über die Persönlichkeit eines Kandidaten werden stark von den Medien und der Kampagne des Kandidaten beeinflusst. Ein durchschnittlicher Wähler wird höchstwahrscheinlich nie einen Ministerpräsidenten oder Bundeskanzler persönlich treffen und sicherlich nie die Gelegenheit haben, einen Abend mit ihnen zu verbringen, mit ihnen etwas zu trinken und sie auf persönlicher Ebene kennenzulernen. Daher wird eine Beziehung zwischen einem Wähler und einem Kandidaten, die zu einer echten Freundschaft zwischen zwei Menschen wird, die sich normalerweise sympathisch finden und gegenseitige Zuneigung empfinden, normalerweise nie entstehen. Daher sind Persönlichkeitsmerkmale weniger relevant als Führungsqualitäten, Wissen und Autorität. Kurz gesagt: Es scheint, dass viele Wähler ihre Entscheidung mit irrelevanten Informationen treffen. Intuitionen waren Tausende von Jahren lang – und sind es immer noch – sehr wichtig für unser Funktionieren in der Gesellschaft.

> „Die eine Hälfte der Welt besteht aus Leuten, die etwas zu sagen haben und es nicht können, und die andere Hälfte aus Menschen, die nichts zu sagen haben und es trotzdem sagen."
> (Robert Frost, 1874–1963, amerikanischer Dichter)

Aber wenn es darum geht, ein kompetentes Oberhaupt oder einen wirksamen Vertreter zu wählen, sind Intuitionen wahrscheinlich irreführend, wenn sie ohne ausreichendes Wissen entstehen.

Wähler treffen besonders dann wahrscheinlich suboptimale Entscheidungen, wenn sie mit Debatten konfrontiert werden, an denen ein Teil der Gesellschaft beteiligt ist, mit dem sie nicht vertraut sind (z. B. Menschen aus einer anderen sozioökonomischen Gruppe), und wenn die Evidenz mehrdeutig oder schwer zu verstehen ist. Diese Schwäche des Systems kann sich auch auf das Wahlverhalten und in USA auf das juristische Geschworenensystem auswirken.[5]

---

[5] Rebecca K Helm, How Juries Work, (2024). DOI: https://doi.org/10.1093/9780191948107.001.0001.

12.4 Die Auswirkungen von Fehlinformationen

Stephan Lewandowsky von der University of Bristol in Großbritannien erklärte in einer Veröffentlichung aus dem Jahr 2023: *„Die Demokratie ist auf einen gemeinsamen Wissensschatz der Bürger angewiesen (beispielsweise Vertrauen in Wahlen und verlässliches Wissen), um politisch relevante Debatten zu führen"* und *„Fehlinformationen werden weltweit als Bedrohung für die Wissenschaft, die öffentliche Gesundheit und die Demokratien angesehen".*[6] Fehlinformationen können Inhalte sein, die schlicht falsch oder zumindest irreführend sind (beispielsweise indem einige isolierte Fakten in den falschen Kontext gestellt werden, sodass diese Fakten vorgeben, wahr zu sein, in einem anderen Kontext jedoch irreführend sind). Fehlinformationen entstehen häufig, indem zufällige Korrelationen als Beweis für einen Kausalzusammenhang interpretiert werden. Eine Schlagzeile im *Chicago Tribune* lautete einmal: „Ein gesunder Arzt starb 2 Wochen nach Erhalt einer COVID-19-Impfung; die CDC untersucht die Ursache."[7] Ein ziemlicher Hingucker, oder? Später wurde festgestellt, dass die Todesursache eine Immunthrombozytopenie war, eine Erkrankung, die die Blutgerinnung verhindert und innere Blutungen verursachen kann. Es ist immer einfach, Kausalität zu behaupten, wenn seltene Ereignisse in zeitlichem Zusammenhang mit einer Impfung auftreten. Daher können Aussagen und Schlagzeilen besonders besorgniserregend sein, da eine Mischung aus Unsicherheit, unklarem Kontext und falscher Interpretation schwieriger zu erkennen ist als offensichtliche Unwahrheiten. Dies bedeutet, dass irreführende Informationen eine größere Reichweite haben und häufiger multipliziert und verbreitet werden als offensichtliche Unwahrheiten. Es ist eine Frage der menschlichen Psychologie, dass verdächtige und potenziell gefährliche Informationen mehr Aufmerksamkeit erhalten als etwas, das offensichtlich falsch ist. Als Menschen, die seit langem in der Wildnis überlebten, mussten wir als Spezies in potenziell bedrohlichen Situationen wachsam und vorsichtig sein – sonst wären wir schon vor langer Zeit ausgestorben! Einfach ausgedrückt: Als wir in Höhlen lebten, hätte der Schatten eines Weißen Hais vor unserer Höhle nachts einen Höhlenmenschen wahrscheinlich nicht gestört, weil es offensichtlich nicht real sein konnte. Aber ein Schatten, der wie ein Löwe oder ein anderes gefährliches Tier aussah, wäre sehr beunruhigend, selbst wenn der Schatten einfach von einem nahe gelegenen Baum geworfen würde.

Falsche oder irreführende Informationen werden besonders gefährlich, wenn sie in eine Geschichte eingebettet sind, die konsistent und möglich erscheint. Dann wird daraus eine Verschwörungstheorie, die leicht verbreitet werden und dramatische Folgen haben kann, sowohl für die Verschwörungstheoretiker als auch für die Betroffenen. Mir fallen dazu zwei Beispiele ein. Nachdem bei der berüchtigten Schießerei an der Sandy Hook Elementary School in Newtown, Connecticut, 20 Erstklässler und sechs Lehrer auf tragische Weise getötet worden waren, verbreitete

---

[6] Stephan Lewandowsky, Ullrich KH Ecker, John Cook, Sander van der Linden, Jon Roozenbeek, Naomi Oreskes, Misinformation and the epistemic integrity of democracy, Current Opinion in Psychology, Band 54, 2023, https://doi.org/10.1016/j.copsyc.2023.101711.
[7] Andrew Boryga, Chicago Tribune, AKTUALISIERT: 14. April 2021.

12.4 Die Auswirkungen von Fehlinformationen

ein Verschwörungstheoretiker von Infowars jahrelang beleidigende und völlig unbegründete Behauptungen, dass das Massaker eine Falschmeldung gewesen sei, die darauf abzielte, den Amerikanern ihre Schusswaffen abzunehmen, und dass die Familien der Opfer an der Verschwörung beteiligt gewesen seien. Die Familien wurden online beschimpft, es kam zu persönlichen Konfrontationen und sogar Morddrohungen von Menschen, die an die Verschwörungstheorie glaubten. Schließlich wurde der Fall geklärt, und Geschworene in Texas und Connecticut befanden die aufgestellten Behauptungen für lächerlich und unbegründet und sprachen den Familien Ende 2022 1,4 Mrd. Dollar Schadensersatz zu, den der Verschwörungstheoretiker zu zahlen habe, was höchstwahrscheinlich zum Bankrott und zur Liquidation seines Vermögens führen wird.[8]

Ein weiteres Beispiel sind die tiefgreifenden Auswirkungen irreführender Inhalte zum COVID-19-Impfstoff auf die Bevölkerung und die daraus resultierende mangelnde Bereitschaft, sich impfen zu lassen, nachdem eine Welle unbegründeter Falschinformationen über die Impfstoffe aufgekommen war. Berechnungen unter Berücksichtigung der damals 233 Mio. Facebook-Nutzer haben ergeben, dass die Verhinderung derartiger Inhalte dazu hätte führen können, dass sich mindestens 3 Mio. Amerikaner mehr impfen ließen.[9]

In einer anderen Studie wurden 2107 registrierte US-Wähler untersucht (0,3 % des Gesamtpanels von 664.391 Wählern, die aktiven Twitter-Nutzern zugeordnet wurden), die für 80 % der auf X während der US-Präsidentschaftswahlen 2020 geteilten Falschinformationen verantwortlich waren. Eine der wichtigsten Erkenntnisse aus dieser Studie ist, dass diese „Supersharer" von Falschinformationen mehr Engagement erhalten als normale Nutzer und gut vernetzt sind. Sie liegen im 86. Perzentil des Netzwerkeinflusses. Diese Supersharer verbreiten ungefähr 25 % der ihren Followern zur Verfügung stehenden Falschinformationen. In Bezug auf ihr Profil waren Supersharer mit höherer Wahrscheinlichkeit (weibliche) Republikaner, weiß und älter (durchschnittlich 58,2 Jahre alt).[10]

Dies kann uns lehren, dass die Vielfalt der Informationsquellen ein wichtiges Instrument sein kann, um Fehlinformationen vorzubeugen, ähnlich wie die Vielfalt der Investitionen in der Finanzwelt.

Aus diesen Beobachtungen entstand der Begriff der „Infodemie", ein neues Phänomen, das aus der COVID-19-Pandemie resultiert. Laut der Panamerikanischen Gesundheitsorganisation *„bezeichnet eine Infodemie eine starke Zunahme des Informationsvolumens, das mit einem bestimmten Thema in Zusammenhang steht und dessen Wachstum aufgrund eines bestimmten Ereignisses, wie der aktuellen Pandemie, in kurzer Zeit exponentiell erfolgen kann"* (Panamerikanische Gesundheitsorganisation, 2020).

---

[8] Elizabeth Williamson, New York Times, 07.06.2024. https://www.nytimes.com/2024/06/07/us/politics/alex-jones-sandy-hook.html.
[9] Sander van der Linden, Yara Kyrychenko, A broader view of misinformation reveals potential for intervention. Science 384, 959-960 (2024). DOI: https://doi.org/10.1126/science.adp9117.
[10] S. Baribi-Bartov, B. Swire-Thompson, N. Grinberg, Science 384, 979 (2024).

Leider ist eine produktive, auf Fakten basierende Debatte oft nicht möglich, da manche Menschen immun gegen faktenbasierte Argumente, Daten und Beweise sind, weil dies nicht die Ebene ist, auf der sie argumentieren. Sie reden und leben auf ihrer eigenen Ebene, sei es aufgrund von Verleugnung oder Ideologie, oder weil sie einfach zu stur, ungebildet oder dumm sind, um einer Diskussion zu folgen, die echtes Wissen, logisches Denken und vernünftiges Verhalten erfordert. Selbst Menschen, die offensichtlich die Bildung und den Hintergrund haben, um produktive Debatten zu führen, verbreiten immer noch Geschichten, die keiner Argumentation unterliegen und sachlich falsch sind. Es ist schwer zu verstehen, was diese Menschen antreibt, aber in einer von Medien und Öffentlichkeit getriebenen Welt ist es vielleicht einfach nur die Befriedigung, ihren Namen in der Zeitung oder im Fernsehen zu sehen. Und wenn jemand etwas Ausgefallenes postet, bekommt er viele Klicks, was ihm Ansehen, Ruhm (egal ob positiv oder negativ) und manchmal sogar Geld einbringt.

12.5 Förderung einer Kultur der rationalen Debatte

Da die Geschwindigkeit der Informationsverbreitung aufgrund des technologischen Fortschritts sowohl in Bezug auf Geschwindigkeit als auch Volumen so hoch geworden ist, ist es bei jeder Art von Diskussion und Debatte äußerst wichtig, dass wir Wörter in ihrer richtigen Bedeutung verwenden und bei ihrer Definition sehr vorsichtig sind. Im Laufe des Jahres 2024 wurde der Begriff „Gefahr für die Demokratie" in den Medien wiederholt verwendet, aber selten erklärt, was er in Wirklichkeit bedeutet. Darüber hinaus wurde der Krieg im Gazastreifen zwischen Israel und Palästina oft als „Völkermord" bezeichnet, obwohl dieser Begriff eine offizielle rechtliche Definition hat, die allerdings vom internationalen Gerichtshof noch nicht bestätigt wurde. Eine palästinensisch-amerikanische Krankenschwester in New York wurde für ihr Mitgefühl bei der Pflege von Müttern geehrt, die ihre Babys verloren hatten. In ihrer Dankesrede für die Auszeichnung verwendete sie das Wort „Völkermord", um den Krieg im Gazastreifen zu beschreiben (der für sie und ihr Volk verständlicherweise eine zutiefst persönliche Angelegenheit ist). Laut ihrem Instagram-Konto führte die Verwendung dieser Terminologie in ihrer Dankesrede dazu, dass sie von ihrem Arbeitgeber entlassen wurde. Vielleicht wäre dies nicht passiert, wenn sie einfach eine andere Terminologie verwendet hätte, um ihr Mitgefühl für das palästinensische Volk zu zeigen. Ein weiteres Thema, das wir in hitzigen Diskussionen oft hören, ist der Vergleich eines negativen Ereignisses mit dem Holocaust, der per Definition die absichtliche, geplante, organisierte, systematische und industrialisierte Ermordung von etwa 6 Mio. Juden[11] in ganz Europa zwischen 1940 und 1945 war. Da es in der Geschichte keinen vergleichbaren Akt der Grausamkeit gibt, muss jede Analogie mit dem Wort Holocaust einfach scheitern und ist immer nur ein Schlag ins Gesicht der wahren Opfer.

---

[11] https://encyclopedia.ushmm.org/content/en/article/introduction-to-the-holocaust.

12.5 Förderung einer Kultur der rationalen Debatte

Die Verwendung von Analogien im Allgemeinen ist ziemlich riskant. Einerseits beabsichtigt derjenige, der eine Analogie verwendet, normalerweise, sich einen Vorteil zu verschaffen, indem er einen bekannten Begriff mit einer positiven oder negativen Konnotation verwendet, und hofft, dass diese Konnotation übertragen werden kann, um den eigenen Standpunkt in der Diskussion zu untermauern. Andererseits hat jede Analogie ihre Grenzen, keine Analogie kann in jeder Situation verwendet werden, und das Risiko zu scheitern, indem man eine potenzielle Angriffsfläche öffnet, ist enorm.

Leider ist die Kunst, Aufsätze mit Argumenten und Gegenargumenten zu schreiben und Debatten mit Aussagen und Gegenargumenten zu üben, in Schulen heutzutage selten geworden. Stattdessen wird die Debatte immer mehr durch die „Cancel Culture" ersetzt. Die Cancel Culture ist lächerlich und wird von der Feigheit und dem Mangel an Wissen von Menschen angetrieben, die einer tatsächlichen Diskussion mit jemandem mit einer anderen Meinung lieber aus dem Weg gehen und sich für eine virtuelle und weitreichende Ablehnung dieser Person entscheiden. Meiner Meinung nach handeln diejenigen, die versuchen, andere zu „canceln", normalerweise aus Unwissenheit und der Unfähigkeit, Fakten oder Daten aus der realen Welt zu liefern. Diese Menschen werden höchstwahrscheinlich eine Diskussion mit ihrem Gegner nicht überstehen, die nur geringfügig tiefer geht als hochtrabende ideologische Aussagen. Anstatt also ihre Schwächen zuzugeben oder sich für die schwierige Arena der zivilisierten Debatte zu entscheiden, canceln sie sie und versuchen, ihren Gegner von nun an völlig zu ignorieren. Die Cancel Culture ermöglicht es hasserfüllten, dummen Menschen, mehr Macht zu haben, als sie verdienen oder anderweitig bekommen könnten. Anstatt an Lösungen zur Beseitigung von Unterschieden zu arbeiten, spaltet die Cancel Culture das Land. Als Nation der entwickelten Welt sollten wir in der Lage sein, es besser zu machen und zu feiern, wie viel wir alle gemeinsam haben, und uns nicht darauf konzentrieren, was uns trennt und unterscheidet.

Was könnte die Grundursache für ein solches Verhalten sein und was können wir als kritisch denkende und datengesteuerte Entscheidungsträger tun? Das Verhalten der Cancel Culture beginnt wahrscheinlich bereits im Kindergarten, setzt sich während der gesamten Schulzeit fort und wird durch das Denken der Eltern unterstützt. Pädagogen vermeiden es heutzutage, Schüler zu kritisieren und zu korrigieren, weil sie Angst haben, sie zu beleidigen, oder sogar, dass die Eltern ihrer Schüler sie dafür verklagen könnten. Wettbewerbe oder Tests werden abgeschafft, weil Pädagogen denken, dass dies für die Schüler zu stressig sein könnte, aber Mobbing oder Gewalt auf Schulhöfen werden nicht mehr bestraft. Natürlich meine ich damit nicht, Kinder auf gewalttätige Weise zu bestrafen; aber Kinder müssen lernen, mit Enttäuschungen und mit Kritik umzugehen und ihr Verhalten zu verbessern, wenn es nicht zu 100 % mit dem übereinstimmt, was von ihnen erwartet wird. Andernfalls werden sie nie in der Lage sein, mit Stress in Beziehungen, in ihrem sozialen Umfeld oder mit Enttäuschungen im Berufsleben umzugehen. Spitznamen wie Helikoptereltern oder Nanny-Staaten versuchen, ein potenziell ernstes Problem sanft zu beschreiben, das Kinder daran hindert, im wirklichen Leben erwachsen und selbstständig zu werden und sich Herausforderungen zu stellen.

Daher muss Cancel Culture durch eine Kultur der Debatte ersetzt werden, in der Fakten statt Ideologie betrachtet werden.

Die wichtigsten Erkenntnisse dieses Kapitels

- **Gebildete Bürger sind für eine funktionierende Demokratie unverzichtbar**: Mangelndes Wissen kann zu Manipulationen durch autoritäre Führer, Fehl- und Desinformation sowie zu Gegenmaßnahmen der Regierung führen und so die freie Meinungsäußerung gefährden.
- **Wählerbildung**: Die Stimmabgabe basiert häufig eher auf Emotionen als auf Fakten. Die Aufklärung der Wähler über Fakten aus der realen Welt ist für fundierte Entscheidungen von fundamentaler Bedeutung, um Manipulationen durch persönlichkeitsorientierte Kampagnen zu vermeiden.
- **Cancel Culture und Debatte**: Die „Cancel Culture" kann Debatten unterdrücken und Spaltung schaffen. Die Förderung offener Diskussionen, die auf Fakten statt Ideologien basieren, kann kritisches Denken fördern.

Schlussendlich, Maßnahmen ergreifen 13

13.1 Vom Wissen zum Handeln

Eine der wichtigsten Fragen, die dieses Buch zu beantworten versucht, ist diese: Woher weiß man, wann man bei einer Streitfrage aktiv werden und wann man sie ignorieren sollte? Die Antwort liegt darin, Streitigkeiten zu rationalisieren, anstatt sie zu emotionalisieren oder zu politisieren.

Viele Diskussionen, die wir heutzutage beobachten, sind stark politisiert. Schulschließungen wegen COVID-19, Maskenpflicht während einer Pandemie, Ausgangssperren wegen von Mücken übertragener Viren, hormonelle (oder sogar chirurgische) Behandlungen von Geschlechtsdysphorie – all diese Themen sollten auf reiner Wissenschaft, auf Fakten, auf Daten und auf Studien basieren, um eine vernünftige Risiko-Nutzen-Bewertung zu ermöglichen. Zugegeben, viele dieser Themen haben für viele Menschen auch eine emotionale Komponente, aber leider werden solche Themen viel häufiger als nötig emotionalisiert und politisiert, basierend auf Gefühlen und Überzeugungen und nicht auf tatsächlichen Daten. Es erfordert nicht allzu viel Mühe, zu erraten, welche Position zu jedem einzelnen Thema ein Grünen-Anhänger oder ein AfD-Anhänger einnehmen wird; Parteien, die ihre Ideologien und Parteilinien deutlich demonstrieren. Eine solche Politisierung scheint nicht neu zu sein. Albert Einstein wurde einst wegen seiner Erkenntnisse zur Relativitätstheorie als Betrüger bezeichnet und seine Arbeit wurde politisch angegriffen von einer sogenannten „Antirelativitäts"-Bewegung. Dass er Jude und Pazifist war, half ihm sicher nicht weiter. „Diese Welt ist ein seltsames Irrenhaus", schrieb er 1920 an einen Freund. „… Der Glaube in dieser Angelegenheit hängt von der politischen Parteizugehörigkeit ab."[1]

---

[1] Michael Halpern, Albert Einstein Gets Yarn-Bombed. 19. Juli 2012. Union of Concerned Scientists, Cambridge, MA.

Die Bedeutung von Definitionen und Terminologie

Was politisierte Diskussionen noch schwieriger macht, ist die Verwendung von Wörtern mit unklarer oder umstrittener Bedeutung oder deren Verwendung außerhalb ihrer korrekten Definition (manchmal absichtlich). Viele Begriffe haben eine klare Definition und darüber hinaus eine positive oder negative Bedeutung. Wie in einem früheren Abschnitt erörtert, kann dieser positive oder negative, gute oder schlechte Unterton auf kontroverse Diskussionen übertragen oder sogar missbraucht werden. Wörter wie „antisemitisch", „rassistisch" oder „Nazi" sind grundsätzlich negative Adjektive und können alles, womit sie in Verbindung gebracht werden, als schlecht bezeichnen. Im Gegensatz dazu bedeuten die Begriffe „Gleichheit", „Gerechtigkeit", „Nachhaltigkeit" etwas Positives, etwas, wofür es sich zu kämpfen lohnt; aber viele dieser Begriffe werden heute oft verwendet, um ungenaue Ideen zu unterstützen, sogar außerhalb des Kontexts ihrer ursprünglichen Bedeutung. Die Verwendung von Begriffen mit einer positiven oder einer negativen Konnotation ohne Berücksichtigung ihrer tatsächlichen Bedeutung und Definition ist irreführend und eine Abweichung von einer vernünftigen, wissenschaftlichen, auf Fakten basierenden Debatte. So wird beispielsweise in Auseinandersetzungen mit jüdischen Unternehmen, der jüdischen Religion oder dem Staat Israel sehr häufig der Begriff „antisemitisch" verwendet, ohne zu erklären, warum die betreffenden Parteien/Personen als antisemitisch gelten. Oft geschieht dies mit der Absicht, dieses mächtige Wort als Waffe in der Diskussion einzusetzen, und Argumente mit derber, aufrührerischer Sprache im Keim zu ersticken (niemand möchte als „Antisemit" bezeichnet werden und selbst eine fälschliche Bezeichnung kann für den Angeklagten in der realen Welt enorme Konsequenzen haben).

Jemanden, der eine geringfügige Meinungsverschiedenheit mit einer jüdischen Organisation oder Gruppe äußert, als Antisemit zu bezeichnen, verharmlost den Holocaust (der eindeutig antisemitisch war) und ist ein Schlag ins Gesicht von Millionen Juden, die unter feindseligen und manchmal brutalen Maßnahmen gegen Juden gelitten haben oder immer noch leiden. Antisemitisch ist ein vorsätzlicher Angriff auf jemanden, hauptsächlich *weil* er jüdisch ist, während eine Meinungsverschiedenheit, die sich ausschließlich auf geschäftliche oder politische Fragen bezieht, mit jemandem, der *zufällig* jüdisch ist, nicht so bezeichnet werden sollte. Ebenso wird der Begriff „Rassist" allzu oft verwendet, um negative Emotionen gegen eine Person oder eine Situation zu schüren, in der Annahme, dass diese Person Menschen absichtlich aufgrund ihrer Rasse oder ethnischen Zugehörigkeit diskriminiert, selbst wenn in der Diskussion nur Unterschiede und ihre Gründe analysiert werden, ohne jedoch eine Rasse oder ethnische Zugehörigkeit absichtlich zu benachteiligen. In jüngerer Zeit wurde es problematisch, die Diagnose „Übergewicht" oder „Adipositas" zu verwenden, da es in der allgemeinen Bewegung der Überempfindlichkeit in der heutigen Welt als beleidigend angesehen wurde, überhaupt Kommentare über das überdurchschnittliche Körpergewicht und die überdurchschnittliche Statur einer Person abzugeben („body shaming"). Diese Beispiele zeigen, dass Wörter und Begriffe, wenn sie von ihrer tatsächlichen Bedeutung in der realen Welt losgelöst sind, als Waffen eingesetzt werden können, unabhängig davon, ob sie absichtlich verwendet werden, um einen Gegner zu charakterisieren, oder unabsichtlich, wenn sie als unsensibel wahrgenommen werden. Die Änderung von Terminologien kann ein Schritt zur Verringerung der Stigmatisierung und Verbesserung der Kommunikation sein, löst aber selten die zugrunde liegenden Probleme. In der realen Welt kann das bloße Austauschen von Wörtern (oder Symbolen, wie das Entfernen von Statuen in einem Park) die Situation sogar verschlimmern, weil manche Menschen denken, dass solche Maßnahmen das zugrunde liegende Problem effektiv lösen, und nichts weiter getan werden muss. Theoretisch sieht die Anpassung von Wörtern und Terminologie wie eine mitfühlende Handlung aus; in Wirklichkeit jedoch bleibt das zugrunde liegende Motiv, warum ein Wort verwendet wird, warum eine Diagnose als unsensibel angesehen wird oder warum eine Statue als beleidigend empfunden wird, bestehen.

Vermischung von Inhalt und Interpretation

Es ist schon schwierig genug, den Inhalt einer Nachricht, eines Social-Media-Posts oder einer Geschichte, die wir von Freunden oder Arbeitskollegen hören, zu bewerten. Ist die Geschichte wahr? Woher stammt sie? Ist die Quelle zuverlässig? Wir haben bereits früher in diesem Buch darüber gesprochen, wie wir Inhalte auf ihren Wahrheitsgehalt prüfen können, um der Wahrheit ein paar Schritte näher zu kommen, aber oft können wir uns einfach nicht hundertprozentig sicher sein. Stellen Sie sich vor, wie viel schlimmer es werden kann, wenn der nächste Schritt der Verarbeitung einer Information eine persönliche, emotionale Interpretation beinhaltet, entweder durch die Person, die sie gepostet oder erzählt hat, oder durch Sie selbst, wenn Sie sie hören oder lesen. Das Hinzufügen einer persönlichen Interpretation, sei es Wut, Angst oder Eifersucht, oder das Anwenden eines politischen Filters oder Vorurteils verändert den Inhalt, wenn wir mit jemandem sprechen oder den Inhalt weiterleiten. Wir ändern Wörter, wir mischen persönliche Aussagen ein, wir fügen eine Botschaft „zwischen den Zeilen" hinzu, und nach wenigen Schritten kann die ursprüngliche Information völlig verzerrt sein. Viele von uns haben als Kinder ein solches Spiel gespielt (manche nannten es „Stille Post"). Ein Kind flüsterte dem nächsten ein paar Worte zu, sodass niemand es hören konnte. Dieses zweite Kind versuchte dann, dem nächsten Kind das Gehörte zu wiederholen, und so weiter. Nach vier oder fünf Schritten musste das letzte Kind der Gruppe erzählen, was es gehört hatte. Überraschung! Nicht nur der Inhalt, sondern auch die Interpretation und Bedeutung der ursprünglichen Aussage hatten sich oft völlig verändert, je nachdem, wie die einzelnen Kinder sie im Laufe der Zeit verstanden und wahrgenommen hatten.

Ironischerweise werden Nachrichten heute oft auf diese Weise verbreitet. Deshalb müssen wir klar kommunizieren und auf Fakten basierende Daten verwenden. Eine der Grundregeln der Kommunikation lautet, dass der Absender dafür verantwortlich ist, wie der Empfänger eine Nachricht wahrnimmt. Ähnlich wie die Meinungsfreiheit (die es erlaubt, etwas zu sagen, aber nicht von der Verantwortung für die Folgen der Rede befreit) besagen allgemeine Kommunikationsprinzipien, dass der Absender einer Nachricht sicherstellen muss, dass seine Informationen klar und an das Verständnisniveau des Empfängers angepasst sind. Ein Astrophysiker mit Doktortitel sollte sich nicht wundern, wenn ein Publikum aus Kindergartenkindern seinen Vortrag über die Quantentheorie nicht versteht! Während Absender und Empfänger die Verantwortung für eine effektive Kommunikation teilen, muss der Absender eine proaktive Rolle spielen, um unbeabsichtigte (oder, wenn es um Politik geht, oft absichtliche) Missverständnisse zu vermeiden. Darüber hinaus ist es wichtig, private Meinungen von Aussagen als offizieller Vertreter einer Organisation zu trennen und klarzustellen – selbst wenn dieser Vertreter denkt, dass die Mehrheit seiner Organisation seinen privaten Standpunkt teilen könnte. Die enorme Menge an verfügbaren RWD, insbesondere in Kombination mit künstlicher Intelligenz, die die Daten analysiert und ihre eigenen Schlussfolgerungen zieht, wird uns vor große Herausforderungen stellen. Wir werden viele Informationen erhalten und es wird immer schwieriger, über die Konsequenzen zu entscheiden und ob, und wenn ja, welche Maßnahmen zu ergreifen sind.

Betrachten wir ein aktuelles Forschungsbeispiel für ein solches Dilemma: Der Zeitpunkt der Pubertät (Menarche) bei Mädchen wird teilweise durch Genvarianten beeinflusst; einige Varianten können die erste Menstruation um mehr als ein Jahr verzögern. Basierend auf RWD von 800.000 Frauen haben Forscher nun einen polygenen Risikoscore entwickelt, der zur Vorhersage einer bevorstehenden frühen Menarche verwendet werden könnte.[2] Da ein früher Menstruationsbeginn mit einem erhöhten Risiko für Fettleibigkeit, Typ-2-Diabetes, Herz-Kreislauf-Erkrankungen oder hormonabhängigen Krebs im späteren Leben verbunden ist, könnten Kinderärzte erwägen, diese Mädchen vorübergehend mit einem Pubertätsblocker zu behandeln, um die Möglichkeit zu minimieren, dass diese Mädchen im späteren Leben diese Gesundheitsprobleme entwickeln. Die Idee selbst ist natürlich bereits sehr umstritten; eine Hormonbehandlung junger Mädchen nur aufgrund eines theoretischen genetischen Scores würde sicherlich kontroverse ethische Diskussionen auslösen. Wenn RWD jedoch dazu verwendet werden kann, solche Gesundheitsrisiken zu minimieren, müssen wir alle darüber nachdenken, ob diese Praxis für die Gesellschaft vorteilhafter wäre oder nicht.

Eine interessante Hypothese zur Vorbeugung gegen Missinformation wurde von einem niederländischen Psychologen entwickelt. eine Strategie, die nach dem Koreakrieg konzipiert wurde, um Menschen gegen Einflussnahme zu „immunisieren", so wie sie gegen gefährliche Infektionen geimpft werden. Das Konzept besteht nur aus zwei Schritten: Erstens, die Konsumenten von Informationen werden zunächst gewarnt, dass sie manipuliert werden könnten. Dies würde analog zu einer Impfung gegen eine Infektionskrankheit eine Abwehrreaktion auslösen. Als Nächstes würden sie einer abgeschwächten Form der Fehlinformation ausgesetzt, gerade genug, um jemanden zu beeindrucken, aber nicht zu überzeugen. Entsprechend der Immunität gegen eine Infektionskrankheit würden so „geimpfte" Personen dann widerstandsfähiger gegen Missinformation sein.[3]

---

[2] Nature Genetics 2024; DOI: https://doi.org/10.1038/s41588-024-01798-4.
[3] Van der Linden S, Roozenbeek J. "Inoculation" to Resist Misinformation. JAMA. 2024; 331(22):1961–1962. doi: https://doi.org/10.1001/jama.2024.5026.

Wenn es darum geht, technischen Fortschritt im eigenen Leben zu nutzen, muss man kein klinischer Forscher oder Gesundheitsexperte sein. Wir sollten so weit wie möglich sicherstellen, dass wir auch ohne Technologie denken und funktionieren können. Der Strom kann ausfallen, Software kann abstürzen, Hacker können angreifen, und wenn alles, was wir tun, von Technologie abhängt, kann unsere Arbeit eines Tages aufhören zu existieren. Wenn wir unseren Kaffee nur mit einer App-gesteuerten Nespresso-Maschine zubereiten können, wenn wir nur mit unserem Smartphone Mahlzeiten bestellen können, wenn unsere gesamte Kommunikation und Information über TikTok erfolgt, dann sind wir möglicherweise verloren, wenn diese Tools ausfallen, und wir verhungern schließlich intellektuell (und früher oder später auch biologisch!). Im Juli 2024 wirkte sich ein großflächiger Ausfall der Microsoft-Systeme auf unzählige Gesundheitssysteme, Krankenhäuser und Kliniken auf der ganzen Welt aus, als eine Software für elektronische Gesundheitsakten offline ging. Dies zwang die Anbieter dazu, Operationen und Untersuchungen abzusagen oder zu verschieben; in einigen Ländern waren Notrufzentralen stundenlang offline. Der Ausfall betraf auch Banken, Medienunternehmen und Fluggesellschaften, sodass Tausende von Flügen gestrichen wurden und zahllose Flugreisende in Flughäfen festsaßen. Glücklicherweise wurde der Ausfall bei Microsoft durch einen einfachen Update-Fehler und nicht durch einen Cyberangriff verursacht und konnte innerhalb kurzer Zeit behoben werden, sodass die Auswirkungen auf die Branche nur von kurzer Dauer waren. Aber was wäre, wenn es ein wirklicher Cyberangriff gewesen wäre? Was wäre, wenn der Ausfall Tage oder Wochen gedauert hätte? Wären diese Bereiche der Gesellschaft dann noch funktionstüchtig? Dies sollte uns eine Erinnerung sein – besonders in Zeiten, in denen Big Data und künstliche Intelligenz uns so viele neue Optionen eröffnen –, dass wir umso verwundbarer werden können, je mehr technische Möglichkeiten wir haben und je mächtiger wir uns fühlen, wenn wir uns auf sie verlassen.

13.2 Interessenvertretung und Engagement der Gemeinschaft

Es gibt ein Zitat von Aldous Huxley,[4] das besagt: *„Je mächtiger ein Geist ist, desto mehr neigt er zur Einsamkeit."* Man kann es so interpretieren, dass kluge Menschen mit Wissen und starken intellektuellen Fähigkeiten eher Einzelgänger sind oder sogar aktiv die Einsamkeit suchen und es vorziehen, lauten öffentlichen Debatten und Diskussionen fernzubleiben. Dies kann daran liegen, dass diese Menschen das Bedürfnis verspüren, sich von Ablenkungen abzuschotten, um ihrem tiefen, innovativen Denken Raum zum Atmen zu geben, und sie brauchen den Raum zum Nachdenken und zur Problemlösung. Sie finden den durchschnittlichen Smalltalk im Alltag vielleicht auch zu oberflächlich. Während wir nach Wissen, Kreativität und Achtsamkeit streben müssen, dürfen wir es nicht zulassen, dass dies zu einer Falle wird, in der wir uns in Einsamkeit isolieren und unseren Intellekt von Orten fern-

---
[4] Aldous Huxley, 1894–1963, englischer Schriftsteller und Philosoph.

halten, an denen er dringend benötigt wird. Es wäre kontraproduktiv, unsere Expertise und unser Wissen für uns zu behalten, versteckt in einem Elfenbeinturm, und sie nicht mit der Gemeinschaft zu teilen, die sie dringend gebrauchen könnten. Deshalb müssen wir nicht nur unsere Fähigkeiten zur Faktenprüfung, sondern auch unsere Kommunikationsfähigkeiten pflegen, um auf andere nicht wie arrogante oder narzisstische Intellektuelle zu wirken.

13.3 Mit Evidenz Brücken bauen

Alles, was in den verschiedenen Kapiteln dieses Buches beschrieben wurde, kann hilfreich sein, um Brücken zwischen gegensätzlichen Standpunkten zu bauen. Wenn man einen kühlen Kopf bewahren und objektiv und faktenbasiert bleiben kann, wird man wahrscheinlich nicht sofort impulsiv oder instinktiv auf eine Schlagzeile oder eine herausfordernde Aussage reagieren. Stattdessen würde man lieber damit beginnen, Quellen zu überprüfen, die Themen auf Fakten und Daten zu untersuchen, grundlegende mathematische Kenntnisse anzuwenden (z. B. Korrelation nicht mit Kausalität zu verwechseln), in der Lage zu sein, zwischen absoluten und prozentualen Unterschieden zu unterscheiden, zu wissen, welche Quellen zuverlässiger und welche weniger zuverlässig sein könnten usw. Alle diese Techniken können bei Diskussionen mit Menschen hilfreich sein, die bereit sind, auf einer ähnlichen Ebene wie wir zu diskutieren, die überwiegend faktenbasiert und wissenschaftlich fundiert ist. Es gibt jedoch Menschen, die im Wesentlichen immun gegen rationale, logische Argumente sind, weil sie eher in Emotionen und Gefühlen als in Zahlen und Daten denken. Vielleicht hilft es diesen Menschen, eine kleine Geschichte in einem Kommunikationsstil zu erzählen, der besser zu ihrer Denkwelt passt als Mathematik.

Hier sind zwei nette Geschichten, mit denen sich zeigen lässt, dass Korrelation noch lange keine Kausalität beweist:

Die erste Geschichte basiert sehr auf Daten und klingt daher recht plausibel: Die Population der Weißstörche in Deutschland (Ost und West zusammen) verringerte sich innerhalb von 10 Jahren zwischen 1974 und 1984 von 4032 auf 3371. Im gleichen Zeitraum sank die menschliche Bevölkerung in Deutschland von 78,92 Mio. auf 77,68 Mio.[5] In den nächsten 10 Jahren, von 1984 bis 1994, erholte sich die Storchenpopulation und stieg wieder auf 4135 an.[6] Ebenso die Einwohnerzahl, die im gleichen Zeitraum im Jahr 1994 auf 80,83 Mio. anwuchs. Wäre dies angesichts dieser signifikanten Korrelation zwischen Störchen und Menschen (Abb. 13.1) nicht ein sehr schöner Hinweis darauf, dass es die Störche sind, die Babys bringen?

Unabhängig davon bin ich sicher, dass jeder aus jeder politischen Richtung weiß, wie sich Menschen fortpflanzen! Der Zusammenhang zwischen Störchen und Geburtenrate ist rein zufällig (in vielen anderen Teilen der Welt ist *kein* ähnlicher Zu-

---

[5] https://www.statista.com/statistics/1066918/population-Germany-historical.
[6] Schulz, H. „Weißstorch Ciconia ciconia." BWPi: Birds of the Western Palearctic interactive (DVD-ROM). BirdGuides Ltd, Sheffield (2004).

13.3 Mit Evidenz Brücken bauen

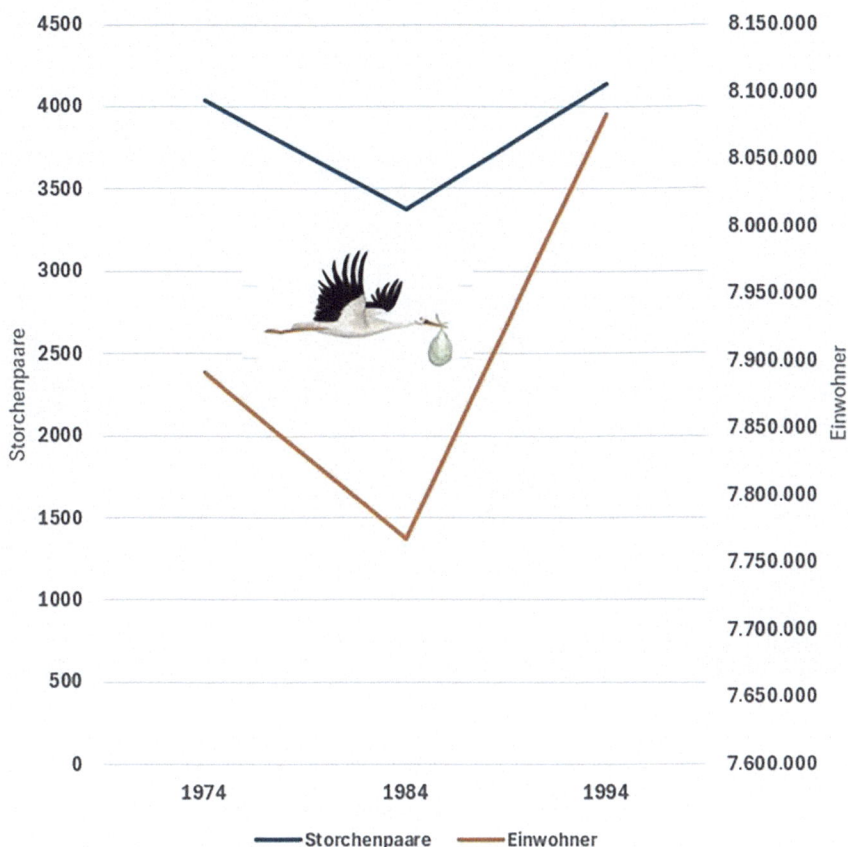

Abb. 13.1 Korrelation der Anzahl an Störchen und Einwohnern in Deutschland über 20 Jahre

sammenhang zwischen Störchen und Menschen zu finden. Also werden nur in Deutschland Babys von Störchen gebracht?). Aber tatsächlich kann der Zusammenhang eine gemeinsame Hintergrundvariable in Bezug auf sozioökonomische oder Umweltfaktoren haben (z. B. Industrialisierung, die sowohl die menschliche Fortpflanzung als auch die Tierwelt beeinflusst hat). Auf jeden Fall wissen wir, dass es nicht die Störche sind, die werdenden Eltern Babys bringen, wie es die alte Fabel besagt.

Für diejenigen, die sich nicht so gerne auf das dünne Eis begeben, wenn es um die menschliche Fortpflanzung geht, habe ich eine andere Geschichte, die ich bereits früher in diesem Buch erwähnt habe. Sie haben vielleicht von Ihren Großeltern gehört, dass Gewitter Milch sauer machen können. Diese Geschichte stammt aus Zeiten, in denen in normalen Haushalten häufig ausschließlich nicht pasteurisierte Milch zu finden war. Ich persönlich kann mich an unzählige Male in meiner Kindheit erinnern, als ich am späten Nachmittag gegen 17:00 oder 18:00 Uhr vom Haus

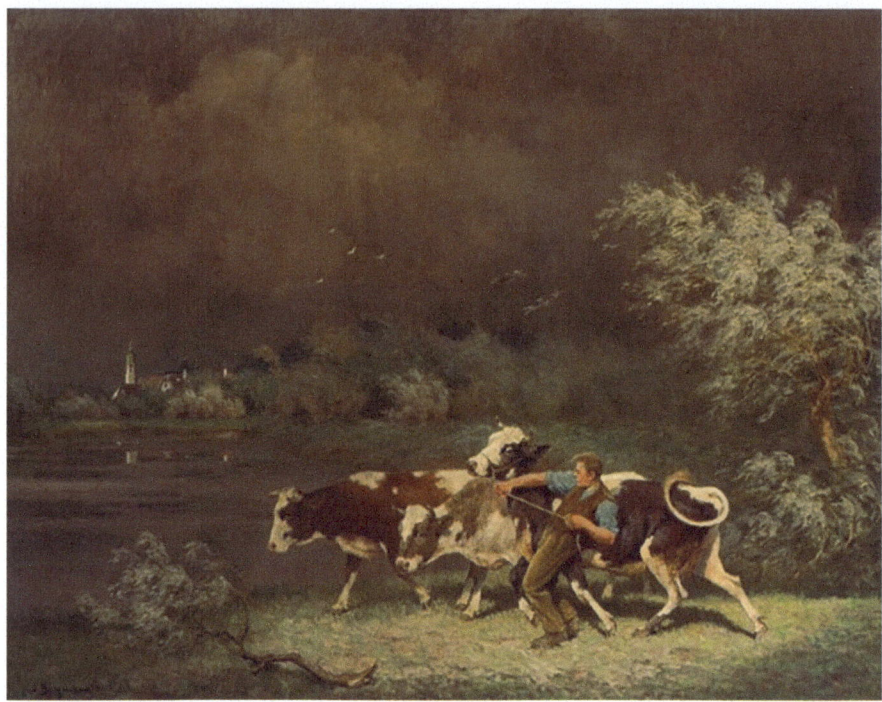

Abb. 13.2 Das Bild „Herannahender Sturm" des deutschen Landschaftsmalers Julius Bergmann zeigt einen Kuhhirten, der seine Tiere vor einem herannahenden Gewitter in Schutz bringt

meiner Großmutter zum Bauern die Straße hinunterging, um frische Milch zu holen. Diese Milch war frisch von der Kuh, noch warm, und wurde von unserer Familie zum Abendessen getrunken. Damals glaubten wir tatsächlich, dass Gewitter die Milch sauer und ungenießbar machen. Wenn sich also ein Gewitter unserem kleinen Ort näherte, beeilte sich unser Milchbauer, die Kühe in einen sicheren Stall zu bringen (Abb. 13.2).

Wir wiederum eilten zum Abendessen nach Hause, bevor die Milch verdorben war, weil wir annahmen, dass das Gewitter aus unerklärlichen Gründen unsere Milch verderben würde. Nun, wenn der Grund, warum unsere Milch sauer wurde, nicht die direkte Auswirkung von Donner oder Blitz auf die Qualität der Milch war, was war dann die zugrunde liegende Hintergrundvariable? Die Antwort ist eigentlich sehr einfach und lässt sich leicht durch Wissenschaft und Daten erklären: Milch wird sauer aufgrund der Aktivität von Bakterien, die den Milchzucker in Säuren umwandeln. Im Gegensatz zu pasteurisierter Milch kann Rohmilch nicht als steril betrachtet werden und kann eine bestimmte Menge Bakterien enthalten. Diese Bakterien vermehren sich gerne in einer warmen und feuchten Umgebung. Die gleiche Umgebung wie bei einem Gewitter – warme Temperaturen und hohe Luftfeuchtigkeit – führt auch dazu, dass die Bakterien in der Milch aktiviert werden und die Milch sauer wird. Auch hier sehen wir, dass es keinen Kausalzusammenhang zwischen Donner und Milch gibt, sondern dass es die atmosphärischen Bedingungen sind, die *beides*, sowohl die Entwicklung eines Gewitters als auch das Wachstum säurebildender Bakterien in der Milch, unterstützen. Rätsel gelöst!

Vor Hunderten von Jahren verdächtigte die katholische Kirche Galileo Galilei der Häresie, weil er behauptete, die Erde drehe sich um die Sonne und nicht umgekehrt, wie seit Hunderten, ja sogar Tausenden von Jahren allgemein angenommen wurde. Eine der wirksamsten Möglichkeiten, die Meinung eines Menschen zu ändern, ist es, den Menschen anhand realer Daten zu zeigen, dass das Gegenteil ihrer Überzeugungen zutrifft.

Jedes Wahljahr ist ein perfekter Testfall dafür, wie wir Einzelpersonen, Präsidentschaftskandidaten, Politiker oder Menschen wahrnehmen, die für das Land oder für uns wichtig sind. Der durchschnittliche Wähler hat keinen der Kandidaten jemals persönlich getroffen und hatte nicht einmal die Chance, eine engere Beziehung zu dem Kandidaten aufzubauen, die es den Wählern ermöglicht hätte, sich ein vollständiges Bild davon zu machen, wen sie wählen. Abgesehen von wichtigen Mitarbeitern, die die Kandidaten bei ihrer täglichen Arbeit erlebten, arbeiteten nur sehr wenige Menschen jemals eng und auf persönlicher Ebene mit diesen Kandidaten zusammen. Daher konnten die meisten Wähler nur durch ihre Auftritte in den Medien, während Reden, Debatten oder Interviews mehr darüber erfahren, wer die Kandidaten wirklich waren. Da das menschliche Gehirn spontan leichter auf Emotionen als auf rationale Fakten reagiert, entscheiden wir normalerweise auf der Grundlage von Vorlieben, „Chemie" und Sympathie. Selbst wenn wir nur auf die Persönlichkeit achten, müssen wir entscheiden, welche Persönlichkeitsmerkmale wichtig sind. Ist es wichtig, dass der Bundeskanzler eine Person ist, mit der wir gerne ein Bier trinken würden, oder die wir gerne zu einem privaten Weihnachtsessen einladen würden? Oder ist es wichtig, dass der Kandidat in der Lage ist, auf Experten (Wirtschaft, Gesundheit, Einwanderung, Militär) zu hören und vernünftige Entscheidungen unter Berücksichtigung der landesweiten Auswirkungen zu treffen? Ist es wichtig, dass der Präsident die Nation auf starke, kraftvolle Weise vertreten und sich für die Sicherheit des Landes gegen alle Gegner einsetzen kann? Diese Fragen sind schwer zu beantworten, aber es ist nahezu unmöglich, diese Dinge lediglich auf der Grundlage einer inszenierten politischen Produktion, Kundgebung oder eines Interviews zu entscheiden, das für die Fernsehtauglichkeit optimiert wurde. Gebildete Wähler müssen hinter die Fassaden blicken, die Politik recherchieren, die Fakten bewerten und ihre Emotionen im Zaum halten, wenn sie entscheiden, wen sie wählen. Wenn ich sehe, wie die Massen beeinflusst werden können, wie sie schreien, wie sie in stehende Ovationen ausbrechen, nur weil sie einen Satz voller Reizwörter hören, wie sie blind und gedankenlos einer Ideologie folgen, dann sehe ich Ähnlichkeiten mit den Szenen von 1936 in Deutschland.

Wählen ist ein verfassungsmäßiges Recht und es kommt nicht ohne Verantwortung. Die Verantwortung eines Wählers besteht darin, die Fakten zu recherchieren, Prioritäten richtig zu setzen, das Land und seine Herausforderungen zu kennen und nicht einem ersten emotionalen Instinkt zu folgen.

13.4 Eine Zukunft, die auf Wahrheit beruht

Wir leben in einer Zeit der Informationsflut, in der die Quantität der Informationen über die Qualität dominiert. Der technologische Fortschritt macht es immer schwieriger, zwischen hilfreichen versus schädlichen Informationen, zwischen Wahrheit und Fälschung, zwischen Fehlinformationen und Evidenz zu unterscheiden. Nur eine kritische Denkweise und die Investition von Zeit und Energie, um Nachrichten zu hinterfragen, werden uns weiterbringen.

Denjenigen, die eher wettbewerbsorientiert sind, würde ich sagen, dass Ihnen vernünftiges Denken einen Wettbewerbsvorteil verschafft – sei es im Berufsleben oder bei einem Smalltalk während einer privaten Party. Ein Großteil der heutigen Kommunikation und Diskussionen findet in sozialen Medien statt, und viele Beiträge werden von selbst ernannten „Influencern" erstellt. Der Begriff setzt bereits voraus, dass diese Personen (oder automatisierte Computerprogramme, sogenannte „Bots") in der Lage und qualifiziert sind, die Meinung der Menschen zu ändern und ihr Verhalten zu „beeinflussen". Es wird zunehmend wichtiger, dass wir eine sehr kritische Denkweise gegenüber allem entwickeln, womit wir in den Medien bombardiert werden. Wie können wir also gute, seriöse Influencer erkennen? Dazu gibt es einige Möglichkeiten.

Wir müssen den Hintergrund der Influencer überprüfen, ihre Ausbildung und ihre Qualifikation in dem Bereich, über den sie schreiben. Namen googlen, auf LinkedIn suchen. Wenn jemand ohne Angabe seines richtigen Namens postet, disqualifiziere ich ihn sofort als unseriöse Quelle.

Stellen Sie sich als Nächstes einige Fragen zu den Aussagen dieser Person. Basiert ihre Aussage auf wissenschaftlichen Erkenntnissen und auf aktuellen Studien oder Richtlinien? Ist der Beitrag/die Webseite frei von möglichen Interessenkonflikten wie Sponsoring oder Kooperationen mit Unternehmen? Ist die Sprache verständlich und zugänglich, ohne dass sie unbewiesene, ungenaue oder falsche Aussagen macht?

Sie können noch weitergehen, indem Sie Antworten, Fragen und Kommentare ansehen, sei es live oder in späteren Postings, und sehen, was andere über diese Person sagen. Wenn Sie sich entscheiden, einen solchen Beitrag zu kommentieren, ermutigen Sie Ihre Follower, kritisch zu denken und ihre eigenen Nachforschungen anzustellen.

Am wichtigsten ist: Seien Sie ein unabhängiger Mensch, kein zielloser Mitläufer! *Glauben Sie nicht blind alles, was andere posten oder sagen!*

Die Bedeutung von Informationen ist ein wesentlicher Bestandteil des apokalyptischen Psychothrillers von 2023 „Leave the World Behind" (auf Netflix von Sam Esmail mit Julia Roberts[7]), in dem ein unbekannter Angriff das Internet, Telefone und Fernsehen lahmlegt und eine Familie ohne jegliche Kommunikation und Informationen zurücklässt. Die Gegner starten einen dreistufigen Angriff: Zuerst legen sie Kommunikationsnetze und Infrastruktur lahm, dann verbreiten sie

---

[7] Basierend auf dem Roman *Leave the World Behind* von Rumaan Alam, erschienen 2021 unter dem Titel *Inmitten der Nacht* als deutschsprachige Übersetzung von Eva Bonné im btb Verlag.

Fehlinformationen, und schließlich verlassen sie sich darauf, dass die Gesellschaft in eine Art Chaos versinkt, in dem nur der Stärkste überlebt. Ohne verlässliche Informationen geraten die Menschen oft so in Verwirrung, dass die soziale Ordnung kollabiert, die Menschen sich gegeneinander wenden und die Gesellschaft zusammenbricht, genau wie in diesem Film.

Es scheint, dass das Fehlen zuverlässiger und wahrheitsgetreuer Informationen eine Waffe sein kann, gefährlicher als Gewehre, Kanonen oder Bomben.

Stichwortverzeichnis

A
Aktigraphie 119
Amendment 17
Antisemit 168
Anwendungsbeobachtung 35
Apollo-16 103
Äquivalenz 65, 66
arithmetisches Mittel 41
Aspirin 22
Autismus 71

B
Behandlungsleitlinien 18
Beobachtungsstudie 48
beschleunigte Zulassung 57
Betablocker 23
Bias 65, 66
Big Data 60
Bonferroni 42

C
Charlson Comorbidity Index 66
ChatGPT 117, 126
Children's Health Defense 112
Cholesterin 44
clinical outcomes 11
Community Notes 94
Confirmation Bias 71
Covid-19 18, 67, 109
COVID-19 29

D
Datenschutz 15, 24, 32, 50, 60, 90
Datenschutz-Grundverordnung 60
Deep Fakes 114

Definition 168
Definition RWE 10
DEI-Bewegung 63
Demokratisierung 24
Desinformation 98
Diabetes 18, 43
Diversität 63

E
EHR 14
Einschlußkriterien 11, 17, 59
Einwilligung 34
electronic health records 14, 17
electronic medical records 9, 31
elektronische Krankenakten 9
Entblindung 30
Evidence 12
evidenzbasierte Wissenschaft 27
externer Kontrollarm 56

F
FDA 13, 57
Fehlinformation 98
Fehlinterpretationen 66
föderierte Datenbank 90

G
Gerüchte 28
GLP-1-Agonisten 87, 110
Good Clinical Practice 11

H
Halluzinationen, KI 125
Hämoglobin A1c 43

Hawthorne Effekt 30, 56, 62
Heisenberg, Werner 34
HIPAA (Health Insurance Portability
    and Accountability
    Act) 50, 60
humanes Papillomavirus 118
Hypothese 28

I
Impact Factor 84
Impfungen 96
Influencer 127
Infodemie 163
Insilico 122
International Conference on
    Harmonization 11

K
Kasuistic 29
Kausalität 45
Kennedy 112
klinisch relevant 43
klinische Endpunkte 131
klinische Prüfung 53
klinische Studien 8, 11
Koinzidenz 45
kontrollierte Studien 53
Korrelation 45
Krebserkrankungen 118
Krebsmedikamente 57

L
Lacks, Henrietta 90
Large Language Models (LLM) 117
Leave the World Behind 176

M
Marktforschung 18
Masern 71
Maskenpflicht 68, 113
Matthäus-Effekt 126
Median 41
Meinungsbildner 21
Meinungsfreiheit 72
Meinungsfreiheit, Deutschalnd vs.
    USA 101

Meta-Analyse 29
Mondlandung 102

N
Naloxon 30
NNT (Number Needed to Treat) 43, 139
Nutzen - Risiko 44

O
Off-Label 13
onkogene Viren 118
Opioidrezeptoren 30

P
Paradoxon 35
Pharmacovigilanz 35
Plazebo Effekt 30, 56
PMR 35
PROBE design 31
Propensity 66
Propensity Scoring 56
Pygmalion 9
Pyramide des Erkenntnisgewinns 28

R
randomized controlled trials 29
Rassist 168
RCT 30
Real-World-Daten 12, 13
Red Face Test 128
Register 14, 31
Rekrutierung 19
Relevanz 43
Robustheit 128
RWD 32

S
Semaglutid 87
Semmelweis 7
Sentinel 20
Signifikanz 42
social media monitoring SSM 104
soziale Medien 37
21st Century Cures Act 12, 16, 18
Standardabweichung 66
Statin 44

Statistik 41
statistisch signifikant 43
Stille Post 169
Störgröße 48
Studienprotokoll 11, 17
Surrogatendpunkte 57
Surrogatparameter 131

T
Tacrolimus 14
Tätowierung 139
TAVR 13
T-test 42
Tufts University 17
Turing-Test 129

U
Umfragen 58

V
Validität 128
Volkswagen 13, 61

W
Wahlergebnisse 58
William Weld 91

Z
Zentrumsauswahl 21

The manufacturer's authorised representative in the EU is Springer Nature Customer Service Centre GmbH, Europaplatz 3, 69115 Heidelberg, Germany. If you have any concerns regarding our products, please contact ProductSafety@springernature.com

Printed and bound by CPI Group (UK) Ltd, Croydon, CR0 4YY

26/03/2026

02078988-0004